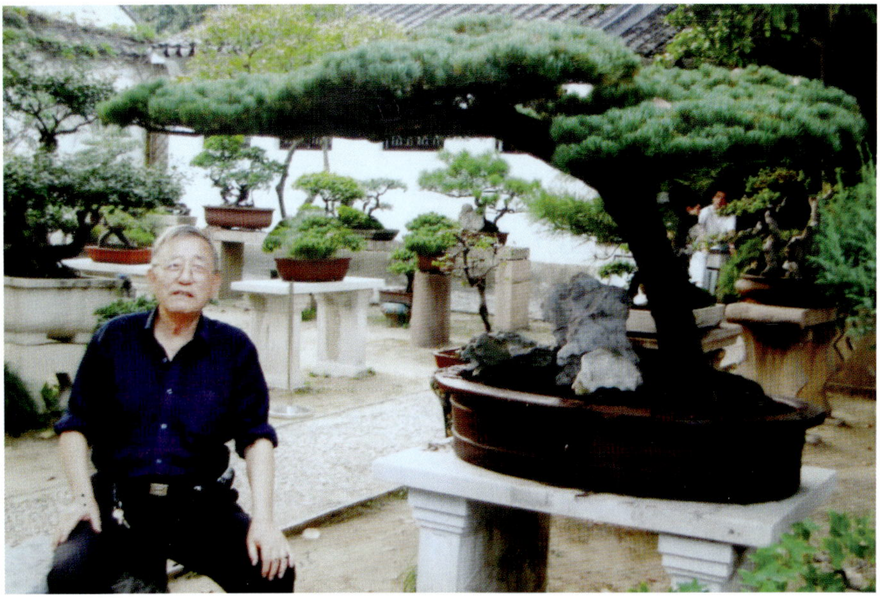

陕西省名老中医高智先生

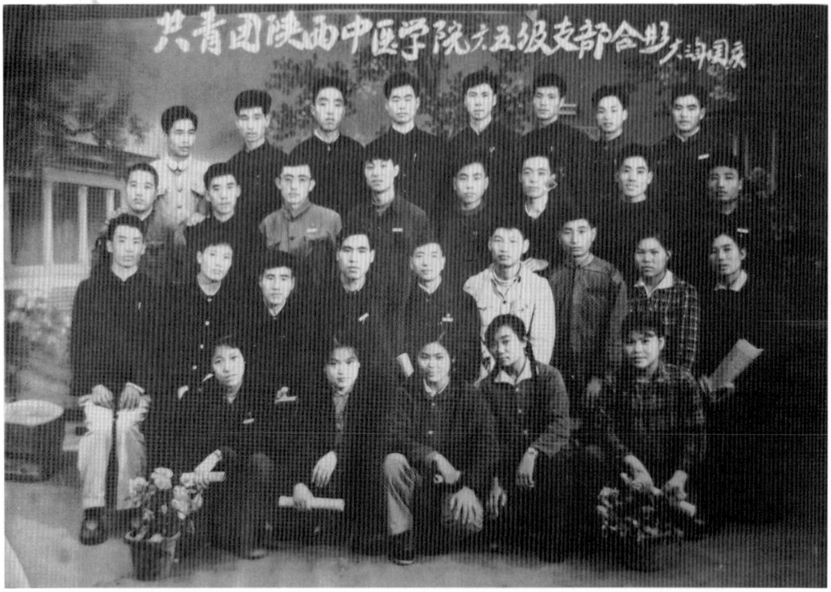

1963 年共青团陕西中医学院 65 级支部合影

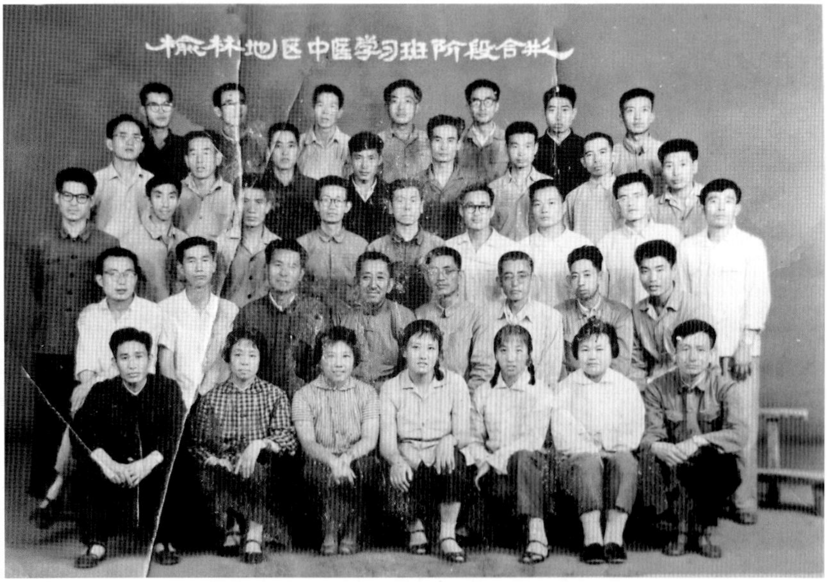

榆林地区中医学习班师生合影

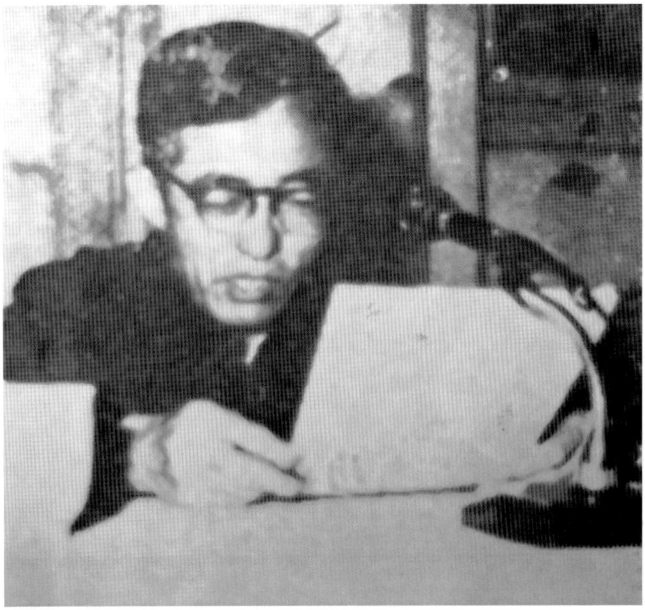

祖父高智在中医学术会上发言

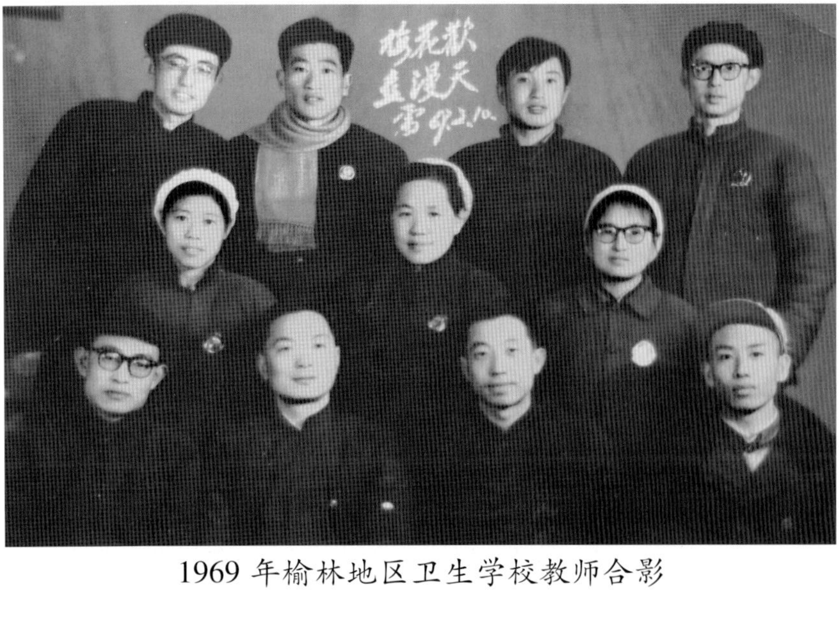

1969 年榆林地区卫生学校教师合影

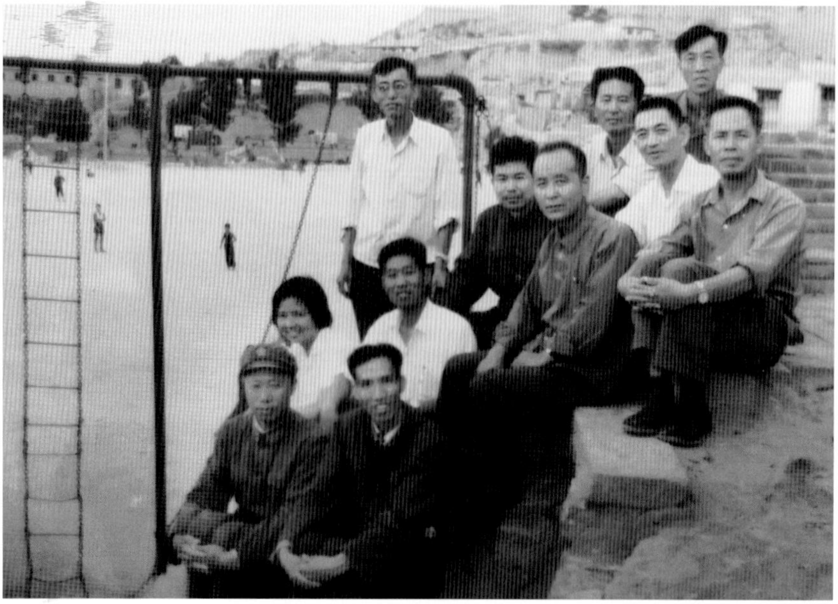

1974 年中医提高班教师合影(郭谦亨、李守飞、谢立业、李世平等)

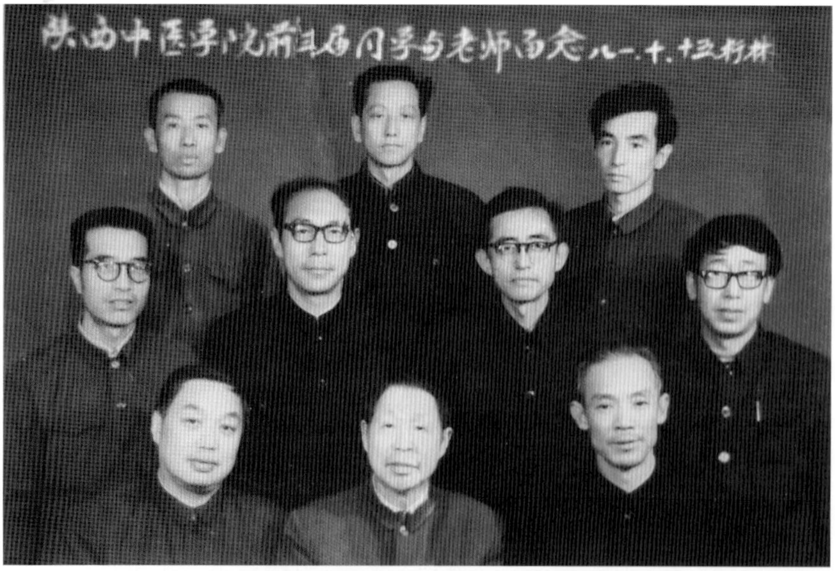

1981 年 10 月陕西中医学院前三届师生合影(第一排左起:张学文、郭诚杰、傅贞亮)

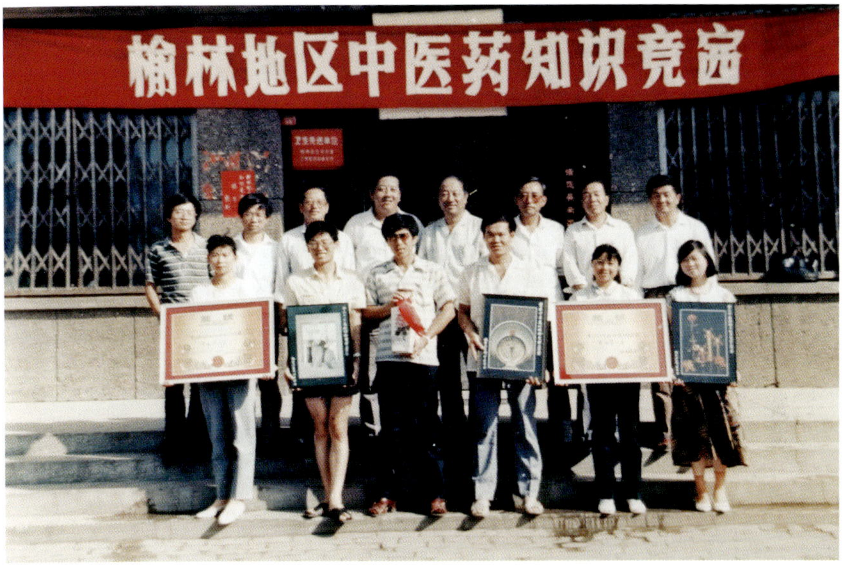

1982 年祖父高智参加榆林地区中医药知识竞赛，荣获一等奖

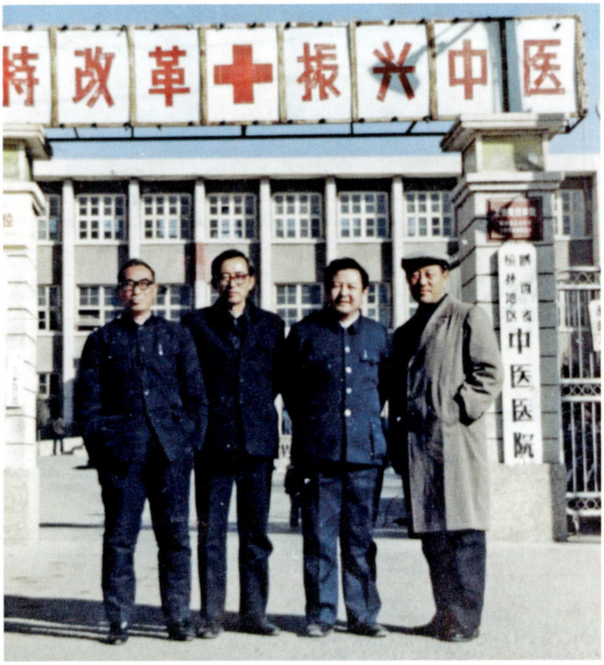

任职榆林地区中医院副院长，与院长张保贞等人合影

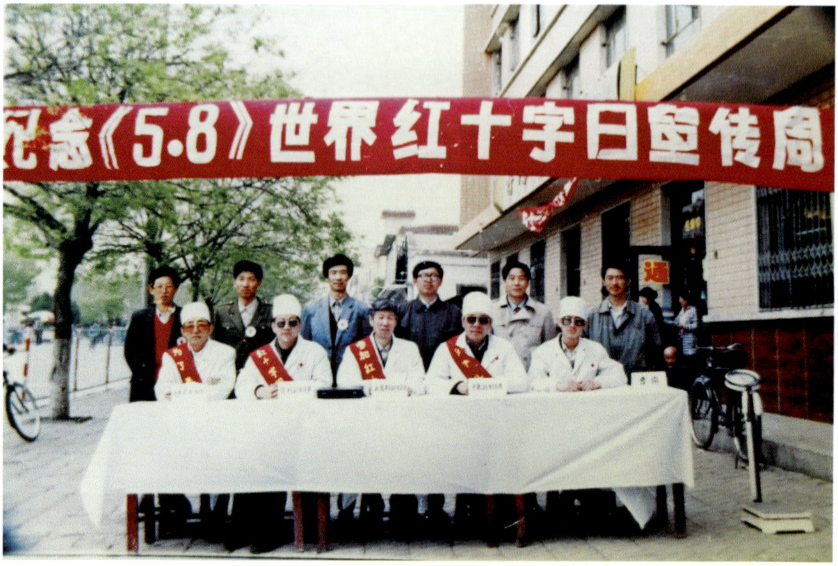

1985 年“5 · 8”世界红十字日

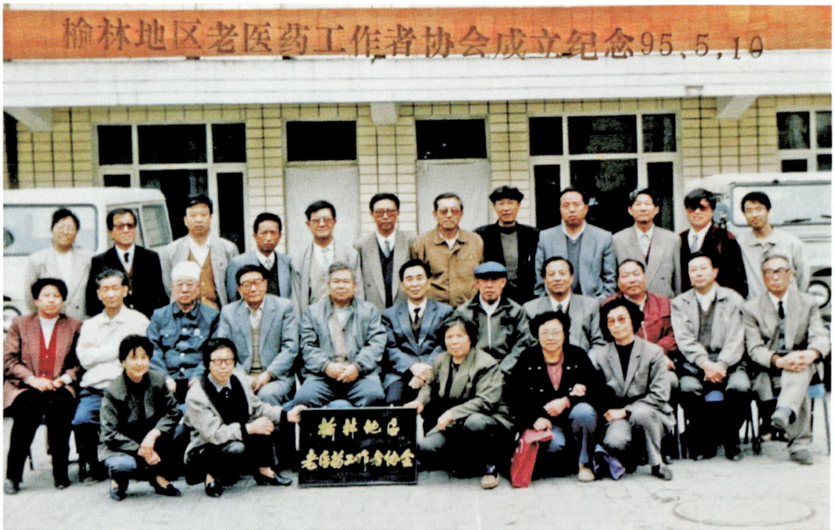

1995 年榆林地区老医药工作者协会成立纪念

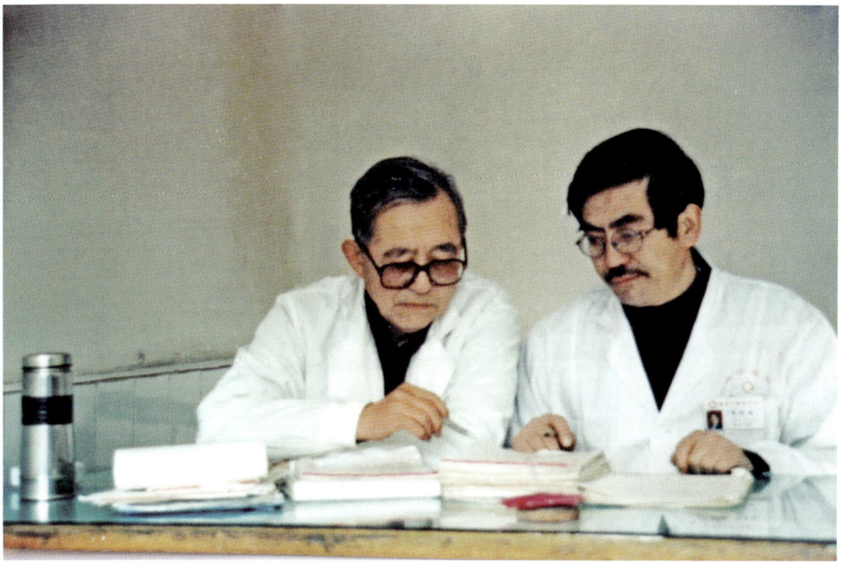

祖父高智与父亲高培雄探讨病例

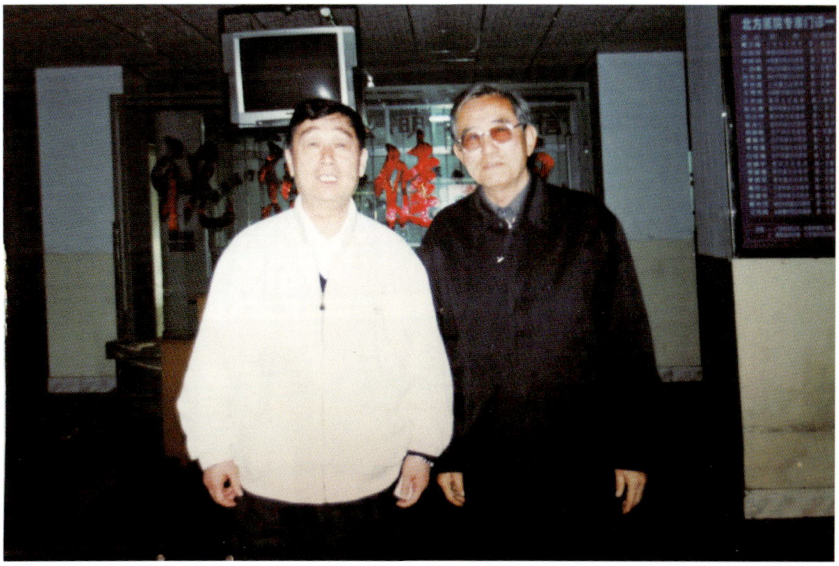

祖父高智2002年与中国工程院院士中国中医科学院(原中国中医研究院)院长王永炎合影

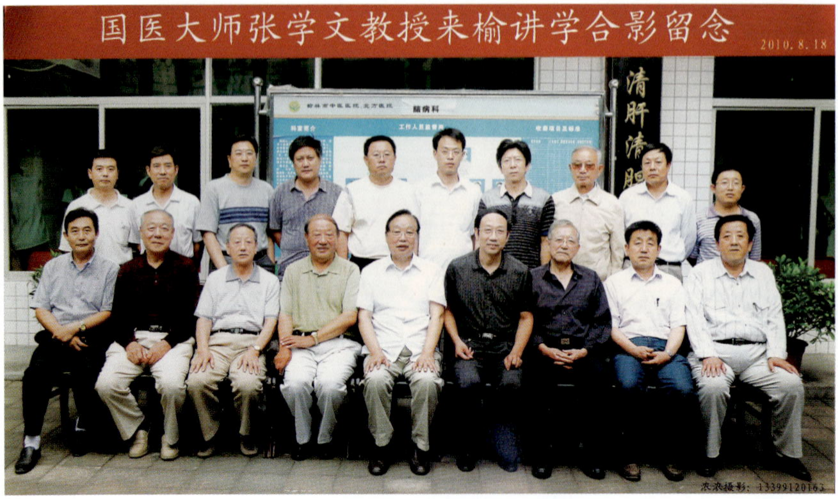

国医大师张学文来榆林讲学合影

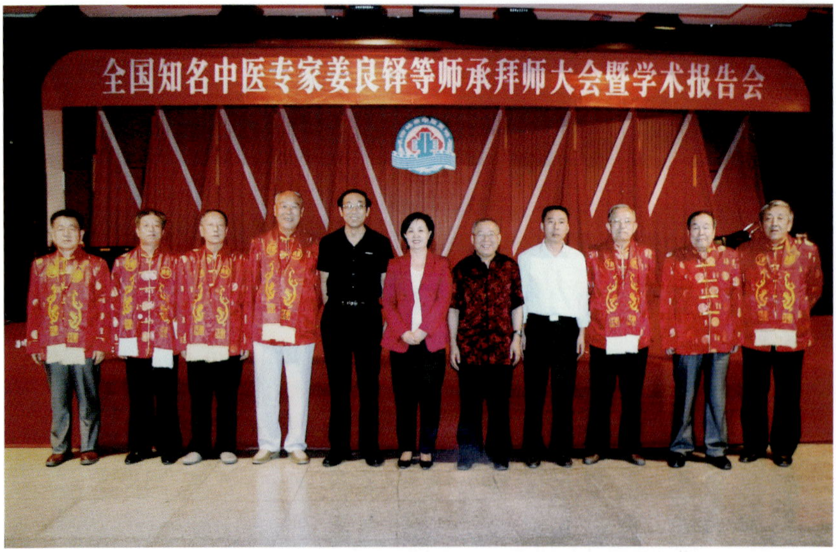

祖父高智与姜良铎等中医同仁合影

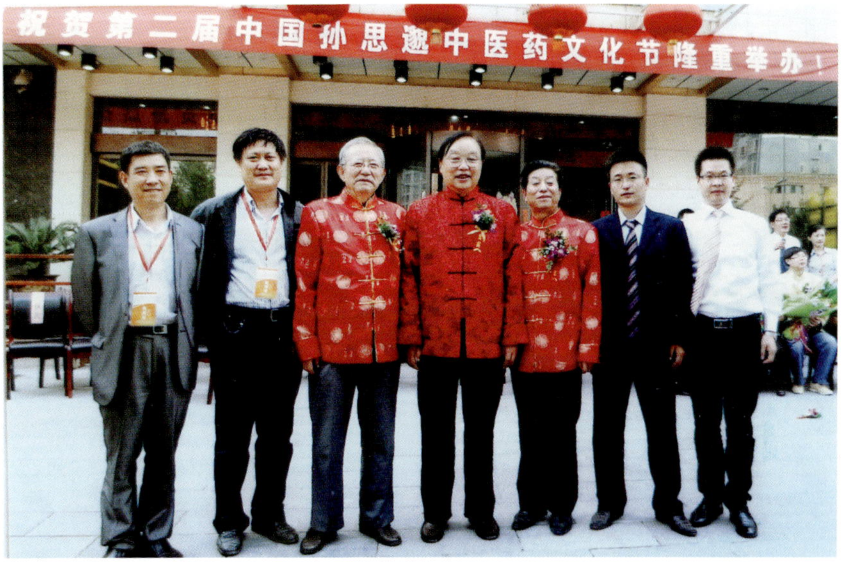

第二届中国孙思邈中医药文化节祖父高智与张学文等中医同仁合影

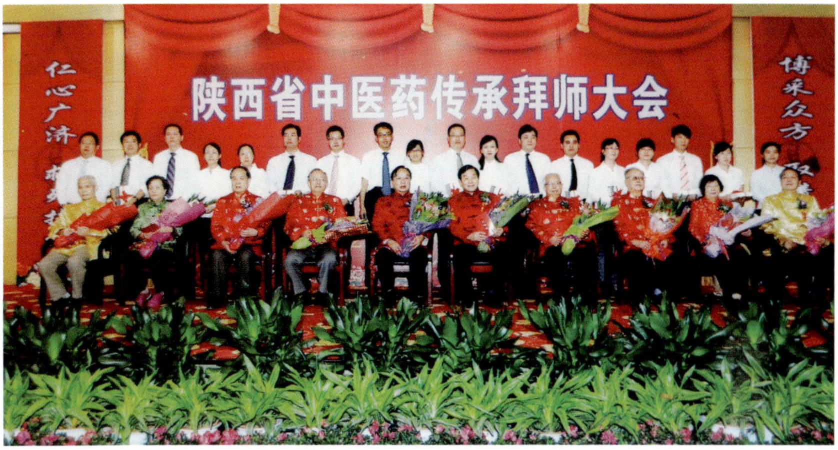

2012年陕西省中医药传承拜师大会合影

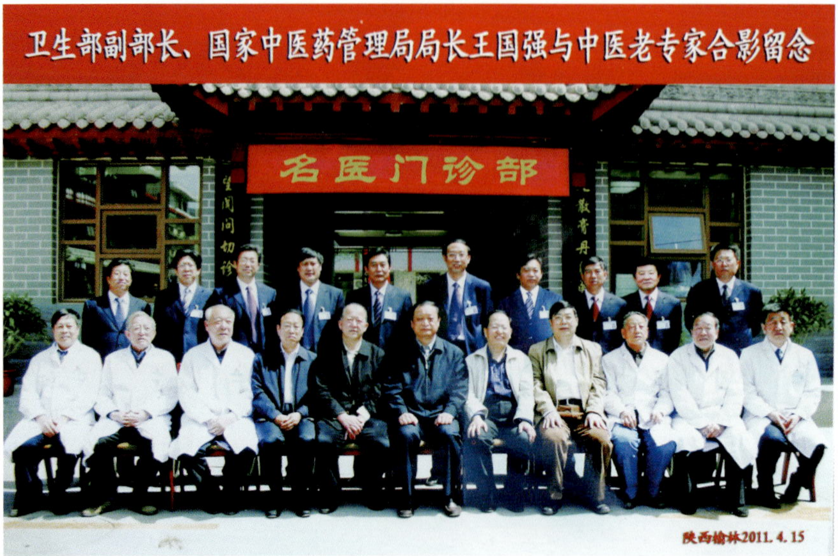

祖父高智与原卫生部副部长、国家中医药管理局局长王国强等中医同仁合影

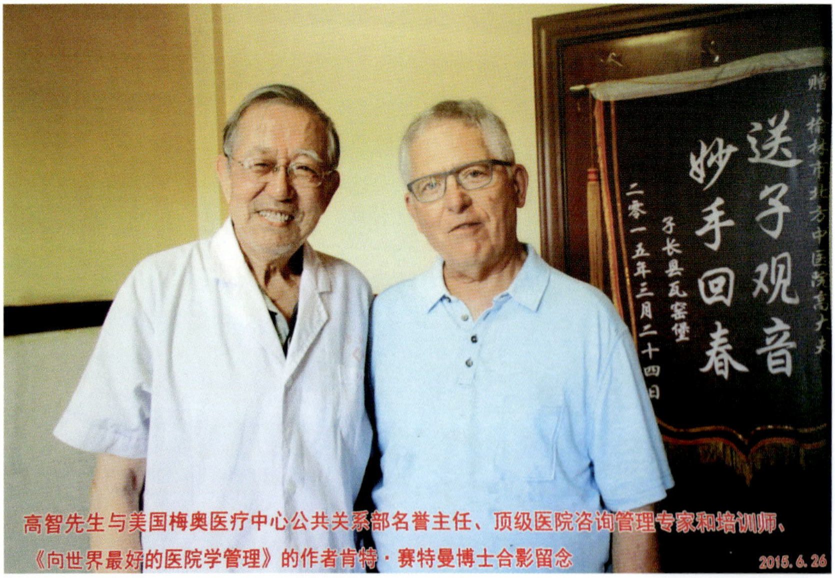

2015 年祖父高智与美国《向世界最好的医院学管理》作者肯特·赛特曼博士合影

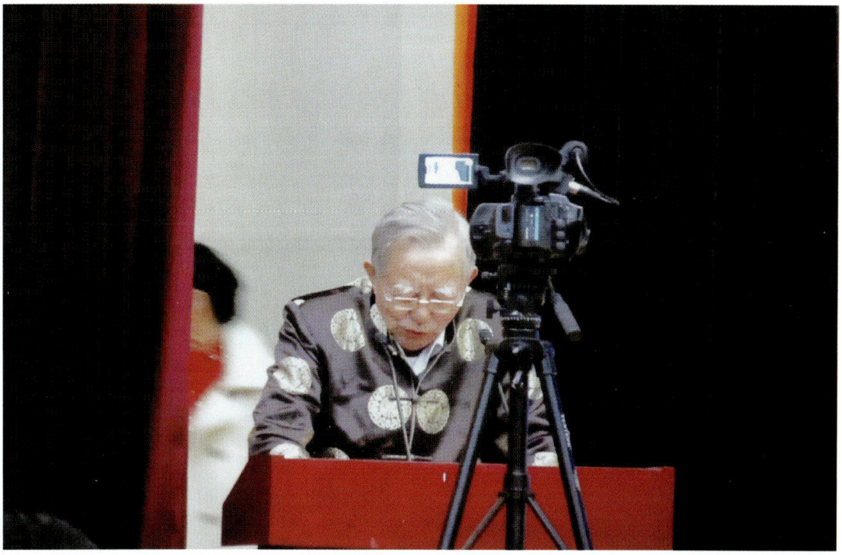

2014年祖父高智在陕西省老中医药专家学术经验继承工作大会上发言

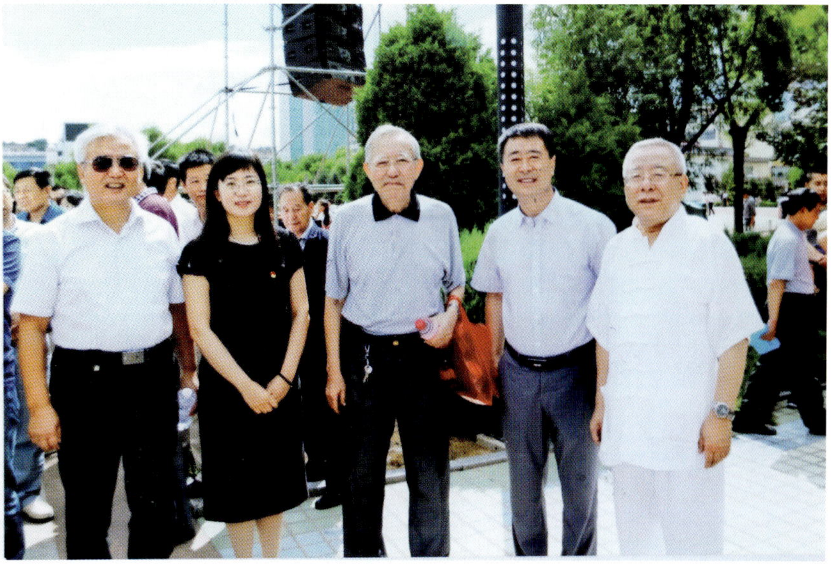

2016年祖父高智在首届榆林中医药文化节中与陕西省中医药管理局局长苏荣彪、北京中医药大学姜良铎教授、榆林市副市长杨东明合影

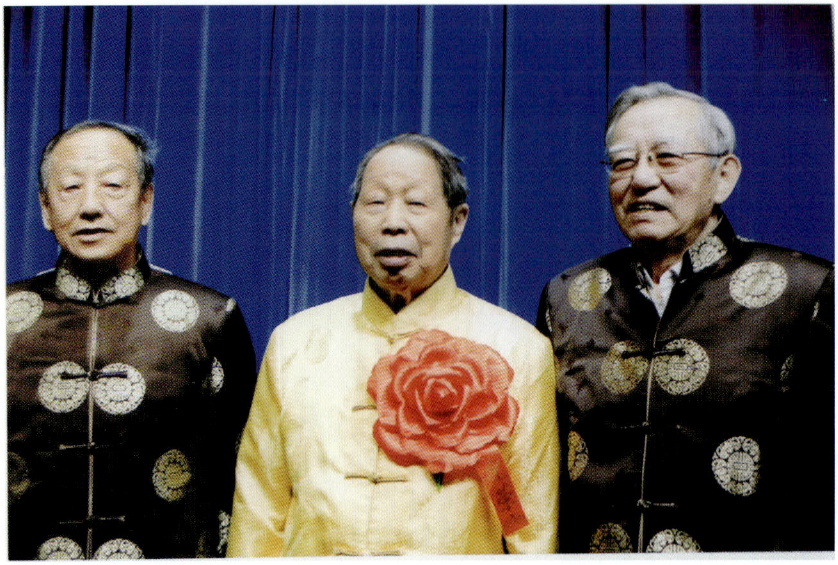

2017 年祖父高智在第二届榆林中医药文化节与韩曾（左）、郭诚杰（中）合影

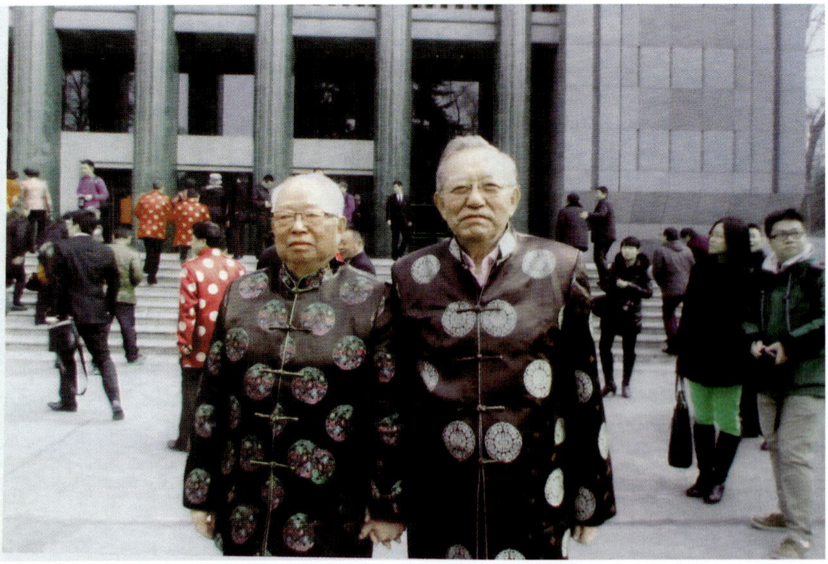

2017 年祖父高智在第二届榆林中医药文化节与杨宗善（左）合影

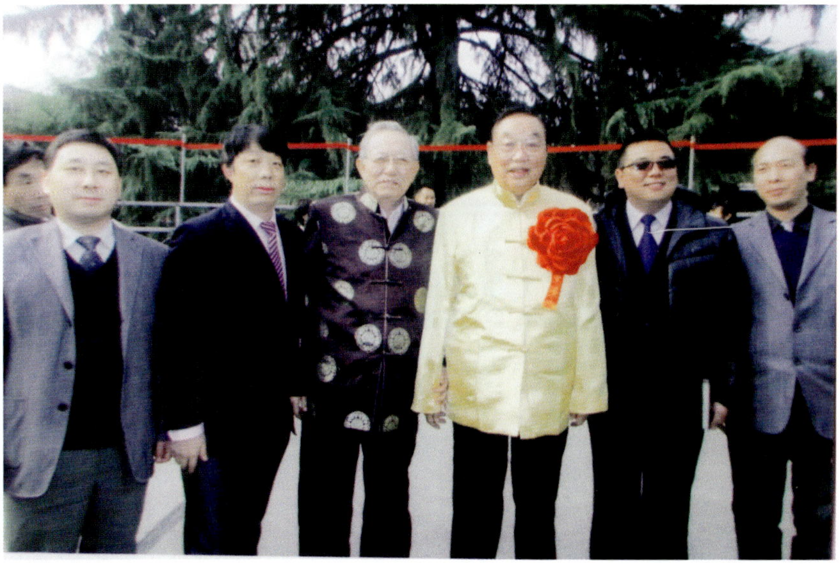

2017 年祖父高智在第二届榆林中医药文化节与国医大师张学文(右三)等人合影

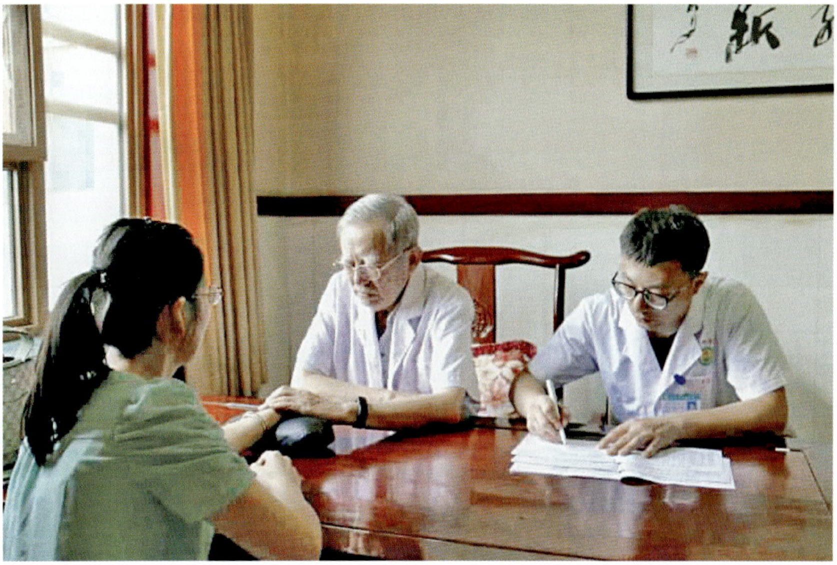

本书作者高思宇与祖父高智门诊工作中

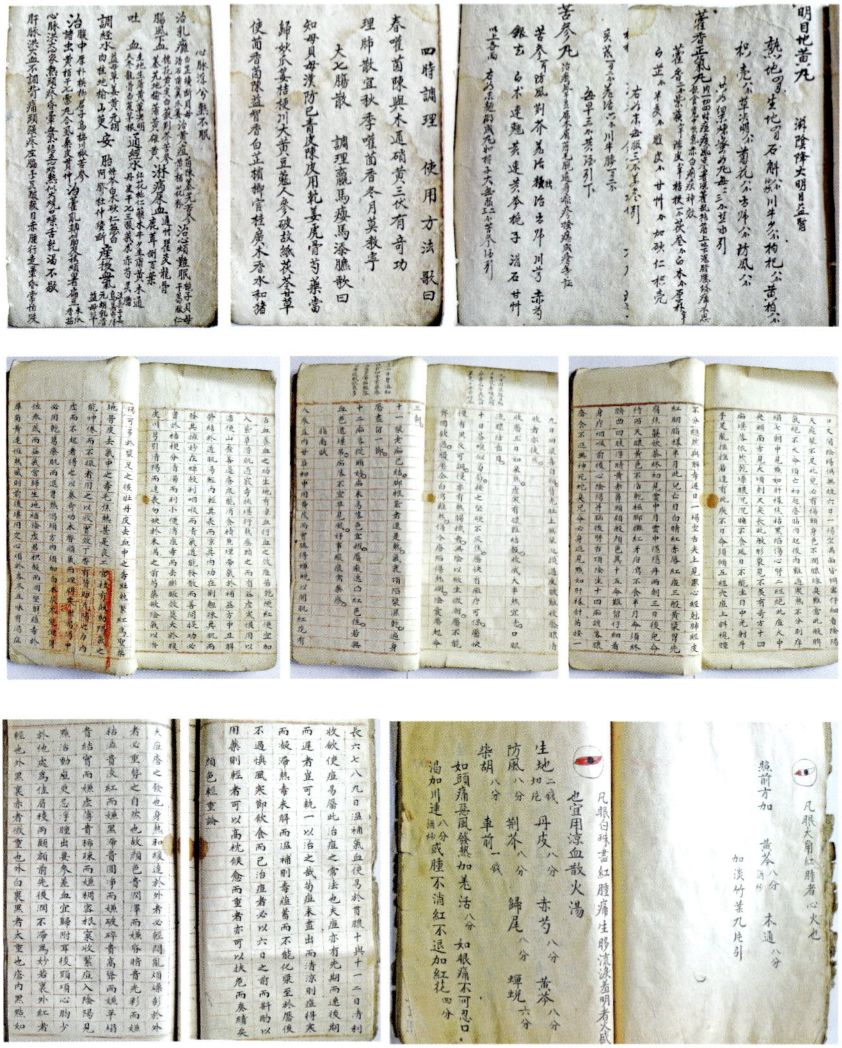

高祖瑞堂公笔记(一)

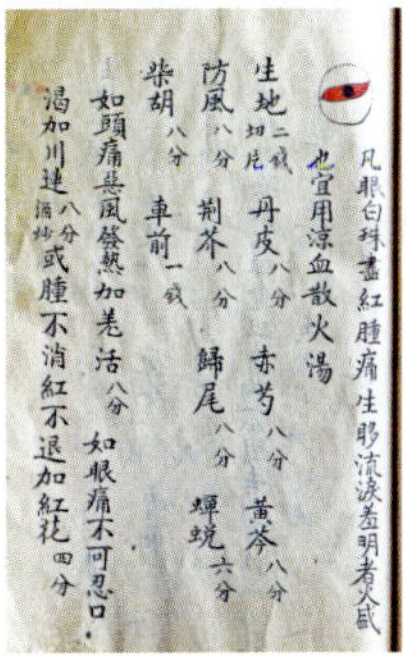
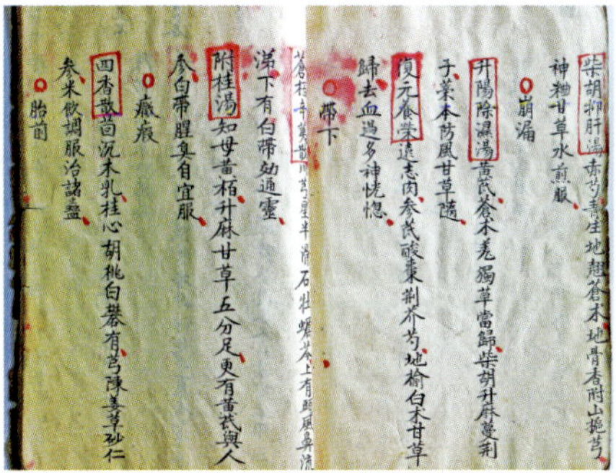
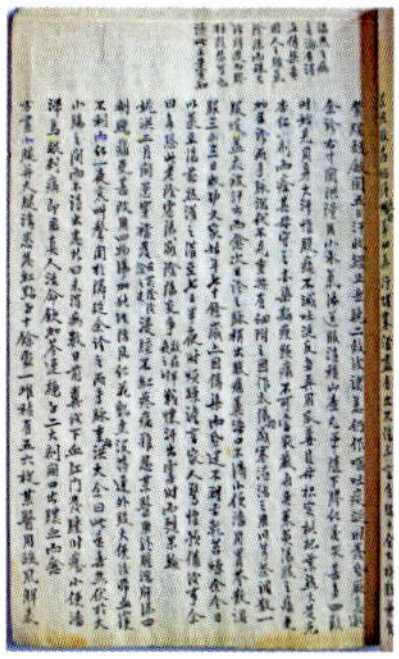
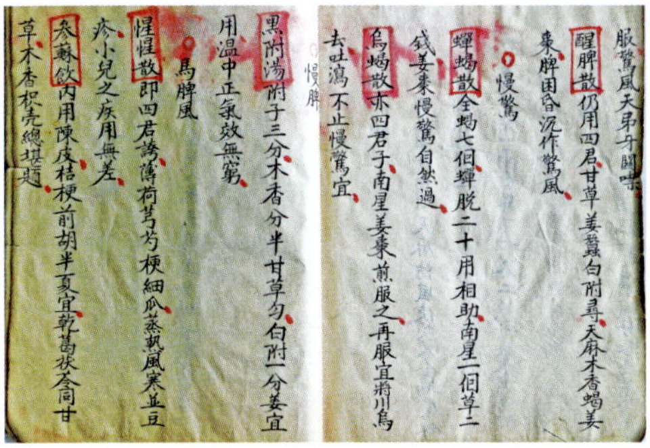
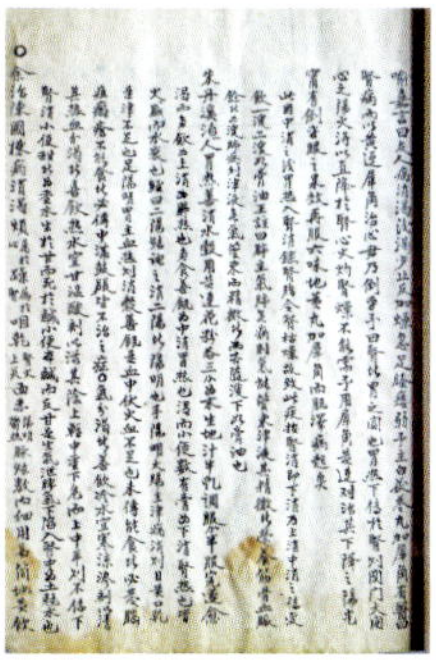
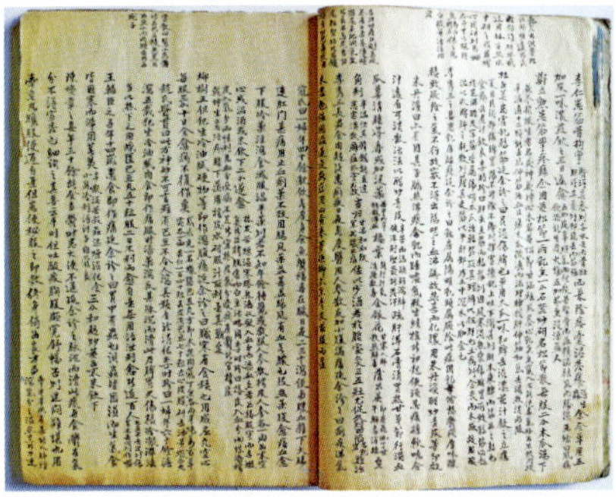
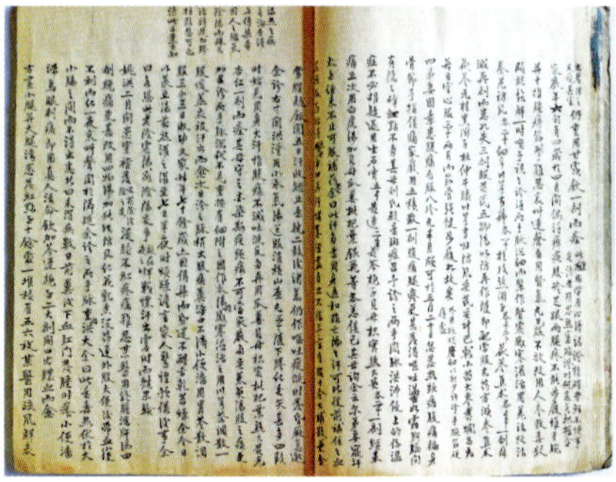

高祖瑞堂公笔记(二)

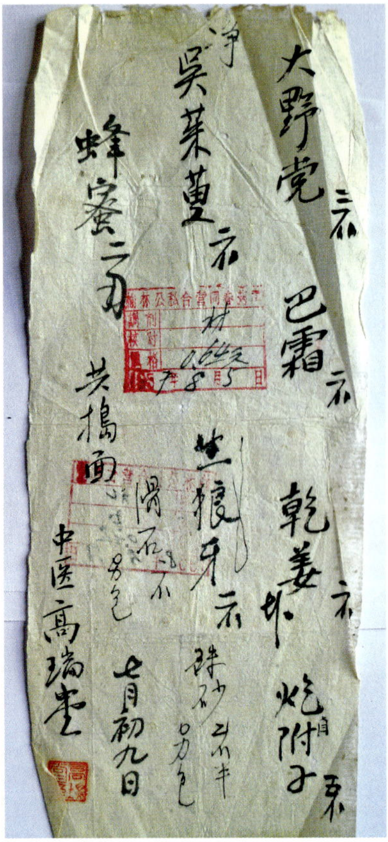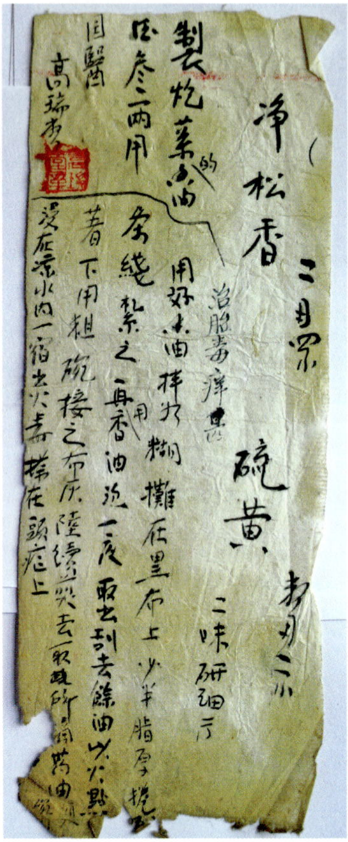

高祖瑞堂公处方(三)

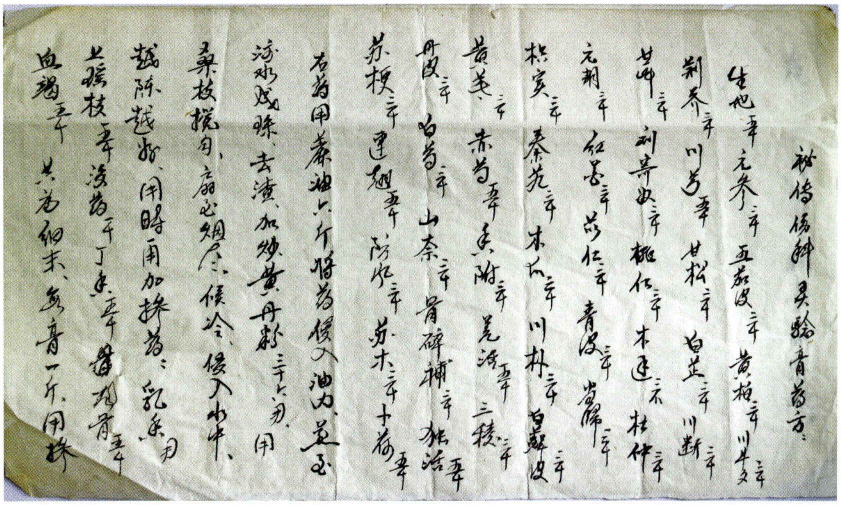

秘传伤科灵验膏药方、
生地五钱 元参二钱 五加皮二钱 黄柏二钱 川牛夕二钱
荆芥二钱 川芎五钱 甘松二钱 白芷二钱 川断二钱
苏叶二钱 刘寄奴二钱 桃仁二钱 木通二钱 杜仲二钱
元胡二钱 红花二钱 杏仁二钱 青皮二钱 当归二钱
枳实二钱 秦艽二钱 木瓜二钱 川朴二钱 白鲜皮二钱
黄芩二钱 赤芍五钱 香附二钱 羌活五钱 三棱二钱
丹皮二钱 白芍二钱 山奈二钱 骨碎补二钱 独活五钱
苏梗二钱 连翘五钱 防风二钱 苏木二钱 薄荷五钱
右药用麻油六斤将药浸入油内、熬至
滴水成珠、去渣、加炒黄丹粉三斤六两、用
桑枝搅匀、离火烟尽、候冷、浸入水中、
越陈越好、用时再加拌药：乳香一两
上[illegible]枝五钱 没药一两 丁香五钱 [illegible]虎骨五钱
血竭五钱 共为细末、每膏一斤、用拌

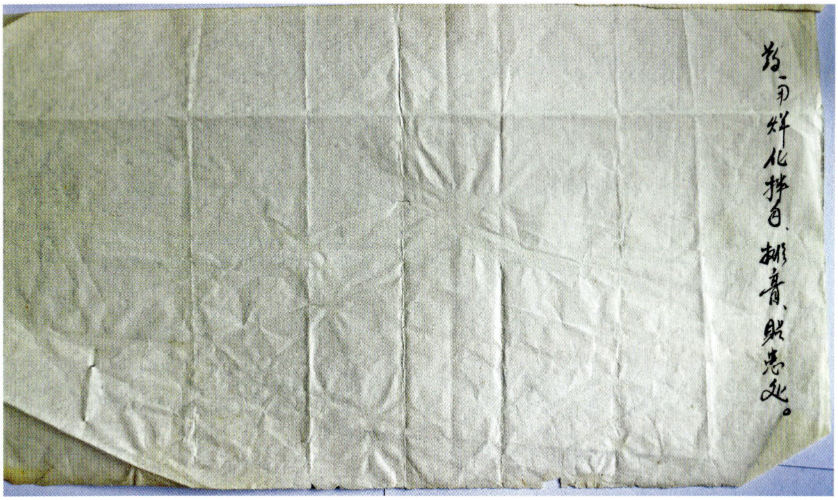

药一两烊化拌匀、摊膏、贴患处。

高祖瑞堂公秘传膏方手稿

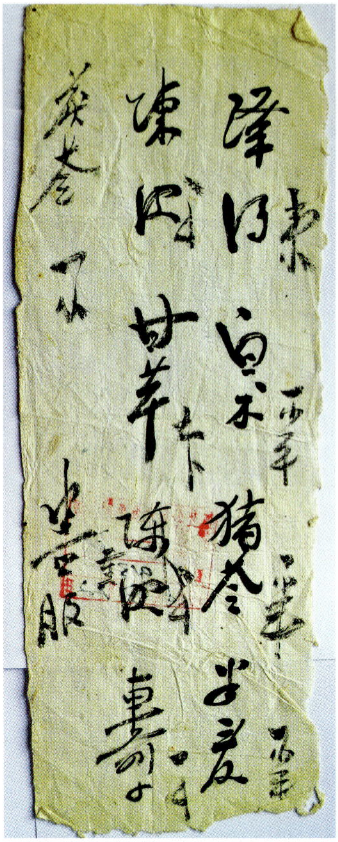

曾祖高镇南处方

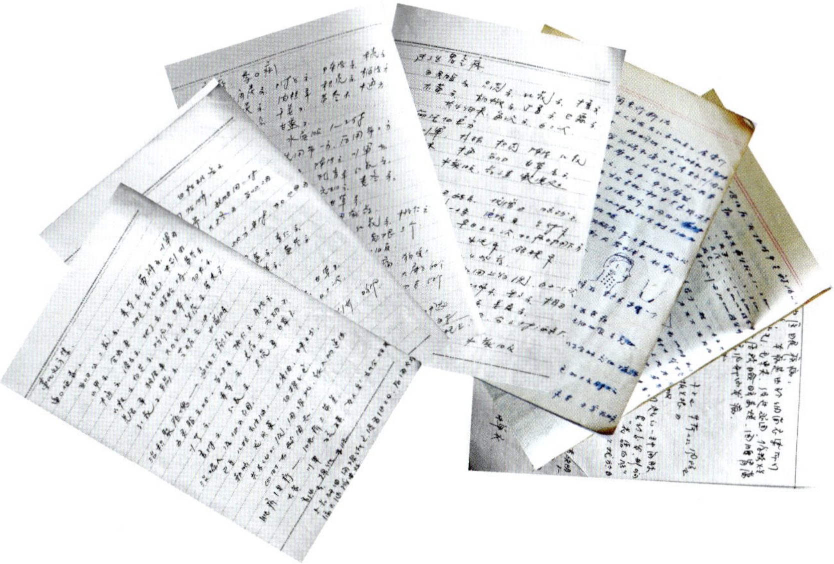

1965 年祖父高智于河南省中医学院附属医院进修时的跟师笔记

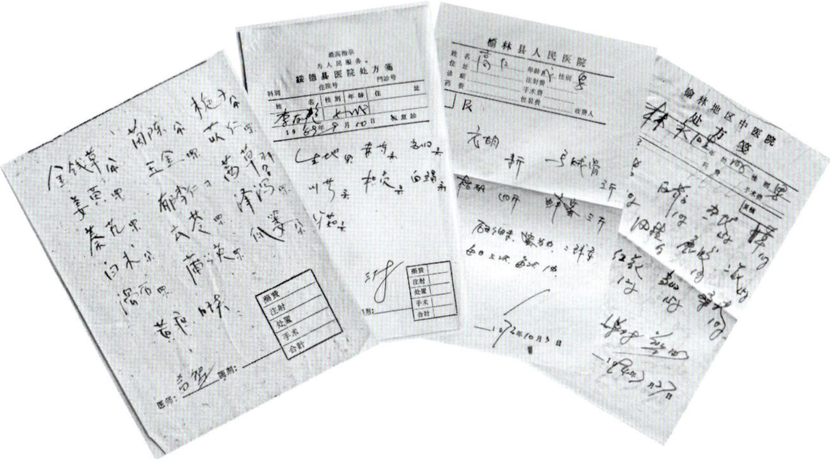

祖父高智临证处方

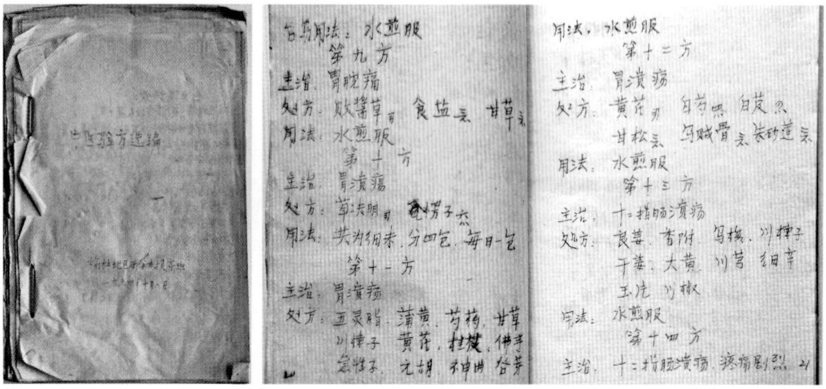

1974 年祖父高智与榆林地区中医提高班的学员整理《中医验方选编》

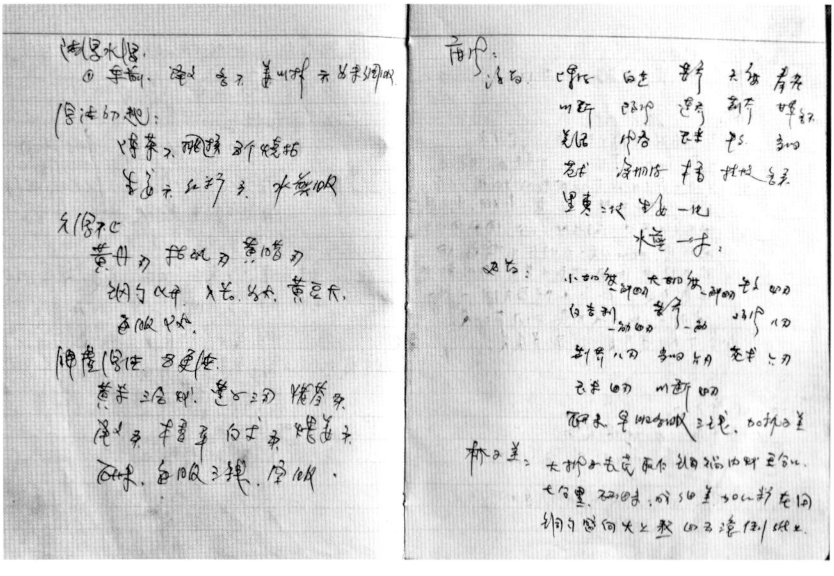

祖父高智的学习笔记

陕西省名老中医高智经验集

主　编　高思宇
副主编　柏江锋　黄　鑫
　　　　李　祯　刘清波
指　导　高培雄

陕西新华出版传媒集团
陕西科学技术出版社

图书在版编目(CIP)数据

陕西省名老中医高智经验集 / 高思宇主编. — 西安：陕西科学技术出版社，2019.6
ISBN 978-7-5369-7522-4

Ⅰ. ①陕… Ⅱ. ①高… Ⅲ. ①中医临床-经验-中国-现代 Ⅳ. ①R249.7

中国版本图书馆CIP数据核字(2019)第076390号

陕西省名老中医高智经验集
SHAANXI SHENG MINGLAOZHONGYI GAO ZHI JINGYAN JI
高思宇 主编

责任编辑 耿 奕
封面设计 曾 珂

出 版 者 陕西新华出版传媒集团 陕西科学技术出版社
西安市曲江新区登高路1388号陕西新华出版传媒产业大厦B座
电话(029)81205187 传真(029)81205155 邮编710061
http://www.snstp.com
发 行 者 陕西新华出版传媒集团 陕西科学技术出版社
电话(029)81205180 81206809
印 刷 中煤地西安地图制印有限公司
规 格 787mm×1092mm 16开本
印 张 17.75 插页10
字 数 252千字
版 次 2019年6月第1版
2019年6月第1次印刷
书 号 ISBN 978-7-5369-7522-4
定 价 58.00元

序

高智是我的学生，其父高镇南是我陕西中医学院师资班的校友，其子高培雄亦毕业于陕西中医学院，算是我的徒孙。2012 年在首届陕西省名老中医经验交流会上遇到高智，提到他的孙子高思宇也正在陕西中医学院中医临床系学习，那就是我的曾徒孙辈了，高家四代人均就读于陕西中医学院，作为前任院长的我，看到中医事业后继有人，甚是欣慰。

看我中医之所以为中国国粹，就是因为有他们这些祖祖辈辈、薪火相承的中医人。千百年来，中医药之所以能发扬光大、历久弥新，也正是有许多像高家一样，用几代人，乃至十几代人的辛勤耕耘和经验积累，推动着中医事业的不断发展、壮大，更为中华民族的繁衍昌盛做出了巨大的贡献。

我的学生遍及陕西省及全国，在他们当中，为中医事业做出成绩者不乏其人，但能成为国家级名老中医者少，而高智就是其中一位，作为师长，看到自己的学生也能成为国家级名医，甚感欣慰。

今闻《陕西省名老中医高智经验集》即将付梓，乐之为序，一是为弘扬中医，造福桑梓，愿助阵造威；二是塞上高氏中医流派，医贯百年，寄情铭颂，以表为师之薄意。

张学文

甲午孟冬

目　录

开篇　成才之路 ………………………………………………………… 1
上篇　学术主张 ……………………………………………………… 12
一、总述 ………………………………………………………………… 12
1. 注重调脾胃 ………………………………………………………… 12
2. 消渴分别论治 ……………………………………………………… 14
二、地黄饮子的临床应用 ……………………………………………… 17
三、试述《伤寒论》中的头痛 ………………………………………… 20
四、乳房应属奇恒之腑的初步探讨 …………………………………… 23
1. 生理方面 …………………………………………………………… 23
2. 病理方面 …………………………………………………………… 24
3. 治疗方面 …………………………………………………………… 24
4. 总结 ………………………………………………………………… 25
五、对温病学三焦辨证的认识 ………………………………………… 26
1. 三焦学说的渊源 …………………………………………………… 26
2. 三焦的生理功能、病理变化 ……………………………………… 26
3. 三焦学说与伤寒的辨证关系 ……………………………………… 28
4. 温病学说为什么要以三焦为辨证纲领 …………………………… 28
5. 三焦学说在临床上的具体应用 …………………………………… 30
6. 总结 ………………………………………………………………… 31
六、从肝论治消渴的学术思想 ………………………………………… 32
中篇　临床经验 ……………………………………………………… 43
一、冲、任、督、带辨虚实 …………………………………………… 43
二、《伤寒论》是辨证论治的经典 …………………………………… 44

1.《伤寒论》中的奥秘 …… 45
2.《伤寒论》寓理于事的总结思想 …… 45
3. 用小柴胡汤的临床应用验证《伤寒论》理论 …… 46
4. 突出主证,参以病机 …… 47
5. 根据部位,参以病机 …… 49
三、治疗方法多样化 …… 49
1. 对五苓散的认知 …… 49
2. 对郁证的理解 …… 50
3. 增加药对,精于配伍 …… 52
下篇 经典验案 …… 54
一、月经病 …… 54
1. 崩漏 …… 54
2. 闭经 …… 57
3. 痛经(寒凝血瘀证) …… 60
4. 痛经(寒凝胞宫,热毒内蕴下焦证) …… 63
5. 痛经(肝郁气滞血虚,湿热下注证) …… 66
6. 行经不畅 …… 68
二、带下病 …… 69
1. 痰湿阻滞证 …… 69
2. 脾气虚弱证 …… 72
3. 肝胆湿热证 …… 74
4. 湿热下注证 …… 76
5. 带下过少 …… 78
三、不孕症 …… 80
1. 免疫性不孕 …… 80
2. 寒凝血瘀型 …… 82
3. 肾阳虚型 …… 85

4. 肝郁气滞型 …… 88
四、不育症 …… 91
1. 弱精症 …… 91
2. 精液不液化 …… 94
3. 畸形精子症 …… 96
4. 阳痿 …… 98
5. 男性抗精子抗体阳性 …… 100
6. 无精子症 …… 102
五、妇科杂病 …… 103
1. 胎萎不长 …… 103
2. 乳腺增生 …… 106
3. 女性性欲低下 …… 108
4. 阴吹 …… 111
5. 经前头痛 …… 113
六、内科杂病 …… 114
1. 头痛 …… 114
2. 耳鸣 …… 115
3. 咳嗽 …… 116
4. 痹证 …… 118
5. 鼻渊 …… 119
6. 眩晕 …… 120
7. 心悸（气阴两虚证） …… 127
8. 汗证（胃热内迫证） …… 130
9. 口糜（心火炽盛证） …… 132
10. 痢疾（湿热痢） …… 134
七、呼吸系统疾病 …… 135
1. 咳嗽（痰热困肺证） …… 135

2. 咳嗽(痰浊蕴肺证) …… 137
3. 咳嗽(痰热闭肺证) …… 139
4. 哮喘(热哮证) …… 141
八、消渴 …… 143
1. 阴虚热盛证 …… 143
2. 气阴两伤证 …… 145
3. 阴阳两虚证 …… 148
附篇 师徒对话 …… 151
一、妇科类 …… 151
二、不孕不育类 …… 157
三、内科类 …… 162
四、用药类 …… 177
五、基础理论类 …… 187
六、经典类 …… 199
七、脉论 …… 215
附录1 中医验方选编 …… 219
一、内科疾病 …… 219
二、妇科疾病 …… 239
三、儿科 …… 261
四、其他 …… 265
附录2 年谱 …… 271
后记 …… 273

开篇　成才之路

1937丁丑年戊申月,我出生于榆林名声远播的中医世家。

曾祖父早年间以卖药材谋生,常与杏林中人往来,渐喜习医。而立之年弃商从医,每每挑灯夜读,终成气候。行医30余载小有名气,为高氏中医奠定基石。

祖父瑞堂公9岁起随父学习,年仅15便已熟记四大经典,终成榆林四大名医之首。祖父最喜《大医精诚》,书于宣、表于壁、枕于首,时时鞭策自己。我自幼便时常听闻祖父教诲:"行医之人心存善,半积阴功半养家,切记,切记。"祖父教诲铭记至今,也成为我高氏行医之准绳。

父亲镇南公乃行医神童,少儿聪慧,博闻强识。及至年方卅五,陕、甘、宁、蒙、晋求医之人络绎不绝。家父医术精深,用药之妙,处方之精,耐人寻味。医德亦更上一层楼。无论贫富贵贱前来求医者皆由衷地尊称一声"先生",出诊必以轿抬之。家父待患者之好,如至亲之所想。

犹记一年冬季清晨,两糙汉急求家父出诊,父亲只知病情紧急,手提药箱疾步走去。门前只见二人抬起一箩筐请父上坐。细问后得晓只因家境贫寒无钱雇轿,只能以筐代轿。父亲听罢唏嘘不已,此后便自行重金买马,以马代轿以节省患者开支。"大慈恻隐之心"可见一斑。

我从小耳濡目染,加之祖父、父亲的严格要求,行医之道已是缘之注定。汤头歌诀、药性赋、内经、伤寒……在我中学时期已烂熟于心。

新中国成立以后,为大力发扬中医事业,国家成立了中医学院,为广大立志于中医事业的学子打开了一扇全新的大门。

1958年,我响应国家高考制度,参加高考并被录取。为承祖业,将高氏中医发扬光大,我毅然填写了陕西中医学院。等待录取通知书的40余天,我为减轻家庭负担勤工俭学,披星戴月,终于在开学之际,怀揣着梦想和学杂费踏上了求学之路。

临行前,祖父拖着患病的身体语重心长道:"古往今来,有志之士事必竟成,不为良相,即为良医。大医之体,欲得澄神内视,望之俨然,勿避崄巇,一心求学。医之道路漫漫其修远兮,求索之心不可泯灭。"

那天起,我更加坚定了一生的追求和目标——为中医事业奋斗终生。

由于有少年时学医的基础,入学后对中医课程轻车熟路,获老师指点后更是锦上添花,成绩一直名列前茅。

恰逢父亲也在师资班学习,每逢周日,父子一同下馆子,茶饭间父亲会时不时地考察我背诵经典,每当我熟背如流时,父亲总是颔首赞赏。至今回忆起父子那段幸福而艰辛的时光和父亲那慈祥的笑容时,总令我泪眼模糊。

1965 年,我以优异的成绩完成了本科六年学业。毕业后分配至榆林地区绥德卫校,从事金匮要略、中医基础理论、方剂学等课程的教学工作。8 年的任教为日后的临床工作打下了更加扎实的理论基础。

教学期间,每周于绥德县医院坐诊 3 次。由于年轻面生,当地老乡并不相信,以至于门前冷清。某年农历九月九,依当地习俗家家吃糕,晚间 8 点众人拥抬一急诊病人,该患者因多食米糕而致腹痛如绞,头冒冷汗。院内医生大多下乡巡诊,只留我一人值班,我迅速查体,初步诊断为急性肠梗阻,需手术治疗,却奈何外科医生出诊。时间紧迫,加之通讯不便,经家人同意后我果断急煎芒硝蜂蜜内服、灌肠,针灸足三里、内关、外关,并以白葱捣碎炒热敷于患者腹部。一刻钟后,患者自行解便,腹痛立止,待外科医生回院时,患者已能下床走动。

此事之后,我在绥德城关略有名气,慕名者接踵而来。至今常与子孙提及此例,患者家属泪如泉涌,长跪不起之画面仍历历在目。行医者一生救死扶伤无数,唯独第一次挽救患者生命的成就感是无法忘怀的。

我一生不好棋牌酒肉,只喜读书。古稀之年我仍手不释卷,研究病案、攻读医书。我也愿年轻的中医之士以阅为悦,勤行书径。

1974 年,我与地区名医李世平响应毛主席号召,组办西医学习中医提高班,奈何校址难求。四处询问后得知榆林中学图书楼至今空闲,便与榆中领导洽谈租借事宜。起初领导不肯租赁,几次求情后终于松口:

"也罢,你若能医好我爱人的病,我便答应你。"我喜出望外,满口应下。当时领导夫人患慢性肠胃炎,但吃必泻,体形消瘦,肤色蜡黄。曾求北京、西安各大名医诊治,疗效甚微。经四诊合参后,辨其证型为寒热错杂之证,便给予乌梅汤加减。仅服3剂,腹泻立止,继疗半月,加之补益气血之品后诸症皆除。领导喜上眉梢,握着我的手道:"不愧为名医之后,虎父无犬子,此地我租借于你了!"

西学中的学员大多是各县级医院的骨干及高年资临床医生,多数不信中医,因此在课堂上提问也略显不屑,如"可否在解剖位置上找出元气""肾阴藏于何处""脾切除患者怎可能诊断为脾胃气虚?无稽之谈!"我平素好胜心强,面对质疑虽心存气愤但均一一细答,使其心服口服。为此,我时常备课至深夜。数月后终于赢得了信任与尊敬。

每一批学员毕业前,我需联系全国各地中医院分配临床实习。实习回来之后,用1周时间令每位学员汇报实习情况并分享2个特效处方或所在医院的特殊疗法。如此下来,60余位学生分于60余所医院便能掌握120余种特效方,好比足不出户,便享受到全国各地名医名师传道授业。此模式新颖高效,因此众人积极性格外高涨,通过自讲与分享,学员和老师均受益匪浅。

1996年,榆林地区广播局搬迁。听闻此消息后,我与李世平、李守飞等人立刻向地区领导提出申请,经组织同意后,将600平方米的广播局旧址以2万元的价格售于中医提高班。之后我等又筹备4万余元改修为古色古香的院落。届此,中医提高班有了自己的教室、阅览室,亦有门诊、药房等。形成规模后便扩大招生,门诊也逐渐步入正轨以便于学员实践与理论相结合。再后来,加办多期经典著作学习班、儿科学习班及陕西中医学院函授部——榆林函授站。为榆林地区培养出大量基层中医骨干人才,也为榆林市在中医方面能居于全省前列奠定基石。多年后,我的学生已遍布陕、甘、蒙各地。每逢相遇,我都不禁感叹当年意气风发的青年才俊已白发苍苍。经历那艰苦的年代,师生情谊至今仍坚如磐石。每当学生们用颤抖的双手紧握我同样苍老的双手,意味深长地道出一句"高老师"时,白驹过隙,时光荏苒,思绪万千。

1977年，组织派遣我于中国中医研究院，北京西苑医院进修1年。西苑医院乃全国著名中医医院，医、教、研一体，聚集国内诸多著名医家。我极为珍视此次学习机遇。我自认记忆过人，功底扎实，条文背诵优于其他同学。每逢上级医师查房，我从不手捧大摞病历，每位患者之主证、检查化验、既往史、常用药、现用药皆熟记于心，介绍病情亦层次分明，得到同事及导师的赞同与赏识。进修人员众多，住宿学习条件差，医办便是最好的学习场所。我每日早出晚归，抓住一切时间，在医办读书学习、研究病案。

西苑医院采用复式处方，患者一联，医师一联，恰好提供了学习资料。我将每日处方分类整理，尤其跟随赵锡武老先生待诊时，更是加倍用心。老先生的每句话直至今日皆记忆犹新。

赵老对辨证与辨病见解独特，认为：有病始有证，辨病方能识病，识病然后可以施治。辨证与辨病是二者不可分割之统一体，对于"随证治之"一语要有深刻认识，"辨证"二字最为重要。《伤寒论》中曰桂枝证、曰柴胡证，此中包括病位、病因。如："太阳病服桂枝汤，或下之，仍头项强痛，翕翕发热，无汗，心下满微痛，小便不利者，桂枝去桂加茯苓白术汤主之。"此仲景以治法示人辨证而非辨病。虽然《伤寒论》重在辨证，《金匮要略》重在辨病，但均非绝对的，故曰二者是不可分割之一体。

《伤寒论》六经标题亦曰"辨病脉证并治"，应予注意。何谓病？何谓证？病者，为本，为体，证者，为末，为象。病不变而证常变，病有定而证无定。故辨证不能离开病之本质。然去年之湿温为阳证者，今年为阴证。昨日为痢疾发热者，今日为厥冷。午前无发热，午后则大热。夜不食者，翌晨食欲大进。如此同为病之证。千变万化不可名状。犹同是人也有男女老幼之别，同是马也有形色种类之殊，不可谓病不变而证亦不变。是故诊病易诊证难。诊得其证复诊得其病，则药不无效，治无不验。此所以仲景特标出"病脉症治"四字。

四肢百骸，五脏六腑、一筋一骨皆有一定之"功能"，生理的作用。故一脏一腑、一筋一骨有病，则其脏腑筋骨之机能发生变化而现一定不移之症状。故病在胃者现消化系证，在肺者现呼吸系证。而其病影响全身时则其病证亦自有一定之形徵。初起之证曰原证，及于全身之证曰附随证，两者统名曰定证（或固有证）。综观定证之形态即知为何种疾病，偏重于何方面，而推出如何种治法。

同为胃病而或心窝疼痛，食欲增进或无痛食欲反不振，或呕吐，或下利，或便秘，或浮肿，或发热，或头痛随症各异，则或用人参汤，或用柴胡汤，或用理中汤，或用承气汤，或用泻心汤，当选用其一。以求对治原证并治附随证。故每一药方，必附记主证（自病者言之则为原证）附证（自诊者言之则为附随证）二者以原证与附随证相对照。

例如，人参汤之主证为心窝部痞硬，胸中痹（上肢部胸部感如有物潜居其间），而附证为呕吐下利喜唾口液，心窝急痛，小便不利等。故若有心窝痞硬，胸中痹主证之人，同时发现一证或小便不利，或为喜吐口液，则以人参汤治之最宜。

洞观患者之原证与附随证，对照而定药方，是谓方剂与病证两得其宜。即俗所说对证之药。若药不对证，使原证与附随证相混，发现诸种不定症状，则成坏证，故坏证为定证（即固有证或作当然症状），坏变不定症状之谓。医者至病人发生坏证不能辨出病证之本体，即不能辨何者为主证，而不免影响治疗。

若当发汗者闭塞之，当固敛者宣泄之，当温者寒之，当清者温之。其治法全与病势相反者是曰逆治。因逆治所生之症状曰逆证。逆证之变化最急剧，非急以适当之方剂治之，多不可救药。

坏证逆证，俱为医者误治所得之症状。《伤寒论》中有载各种应变之法，即为此。凡因不当之药剂，或摄生之失当，产生不定之小变证者曰假证，假证病态稍安，即为复知其定证。

定证之以正形出现者曰正证，以变形出现者曰奇证。例如，人参汤之正证，为心下痞硬，小便不利，或心下急痛，胸中痹，或心下痞气结在胸，呕吐而其头痛发热，全身痛，感寒恶饮水等即为奇证。故诊病必精察阴阳表里虚实寒热等病势之如何。医者所论各症与应变之处置及其区分。识别之大略悉如前述，故能识主证者必能预治未发之兼证能断正证者，必能预防未发之正证。规则正整毫无丝毫之迁就。

仲景之“平脉辨证”，即《黄帝内经》之治病必求其本，所谓本者有万病之共本，有每病之个本。医者当求每病之个本，而对证治之，方称精切。而薛立斋、赵仰葵等，专讲真水真火，乃治共本。

《伤寒论》《金匮要略》乃真能见病知源，故药之增损确切不移。学者当对于每证每方必须刻苦深思，一增一损务使合于规矩，方不至捉风捕影，扶墙摸壁。

治病所用方剂，有已经成熟者，有尚未成熟者。成熟者专病专方，未成熟者一病多方。故有“某方主之”“可与某方”“宜某方”之说。专病专方是经实践证明，再实践、再认识，多次反复之结晶，而较一病多方更为可贵。

辨证施治是祖国医学之基础功夫，不能单独成为一个科目。《黄帝内经》是辨证施治，仲景是辨证施治。历代名医亦是辨证施治，自古迄今无不如是，医者临床舍此则无所措手。

辨证施治始见于《黄帝内经·至真要大论》，至仲景而发扬光大，使之具体化。《伤寒论》“太阳篇”云：“太阳病三日已发汗，若吐、若下、若温针仍不愈者，此为坏病，桂枝不中与也。观其脉证，知犯何逆，随证治之。”“少阳篇”云：“本太阳病不解，转入少阳者，肋下鞕满，干呕不能食，往来寒热，尚未吐下，脉沉紧者，与小柴胡汤。若已吐下发汗温针，谵语，柴胡证罢，此为坏病，知犯何逆，以法治之。”二条是后人辨证施治之所本。

自张景岳、程钟龄八纲之说出，而《黄帝内经》《伤寒论》之辨证方法渐废，今人则有的更变本加厉，废病存证，废方存药。

有病始有证，而证附于病，若舍病谈证，则皮之不存毛将安附？病有伤寒、温病、杂病之不同。医者诊病时，当先辨其为内伤、为外感、为伤寒、为温病。如为伤寒，当再辨为太阳、为阳明、为少阳，为三阴。如在太阳又当辨其谓中风、为伤寒。然后决定何者用桂枝，何者用麻黄，何者用青龙。何者应汗，何者应下。何者当补，何者当清。如此是合若干症为一证，故一证有一证之专方，如真武证、承气证、白虎证、青龙证等。而所谓某证是指症候群而言，亦即合若干症为一证，若头疼为一症，发热为一症,则何以知何者为麻黄汤之头痛,何者为桂枝汤之头痛,何者为葛根汤之头痛。何者为外感之发热,何者为杂病之发热,则胸中茫然。而病又系证之所组成,如脉浮,发热,恶寒者为伤寒,不恶寒而渴者为温病,此辨病而非辨证。

古人辨证以辨病之转变,邪之进退,证之盛衰,药之宜否以应变救逆。类如伤寒一日,太阳受之,若脉静者为不传。颇欲吐若躁烦,脉数急者为传。伤寒六七日,无大热而人躁烦者,此为阳去入阴。伤寒三日,三阳为尽,三阴当受邪,其人反能食而不呕为三阴不受邪。太阳病下之后,其气上冲可与桂枝汤,方用前法。若不上冲不可与之。伤寒阳脉涩阴脉弦,法当腹中急痛者,先于小建中汤,不差者与小柴胡汤主之。霍乱篇下利后,当便硬,硬则能食者愈。又如伤寒中服汤已渴者属阳明也,以法治之。太阳篇太阳病脉当浮反沉者为由阳入阴。少阴病当无发热反发热为由阴转阳。

辨证论治的实质就是辨别清楚“病因体异”“药随证变”“同病异治”“异病同治”。因果不同即病不同。如湿邪致病有的见体肿,而有的显腹泻,也有出现小便不利。症状虽异则治法相同即称异病同治,有的是因不同但病相同,就需同病异治。

病相同而病位不同也称为同病异治。如同为肿病,但治法有所不同。如腰以上肿,当发其汗;腰以下肿当利小便。又如湿邪在胃则作呕,在脾则作泄。如不下利而呕者病在胃,用葛根加半夏汤主之。而对二阳合病必下利,如病在肠,葛根汤主之。

至于异病同治的例子,以金匮肾气丸最易说明。《金匮要略》中用肾气丸者有四,一是中风后少腹不仁。二是治虚劳里急诸不足,少腹拘急,小便不利。三是治痰饮短气微饮当从小便去者。四治妇人烦热不得卧,但饮食如故之转胞不得溺者。同为一种肾气丸,主治以上四种不同病证,即异病同治。因是病因相同而病位不同之故。

《伤寒论》侧重辨证以应变救逆,而《金匮要略》则重于辨病专病专方。兹举例如下:

《金匮要略·百合狐蜮阴阳毒病脉证治》云:“百合病者,百脉一宗,悉致其病也，意欲食复不能食，常默默，欲卧不能卧，欲行不能行，饮食或有美时，或有不用闻食臭时，如寒无寒，如热无热，口苦，小便赤，诸药不能治，得药则剧吐利，如有神灵者，身形如和，其脉微数。”此病症多变幻，故曰诸药不得治，但主以百合剂，则诸证悉愈。除百合剂外则诸药皆不能治。

又如“狐蜮病”，经云：“状如伤寒而非伤寒，默默欲眠而目不能闭，卧起不安，或蚀于喉，或蚀于阴，或蚀于下，或蚀于肛，而发无定状。”如只辨证而舍辨病，则无所适从。正如在《医宗金鉴》以为梅毒。唐容川以为水边短狐含沙射影。恽铁樵、陆渊雷则以为病后余毒，莫衷一是。在患者则蚀喉者喉科治，蚀肛者肛肠科治，蚀阴者妇科治。但此病非喉科、肛肠科、亦非妇科。而《金匮要略》以甘草泻心汤一方，能兼治狐蜮及胃溃疡两病者，以其皆为黏膜溃疡。此所谓异病同治。

又如疟疾先寒后热，烦渴心痛如破，然后大汗而解，发有定时。当病不发时，一无所苦，悉如常人，则无证可辨。如辨病施治，知其为疟疾，则先其时发汗即愈。

“气分心下坚，大如盘，盘边如旋杯。”如舍病辨证则此病为阴、为阳、为寒、为热、为虚、为实、为温、为清、当补、当泻、当发汗、当攻里很难推敲。如辨病施治，知其为气分主以桂枝汤去芍药加麻黄附子细辛汤主之。

有姓韩的患者，发作性少腹痛，痛苦欲死。治经三省，历时数载，求医中西，均未奏效。余诊之症状，均与《金匮要略》所载寒疝完全符合，遂予抵当乌头桂枝汤获愈。

近代所谓类风湿关节炎，多谓不治。但历年来我曾以桂枝芍药知母汤治愈多人。

现代所谓梅尼埃病，古人名眩晕。以为水气所致，以苓桂术甘汤加味每治皆效。

余如栝楼薤白剂之与胸痹，奔豚汤之与阵发性心动过速，柴胡龙骨牡蛎汤之与癫痫，千金苇茎汤之与支气管扩张，许叔微麝香丸之与坐骨神经痛，小建中汤之与胃下垂……均有一定疗效。

薛立斋、赵仰葵、程钟龄等人专讲万病之共本，不讲每病之个本。《金匮要略》《伤寒论》既讲万病之共本，亦讲每病之个本，乃真能见病知源，辨证施治。医者即要辨病之个本，亦要辨万病之共本。二者相辅相成缺一不可。临床时须先辨病之个本，再辨万病之共本。譬如风湿与湿温。风、温是每病之个本，湿是二病之共本。伤寒与温病亦然。所谓辨证施治是先辨其为何病，再辨其寒、热、虚、实，然后施治。非头痛为一症，足痛又为一症。头痛医头，足痛治足。此外，又当注意其并发症，以上所引虽属专病专方，但人有老幼强弱，病有新久盛衰而表现之证，在每个人亦有不同。如小柴胡汤条后之或胸中烦而不呕，或渴，或腹中痛，或胁下痞硬，或心下悸小便不利，或不渴身有微热，或咳，而有种种不同之症状。但许多症状虽不同时在一人之身出现，但柴胡证之主证不变，故曰但见一证便是，不必悉具。所谓一证是言主证。医者既要掌握原则性，又要灵活性，方可谓辨证施治。

1986 年，由于工作成绩突出，组织任命我为榆林地区中医医院第一副院长，主管医院业务工作。这段时间我既门诊、查房，又行政、业务，繁忙至极。医学专业我自认学有所成，然官场交际我犹如三岁孩童，性情刚直，不喜阿谀奉承。每遇应酬酒席如坐针毡。届时榆林地区接受卫生部“氟中毒中医防治工作”，我参与调研，制定诊疗方案。经数年努力和大量工作，该项目获“陕西科技进步奖”并评选我为榆林地区中医学会副会长、陕西中医学会理事、《陕西中医函授杂志》编委、《长城医风》编委、榆林地区医疗事故技术鉴定委员会委员。身兼数职后，生活变得格外忙碌，时常早出晚归。

在此时我与儿子成立一所医馆，患者甚多。每每端起饭碗，便有患者求医，爱人只好一次次热饭，默默支持。1984 年腊月三十，大雪纷飞。我与家人正吃团圆饭，只听一阵急促的敲门声，一位村民前来求医：“我婆姨高烧数日，现昏迷不醒，求高大夫救救命！”我不顾家人劝阻，放下碗筷，随老乡冒雪急行十余公里，进门后立即医治患者直至患者脱离危险后方才离去。我行医多年，许多患者治愈后为答谢意，遂送礼送匾，皆被我婉言谢绝。祖父教诲时刻铭记于心。我也以此楷模于子孙。患者之康复，胜于金山银山。

1996年，我正式退休。名为退休实为退职，少了官职与应酬，更能一心从医。院领导体恤我年迈体弱，每日限号30。找我看病者众多，二三十个号如杯水车薪，每每望着患者恳求的目光，怎忍拒绝？不行医，于医何为？我不顾家人劝阻，领导关怀，执意加号就诊，一心一意为大众服务。我处方一向遵循简、便、验、廉。极为反感心有邪念、以医谋财之辈，更厌恶医商勾结之徒。只顾蝇头小利不顾医德，只看效益而加负于患者，使人神共愤。“半积阴功半养家”为我高氏行医之祖训，也望广大医者以此为戒，自珍自重。

我主张创新尊古不泥古，苦心孤诣，精心钻研，研读经典，深得其奥，总结后提出的“乳房应属奇恒之腑”的理论，受到广大医界同仁的一致肯定。国医大师张学文、中国工程院院士王永炎等名家对我的这一理论高度赞扬。它填补了中医对乳房没有脏腑隶属关系的空白，增加了中医治疗乳房疾患的理论依据和治疗思路。结合临床，潜心研究出了应用纯中药内服、外治合用的方法，治疗乳痈、乳腺增生等乳腺疾患，取得满意疗效。使很多患者免受手术之苦，受到了患者的广泛好评。

随着改革开放的深入，人民物质生活水平逐步提高，人们饮食生活习惯也明显改变，摄入高蛋白、高脂肪食物偏多，以及过量饮酒而导致高血脂、高血压、糖尿病的患者日益增多，使发病人群，发病种类明显改变。为此，我和儿子高培雄潜心研究“高脂血症”的发病机理、临床诊治、处方用药。

“高脂血症”的病机当为“脾气亏虚，痰湿瘀阻”，我以家传“轻身汤”为基础，辨证化裁，创制“降脂冲剂”（后更名为“莱菔治胶囊”），用来治疗高脂血症患者，并进行临床观察。先期观察440例（其中320例治疗组，120例对照组），取得满意疗效，此后按照1995年卫生部颁发的《中药新药临床研究指导原则》自费完成新药研究的所有项目。于2004年获得国家食品药品监督管理总局的新药批准文件（批准文件号2004LP4204）。这是榆林中医有史以来的第一例。该项目研究成果，深受国内医药企业的青睐，为了使自己的研究成果让更多的患者解除病痛，我于2006年5月将潜心十余年的研究成果、连同专利技术转让给陕西香菊制药有限责任公司（专利号ZL95.113605.4），由该企业出资完成国家规定的最后第三期临床研究实验。该药投放市场后，为该企业取得了每年1800多万元的经济收入。为了便于企业生产经营，我于2006年又申请了《莱菔治胶囊治疗高脂血症的中药制剂及制备方法》的国家新药专利（专利号:2006100430128）。

2002年，我被陕西省卫生厅、陕西省中医药管理局指定为第二批全省老中医药专家学术经验继承工作指导老师。2008年，被批准为陕西省名老中医。2012年，被批准为第四批全省老中医药专家学术经验继承工作指导老师。2014年，被卫生部国家中医药管理局批准为“全国名老中医”，并成立“全国名老中医高智专家学术经验传承工作室”。2018年被批准为第六批全省老中医药专家学术经验继承工作指导老师。

在我的指导下，儿子高培雄所著《高氏医集》于2002年，由陕西人民出版社出版发行。为弘扬国术，奖掖后学起到承前启后的作用。

我团队“全国名老中医高智工作室”先后完成了“安嗣汤防治寒凝血瘀型胚胎停止发育的临床研究”“化斑颗粒治疗颈动脉硬化斑块的临床研究”项目的研究，并获得了榆林市科技成果奖。近年来，名老中医工作室团队成员在国内重点期刊杂志上发表了继承其学术思想经验的论文20余篇。

如今我已耄耋之年。回首此生，承祖上之业，启儿孙之道，以医为钵，驰骋杏林，习岐黄之术，解黎民之苦。以学之所成，诲莘莘学子，不枉初心，方得始终。不欲人夸名与功，愿留清气满乾坤。

（执笔人：高智）

上篇　学术主张

一、总述

高智老先生治学严谨，一丝不苟，精勤不倦，持之以恒，对中医经典《黄帝内经》《伤寒论》《金匮要略》《温病学》均揣摩精熟，脱口成诵。他认为读书切忌浮光掠影，瞬息即逝。常说后学："书读百遍，其意自解。"必须心领神会，言如己出。终生嗜书成癖，别无所好，白首之年，仍每天手不释卷，专心致志。给弟子指导时说："我不看书就睡不着觉。"总结出读书必须细嚼慢咽，就像把玩古玩，反复体味，深思其奥，去粗取精，切记墨守成规，囿于一见。中医学术，源远流长，治学要溯本穷源，不可舍本逐末。终生对《金匮要略》《伤寒论》精研细读，颇有心得，临床辨证施治，常以仲景之旨为圭臬，兼涉诸家之长，博采众方，而不独守一家之藩篱，中西医结合，相得益彰。

1. 注重调脾胃

"人以胃气为本""五脏六腑皆禀气于胃"。治病就要求本，注重调理脾胃，诚如景岳之说："安五脏即所以调脾胃。"他曾治疗一慢性肠炎患者，久泻不止，身体羸弱，多医治疗，遍赏百药，木侮中土，脉象虚弦，治用温则口唇生疮，进以寒凉则泄泻愈甚，用柴胡乌梅汤（柴胡、乌梅、附子、桂枝、党参、白术、土炒黄连、细辛、当归、黄柏、生姜、大枣、炙甘草）抑木扶土法，效如桴鼓。

高老认为，脾胃乃后天之本，为气血生化之源，久病体质虚弱，如治疗不当、积虚成损，无论治疗外感内伤之疾病，必须时时注意照顾脾胃。不能一见热象，就轻易用三黄苦寒克伐，也不能一见阴血不足，不考虑脾胃的接受能力就随便用归、地、胶等腻补之品，更不能容忍的是不中不西的半瓶醋先生，一听患者是乙肝病毒携带者，开方不是大剂量清热解毒，就是活血化瘀之品未顾此而先失彼者。诚不知仲景早旨"见肝之病，当先实脾,知肝转脾”之圣言。他很赞同叶氏提出的“脾喜刚燥,胃喜柔润”,把脾胃比作一对夫妻,男主外刚燥,女主内柔润,一阴一阳,夫唱妇随,“阴平阳秘,精神乃治”。

有一位中心型肺癌术后患者,术后体虚,气短懒言,心烦失眠,形体消瘦,纳差便溏已半年,舌红少苔,脉虚弦无力。诊后嘱服柴胡乌梅汤加薏苡仁、草豆蔻,连服15剂,患者诸症逐愈,大便成形,胃纳倍增,随诊时“见肝旺脾弱,气阴两虚,大病之后当先实脾,待脾运渐变,再可滋阴,不可先投滋阴之品,则脾胃更弱,气阴亦难恢复”。

有一脾胃亏虚腹泻患者,王某,女,34岁,乌审旗干部,1998年5月7日初诊。病已数年,大便经常溏稀,日行3~6次,纳差,食而腹胀,时呕吐,口干乏力,气短懒言,舌质淡红无苔,脉细数无力。曾在东胜蒙医院做胃镜检查,报告显示:浅表糜烂性胃炎、十二指肠炎。

中医诊断为脾失健运,胃阴不足。治以益气健脾,酸甘化阴为法。方以小建中汤加柴胡18克,乌梅10克,炒扁豆30克,炒薏苡仁30克,砂仁5克,白及10克,先后服药30余剂,患者大便基本正常,面色红润,体重增加。继而前方五倍量,加入太子参50克,炙黄芪75克,当归50克,共为细末,早午晚各冲服1次,每次10克,温开水冲服,以资巩固疗效。

《难经·五十七难》曰:“泄凡有五,其名不同。有胃泄,有脾泄,有大肠泄,有小肠泄,有大瘕泄……此五泄之法也。”就是说五泄,一为胃泄:饮食不化(风乘湿);二为脾泄:呕逆腹胀(暑乘湿);三为大肠泄:便脓血,小腹痛(火乘湿);四为大瘕泄:里急后重;五为数至圊而不能便:茎中痛(寒湿变为热泄)。五泄都离不开湿,《黄帝内经》也有:“湿多成五泄”之说。老师观该患者便泻日久不止,中西医多方治疗无效,从证候观察,病变不仅渐浸脾胃大肠,且已涉及肺(肺与大肠互为表里)。病因既有湿困脾阳,而兼湿浊蕴热,胃阴亦亏,水谷倾注,脾失输精,肺若燥渴,气不化液,形成手足阳明、手足太阴四经合病的综合证候。清代李士材治泄有:淡渗、升提、清凉、疏利、甘缓、酸收、燥脾、温肾、固涩九法。方中芍药、甘草、乌梅酸甘化阴,兼收湿、法养阴;扁豆、薏苡仁健脾利湿,法淡渗,重用麦芽代饴糖。一以和中、二防甘腻,法甘缓;砂仁启脾宽中,法疏利,合桂枝温通、白及生肌、柴胡鼓舞脾气之升发,一方多法,独具匠心,疗效显著。以太子参补脾肺,益元气,当归补血汤,气血兼补,以免愈后复发。

2. 消渴分别论治

高老在临床实践中重视疾病病机、分期、证候、症状相结合的诊疗思路。在"整体观"和"辨证论治"思想指导下,经过长期诊治疾病的医疗实践总结创立了对病论治、对病辨证论治、分期辨证论治、症状论治为一体的思路与方法,是对中医辨证论治方法的发展和延伸。在临证各科疾病的诊疗中普遍应用,尤其在对糖尿病及其并发症的诊治中多用其说,丰富了祖国医学治疗疾病的具体内涵。

(1)分病论治。

"分病论治"是较高层次的论治方法,主要是针对病因或病机治疗,它适用于对病因明确的疾病或起关键作用病机的治法,其治疗目标单一。消渴病以血糖(尿糖)升高为基本特征,调整血糖就是治疗该病的重要目标,高老以辨证为基础,参考药理学研究,选用桑叶、桑椹、桑寄生等中药在辨病治疗过程中着重于血糖的调节,佐以祛湿、化瘀等法,均有良效。他认为分病论治的核心是针对某一病证,推求其病机而分病机论治,正如《素问·至真要大论》"谨守病机"之说,强调治病疗疾必须紧抓病机,所谓"有者求之,无者求之",病机相对于症状及证候要点的重要性,消渴病之所以久治不愈,往往病久入络,病久入肾,筋脉瘀滞,形成"微型癥瘕",使肾体受损,肾失所司,湿浊邪毒内生,更伤肾元,耗伤气血,败坏脏腑,阻滞气机升降,从而形成恶性循环,往往预后不良,故临床治疗不仅重视补肾,同时,还应重视化瘀散结,扶正祛邪。高老多用当归补血汤加续断、狗脊、牛膝等,以应证自己分病论治的新思路,扩大治疗范围。

(2)分病辨证论治。

"分病辨证论治"即将疾病进行辨证分型,是中医辨证辨病相结合思想的进一步发展。按照不同证型的分型论治方法适用于一般疾病的治疗。在糖尿病及其并发症中应用相当广泛,对于分病辨证论治,则采用把证型和证候分开。因为“型”是模式,“候”是随时变化的情况。证型变化慢,证候变化快,所以,把变化较慢的归为证型,多为虚证;把变化较快的归为证候,多为实证,我们简称为“已虚定型,以实为候”。在证型相对固定的基础上,根据邪实的变化随时辨出证候,调整用药,以利于提高疗效,以此为基础,高老对糖尿病进行分阶段、分层次的系统研究,提出消渴病虚实夹杂之证。虚则从气血、阴阳、肝肾等证候论治,实则从痰、热、瘀、结为主等证候论治。“虚则补之”“实则泻之”是分病辨证论治的总则,但临床当中往往虚中夹实,实中兼虚,你中有我,我中有你的现象层出不穷,致使初学用药茫然。故在心易了,言下难明。

(3)分期辨证论治。

分期辨证论治,适用于慢性,复杂性疾病的诊法。分期,一般多以现代理论检验指标为依据,用以明确疾病的阶段性;辨证,采用中医传统的四诊合参的方法进行。

高老辨证分为三期。Ⅰ期:消渴前期,此期特点为饮食多,形体壮,精力充沛,而无典型消渴症状,多为体检发现,血脂偏高,血糖代谢异常,但无尿糖,应激状态下出现的症状,多为热证、实证,治以祛邪为主。Ⅱ期:糖尿病发病期(消渴中期),此期特点为或有或无典型糖尿病症状,血糖、尿糖、糖化血红蛋白均高,血脂异常,但多有症状,反应各异,以检验为第一指征,多虚实夹杂,实多虚少的疾病之中期,治当攻补兼施。Ⅲ期糖尿病并发症期(消渴晚期),此期至少有一个以上并发症出现,其证型、症状较多,主要分为气阴两虚,经脉不和;痰瘀互结;阴损及阳;气血阴阳俱虚,或痰、湿、瘀、郁互结,之错综复杂疑难病症。此期论治“有故无殒亦无殒”,但当施以扶正祛邪,“驱者去也,逐者走也”。治法为上,方无定论。唯“有是证,用是药”是老师之心得。

(4)分症状论治。

分症状论治是指一个症状出现时,用一种快速,便捷的方法治疗,使症状得到缓解或消除的方法。这种症状为一时一症,并非贯穿疾病始终,好比在战场当中,敌我相争,不分胜负,有利态势稍纵即逝。用药也是如此，晨始口苦咽干，午后就出现往来寒热，故无固定方药，随症加减，但柴胡为之首选，应灵活应用。

(5)分症辨证论治。

分症辨证论治，是临床最常用的治疗方法，是对不易解除的复杂症状或尚无有效对症治疗方法的症所采用的治疗方法。如针对消渴患者出现咳嗽，腹泻等症状，应对其症进行辨证论治，是风热犯肺者，治宜疏风清热，宣肺化痰为法。为热伤肺阴者，当以养阴清肺，化痰止咳；如热毒壅肺的，则宜清肺止嗽，化痰平喘。气阴两虚者，须益气养阴，润肺止咳，不可虚虚实实，终酿大祸。

(6)分症辨病与辨证论治。

把分症辨病与辨证论治，相提并论，是因症状指疾病的主客观表现，有心理和生理两方面的因素，也是疾病诊断的线索或主要依据，安能确定证型和证候；故作为一种疾病，它既具有特定的病因、病机、病理、症状、证型和证候，又有其自身的发生、发展、转化和预后规律。证型和证候，也是疾病过程中不同阶段和层次上所表现的综合性特征。一种症状和一个证都可以出现在若干种疾病中，即所谓的“异病同治”的基础，但各种疾病的预后相差甚大。所以在治疗中，分症辨病为首要，辨证是为了用好方药，复杂的症需要辨病与辨证相结合论治，甚至在辨病过程中还需要再对病进行分期。这种中医理论，也是指每个疾病各有自己不同的证型和证候，在没有成熟的分病治疗的方药前，必须按照中医治法方药的诊治原则，依证立法、依法处方、依方选药。

早期糖尿病肾病临床多以气滞血瘀证为多见，治宜行气活血。而中晚期糖尿病肾病发病缓慢，此期虚实夹杂，以脾肾亏虚，血脉瘀阻证多见，治宜健脾补肾、活血化瘀为法，此时偏阳虚者，佐温肾助阳；偏阴虚者，助滋阴益肾为法。为保护肾脏应改善肾脏的周围环境，可适当加用活血通络、行气活血之品。糖尿病肾病肾衰竭期，其主要病机是气血阴阳俱虚、浊毒内蕴、血脉不通，治宜益气养血，泄浊解毒。活血通络为法。合并肾病综合征者，以热毒内蕴、血脉瘀阻证多见，治宜清热解毒活血为法。

此外消渴病须注意调节心理、适量活动、饮食控制、血糖控制，积极配合西医治疗，达到“阴平阳密，精神仍治”的最终目的。

二、地黄饮子的临床应用

地黄饮子为刘河间治喑痱所制的主方。痱为中风的一种，前贤曾谓中风有中经、中络、中脏、中腑之说。中腑多在阳明，中脏多在少阴（少阴是指少阴肾，肾主骨，生髓，脑为髓之海）。大凡中风之后，多现舌强语謇，喑痱肢痿，饮食作呕，反应迟钝。宜以治肾为法，方用地黄饮子。

地黄饮子由金匮肾气丸变通化裁而成。中医历来有上病治下之法，本方即为此而设。金元之际有真中、类中之说，究其缘由，均由痰、火、气所致，治用地黄饮子，为上病下治法。

例1　中风案

王某，男，55岁，2007年6月7日初诊。

主诉，患者患脑动脉硬化症多年，1周前觉左上肢麻木无力，不能持重，昨日夜间醒来自觉左侧上肢体偏瘫，口眼㖞斜，喝水呛，舌强，言语謇涩，舌质红，少苔，脉弦细无力，证属中风，心肾阴亏，肝风内动，挟痰浊上犯，为肾虚内夺之风痱证。治则：大补肾阴，少佐温阳，使阴阳相济，水升火降，以平熄内风。

处方：

熟地40克　石斛15克　麦冬15克　五味子15克
菖蒲10克　远志15克　肉苁蓉20克　盐巴戟15克
山茱萸15克　菟丝子15克　肉桂6克　制附子6克
砂仁10克

二诊（6月17日）：服上方中药10剂，左侧偏瘫明显好转，借助手杖能行走数步，上肢亦能屈伸，言语不清但有改善，仍舌强，舌质红，少苔，脉虚弦稍有力，效不更方，继服前方20剂。

三诊（7月8日）：连服上药后，扶杖可行百步，语言基本恢复正常，口眼稍㖞斜，时头昏头痛，健忘，舌淡苔白，脉弦滑，继服原方10剂。

四诊(7月29日):病情继续好转,扶杖可在广场行数圈,舌灵活,口眼㖞斜消失,饮食自如,头痛止,以上药为蜜丸,以资巩固疗效,连服百日。半年后随访病人已能正常工作生活。

按语:本例为肾虚内夺之风痱证,肾为水火之宅,肾元亏耗,阴不维阳,虚阳浮越,是以眩晕肢麻,足痿不用,水不归元,痰浊上壅,窍络阻塞,因而舌强为暗,宜用河间地黄饮子化载,以滋肾,温阳,熄风。

例2　中风后遗症

张某,男,58岁,1986年9月10日初诊。

主诉:中风后半年,右侧上下肢不灵活,步履蹒跚,下肢沉重,腰腿酸软,头昏而眩,语言不清,呛食。舌淡苔薄白,脉弦细无力,证属中风,肝肾阴亏,治以滋补肝肾,强筋壮骨,活络舒经。

处方:

熟地18克	生地18克	丹皮15克	山药12克
山茱萸12克	茯苓10克	泽泻10克	肉苁蓉20克
盐巴戟15克	杜仲15克	黄芪30克	当归15克
地龙10克	红花10克	焦栀子10克	

二诊(9月25日):上方药连服15剂,呛食已愈,余证同前,原方加天麻10克,黄芪45克,桂枝10克。

三诊(10月15日):上方连服20剂,诸证缓解,行则下肢灵活,稍易劳累,头昏止。舌淡苔白,脉沉。继服上方,将黄芪用量改为50克。

四诊(11月5日):稍自觉下肢久行则软,时腰困,语言清,纳食正常,二便无异,舌脉正常。初诊方加鸡血藤30克,7剂量和蜜为10克丸,早、中、晚各服2丸。

半年后随诊,病已愈,步履正常。

按语:中风后遗症既有肝风之标实,又见肢废、语謇、麻木之肾精亏损之虚象。本案例运用地黄饮子,取其调补之功,上病下治,活血通络,通过调整气机而改善脏腑功能,达到益肝肾,充脑髓,强筋骨的目的。

体会:地黄饮子,以地黄为主,生熟并用,地黄主治伤中,能逐血痹,填骨髓,长肌肉,补五脏,滋阴潜阳,生血凉血,血虚骨热、痿痹惊悸。罗芷园说:“本品主治,首举伤中,逐血痹,即续填骨髓,长肌肉,续绝筋,夫痹者闭而不通也,随其血之不通而为病……逐者使其流通者也……血中有痹则骨髓不满,肌肉不长,筋脉断绝,均谓伤中。若填满,若生长,若接续皆为成血液之通者也。”巴戟天:主大风邪气,阴痿不起,少腹及阴中拘急引痛,强筋骨,安五脏,补中增志益气。诚如邹润安曰:“巴戟天有转萧索为温茂,能治阴盛阳衰之证,似有拨乱反正,调转病机之效。”石斛:功能滋补阴阳,交通上下,强阴益精,补内之不足,除痹下气,治伤中羸瘦,补五脏虚劳。肉苁蓉“主五劳七伤,补中,强阴,益精气”,其体滑润,其用固温,有协调阴阳之功,为纯补之品。高老说:“虚有实象者可用,实有羸候者不可用。”山茱萸:本品主心下邪气,寒湿温中,逐寒湿痹,其味胜于气,味酸入肝,能补肝体达肝用。肝之用于调达,肝功既复则虚者得以滋补,寒热得除,湿痹得通,阴得强,精得益,汗得止,九窍得通,五脏得补,逆气得下。五味子:质兼五味入五脏而酸独胜,酸主收敛故能敛五脏六腑之精收纳于肾,由肾藏五脏六腑之精也。肉桂(今用桂枝):为入血分之阳药,首在调和营卫,并能通阳,利水,下气,行瘀,补中,降浊逆,止痛除烦,调腠理,益阳消阴,宣导百药。茯苓:能使水气转化。开胸府,调脏气,伐肾邪,淡渗利湿。补剂中能使脾交于肺,主要药效在于辟阻为通,通调水道,下输膀胱,水精四布,五经并行。利小便除口干舌燥,并治心下结痛,惊邪恐悸,胸胁逆气,烦满咳逆。麦冬:主治胃阴伤,胃络不通,不能输营归脉,营养各脏所致之短气、羸瘦、伤中、心腹结气,润心肺,通脉道,并能下逆气,除烦热,作用于上焦。附子:气味雄烈,功在温引,为入气回阳之元药,通十二经。入方剂起牵头作用,能引补气药,以复救火之元阳。能引温热药下达下焦以祛在里之寒湿,引发散药开腠理,以逐在表之风寒。菖蒲:功在调节宣制,开心孔、补五脏、通九窍、利四肢不得屈伸者、治风寒湿痹、咳逆上气、耳聋、健忘、失声。远志:敛神归精交心肾、通肾气上交于心,坚志、益智、聪耳明目、利九窍、对于精本不亏、因暴怒引火上浮所致的神离于精者、有敛神归精之奇功。

故地黄饮子实为一通调补剂,方效显著,所谓调即是补,通为用,其一切功用在于疏通、调整。高老常说:其功能既非诸药之力,又为诸药之力,其效乃赖机体本身活力,诸药调动,发挥全效。

三、试述《伤寒论》中的头痛

《伤寒论》中,有关头痛的记载,共计 11 条。经云:“头为诸阳之会”,三阳经脉,均经头面,而厥阴肝经,又与督脉会与巅顶,故伤寒头痛,以三阳经居多,而厥阴次之。

太阳经头痛共 7 条。第一条“太阳之为病,脉浮,头项强痛而恶寒”。太阳主一身之表,凡太阳病者,必具本条脉证。故柯韵伯说:“太阳主表,故表证,表脉,独太阳得其全。”因此,太阳病头痛兼见项强,必与脉浮、恶寒(或已发热,或未发热,必恶寒)并见,太阳头痛是随太阳病整个发展过程的盛衰而进退的。第 8 条:“太阳病,头痛至七日以上自愈者,以行其经尽故也。”是因《素问·热论》有“七日巨阳(太阳)病衰,头痛少愈。”之说,仲景继承先贤之论,亦以七日为太阳一经行尽之期,如行其经尽则太阳病自解,头痛亦随之而愈。但亦有过经多日,表证仍在者,第 123 条:“太阳病,过经十余日……”第 124 条:“太阳病,六七日,表证仍在……”可知太阳病过经与否,以及传与不传,应以具体情况为依据,不能单以七日之期所拘束。

太阳病头痛的治疗,系按太阳病恶风、恶寒两型而辨证论治。第 13 条:“太阳病,头痛,发热,汗出,恶风,桂枝汤主之。”第 35 条:“太阳病,头痛发热,身痛腰痛,骨节疼痛,恶风无汗而喘者,麻黄汤主之。”况桂枝汤所主者为中风;第 2 条:“太阳病,发热,汗出,恶风,脉缓者名为中风。”而麻黄汤所主者为伤寒。第 3 条:“太阳病,或已发热,或未发热,必恶寒,体痛,呕逆,脉阴阳俱紧者,名为伤寒。”这就说明桂枝、麻黄二汤,同治太阳头痛。同有发热、恶寒,唯桂枝证的恶寒,较麻黄证为轻,故恶风,脉同浮。桂枝证为浮缓有汗,麻黄证为浮兼紧而无汗。脉证存别,则治法各异。故许叔微云:“有病伤寒、身热、头疼。余之日,邪在表,此表实也,当汗之以麻黄汤……”大抵调治伤寒,先要表明表里虚实,能明此四字,则仲景三百九十七法,可立而定也。何以言之? 有表虚,有里实，有里虚，有表里俱实，有表里俱虚。麻黄汤之类，为表实而设也；桂枝汤之类，为表虚而设也；里实则承气之类；里虚则四逆之类；表里俱实，所谓阳盛阴虚，下之则愈；表里俱虚，所谓阳虚阴盛，汗之则愈。尝读《华佗传》有府吏倪寻、李延。其证俱头痛，身热，所苦正同，佗曰："寻当下之，延当发汗，或难其异，佗曰寻内实，延外实，故治之异同。"

太阳病头痛，如兼证明显者，分辨自易，否则，如不深入观察，难免有"失之毫厘，谬之千里"。第134条："太阳病，脉浮而动数，浮则为风，数则为热，动则为痛，数则为虚，头痛发热，微盗汗出，而反恶寒者，表未解也……"脉浮不缓兼紧而兼动数，非自汗而为盗汗，类似阳虚内伤头痛，但有"反恶寒"三字，则太阳头痛的兼证（脉浮，恶寒）具备，故仍应按太阳表证论治。如误治而用下药，将会出现"结胸证"。"太阳病下之……其脉细数者，头痛未止。"如太阳病误用下剂，脉见细数而不浮，并无恶寒，发热，有汗或无汗的兼证，已失太阳病必具脉证。虽有头痛，不应按太阳病论治，如第56条曰："伤寒，不大便六七日，头痛发热者，与承气汤。其小便清者，知不在里，仍在表也，当须发汗。若头痛者，必衄。宜桂枝汤。"阳明可下证，小便多见赤涩，如小便清畅，是里热未盛，虽有头痛发热，不应轻率地以不大便为里实而用下法，仍须考虑是太阳病而用桂枝汤。《医案必读》中李士才治一人，伤寒六日，谵语妄言，头痛有汗；大便不通，小便自利，众议以承气汤下之。脉洪大，因思仲景云："伤寒，不大便六七日，头痛有热者，与承气汤，其小便清者，知不在里，仍在表也，当须发汗。若头痛者，必衄。宜桂枝汤。众皆咋舌，谤甚力，以谵语为阳盛，桂枝入口必毙矣。李曰：汗多神昏，故发谵妄，虽不大便，腹无所苦，和其营卫，必自愈矣，遂违众用之，明日大便自通，而头痛亦愈。"

阳明病头痛，共2条，第197条曰："阳明病，反无汗而小便利，二三日呕而咳，手足厥者，必苦头痛。若不咳不呕，手足不厥者，头不痛。"阳明病为胃家实，法当多汗，今反无汗而小便利，成无己以为是"阳明伤寒，而寒气内攻也"。寒攻于胃则呕，攻于肺则咳，攻于四肢则厥，上攻于头则无汗而"苦头痛"，仲景列于阳明篇，曰属里证范畴，则非麻桂所宜。曹颖甫《伤寒发微》中：以厥而呕者火上逆，则为头痛，谓系柴胡龙骨牡蛎汤证。按该汤所主者为胸满烦躁，小便不利，拟与本条小便利者未合。第56条曰："伤寒，不大便六七日，头痛发热者，与承气汤。"六七日不大便热结于里，腐热蕴蒸而扰清阳，则头痛发热，用承气汤，釜底抽薪，则便通而头痛止。高老曾治一患者，患者偏头痛，其痛如刀割，历时月余。诊患者，腹硬满，大便一周不行，舌苔黄厚腻，脉沉实有力，予小承气原方3剂，服后大便五六次，诸症缓解。第152条曰："太阳中风，下利呕逆，表解者，乃可攻之，其人汗漐漐出，发作有时，头痛，心下痞硬满，引胁下痛，干呕短气，汗出不恶寒者，此表解里未和也，十枣汤主之。"下利呕逆，虽为里证，如见于太阳中风，必详察表证已解，方可按里证治之。汗出漐漐，似表证，但发作有时，则病不在表；头痛的表证，必兼寒热；既不恶寒，又不发热，但见心下痞硬而满，胁下牵引而痛，又加干呕，短气，虽然是水气泛溢，上攻清窍而头痛，故与太阳病头痛有别。病机与第56条相似。前者用承气汤攻肠中燥粪，此则用十枣汤利心下积液，同使内邪不上干，则头痛自止。

少阳病头痛第265条曰："伤寒，脉弦细，头痛发热者，属少阳。少阳不可发汗，发汗则谵语，此属胃。胃合则愈。胃不和，烦而悸。"太阳病头痛发热，脉必浮而恶寒，脉若弦细而不恶寒，是邪已入少阳。少阳病禁汗、吐下，若误汗则伤津而谵语。

厥阴病头痛第378条曰："干呕，吐涎沫，头痛者，吴茱萸汤主之。"是胃寒，则积饮停滞而不行，水气上逆则干呕吐涎沫，厥阴之脉上巅顶，阴邪随肝气上逆则头痛。吴茱萸为肝经本药，有温降浊阴之功。高老曾治一患者不发热，但头痛，干呕吐涎沫1周，以吴茱萸汤原方3剂则痛止。

综上所述，伤寒六经辨证中，除太阴、少阴外，均有头痛，但《东垣十书》中曰："太阴头痛，必有痰，体重，或腹痛，其脉沉缓。苍术、半夏、南星为主；少阴头痛，足寒气逆，为寒厥，其脉沉细。麻黄、附子、细辛为主。"清代汪昂又进一步提出："风温在少阴，湿温在太阴，而反头痛。"吴鞠通《温病条辨》中曰："太阳之为病，肌肤热，头痛，身热，自汗，口渴……名为温病。"仲景《伤寒论》是以记述外感风寒为主体的，反复论证，不厌其烦地说头痛。东垣则从内伤的角度论述头痛，清代医家则根据温病学说立论。虽不同于《伤寒论》，但可与《伤寒论》并行而不悖，特别是近年提出的外伤头痛、肿瘤引起或其他原因头痛的中医治疗，是基于《伤寒论》，既补《伤寒论》之不足，又为《伤寒论》之发扬光大，百花齐放，更加丰富了祖国医学治疗头痛的方法途径。

四、乳房应属奇恒之腑的初步探讨

有关脏腑的分类，人体各组织器官及其体表部位与脏腑、经络的内在联系，始于《黄帝内经》，历经几代医家的论述，可谓尽详尽善，颇切临床应用。然而，关于乳房的生理功能，病理变化，则论述甚少，特别是乳房的隶属关系，历代医论、文献均未提及。编者不揣浅陋，就祖父高智先生，根据家传治疗乳痈经验的启示，论证并提出的“乳房应属奇恒之腑”一说，与同道探讨，并补充完善其理论。

1. 生理方面

乳房乃人皆有之，然而由于女子生理特点的不同，其发病率远高于男子及幼儿。因此，《妇科玉尺》中说“妇人之病，关系最钜者则莫如乳”，可见前人对乳房疾病是十分重视的。乳房居于胸中，有乳晕、乳头和乳络等部分组成。根据经络的循行分布，乳头属足厥阴肝经，乳房属足阳明胃经，故临床治疗多以肝胃论治。中医学的特点包括两个方面，即辨证施治和整体观念。因此，我们对乳房的生理疾病及其疾患的治疗，也应体现在这些方面。乳房也是一个有形的物质，只依据其经络所属论证还是不够的，要从多方面来探讨其生理功能、病理变化、脏腑所属，以完善中医理论。

综观人体各脏腑组织器官，都有其相应的隶属关系和名称。如五脏、六腑、奇恒之腑、七窍、二阴等。这些名称是根据各组织器官形态与功能而言，其中“五脏”形态中实，内藏精气；“六腑”形态中实，传化水谷；“奇恒之腑”则形似脏而功似腑，故曰“奇恒之腑”。如《素问·五脏别论》曰：“所谓五脏者，藏精气而不泄也，故满而不能实。六腑者，传化物而不藏，故实而不能满也。脑、髓、骨、脉、胆、女子胞，此六者地气之所生，皆藏于阴而象于地。故藏而不泻，名曰奇恒之腑。”“奇”作“异”字解，“恒”是“常”的意思，此六器官组织，虽名为腑，但其功能有异于正常的腑，故称之谓“奇恒之腑”。这些都反映出了五脏、六腑、奇恒之腑三者的主要生理功能。

基上述理论，编者认为：形态方面，乳房即由有乳晕、乳头和乳络和肌肉组织所构成，其眼多如网，虚若蜂窝，哺乳期内藏乳汁，满而不能实，而形似脏；功能方面，乳房内藏乳汁，哺育婴儿，实而不满，功似腑，非脏非腑，把临床和理论结合将其归属于“奇恒之腑”。这不仅符合乳房本身的生理特性，亦能扩大对乳房疾患的治疗途径，并提供了治疗乳房疾患的新思路、新方法。诚如《丹溪心法》云：“乳房阴阳所经，乳头厥阴所属。”前人既言“女子乳头属肝”“乳房属胃”，肝为脏，胃属腑，就说明前贤已认识到乳房与“奇恒之腑”在经络方面的联系，只是没有提出而已。这也为我们提出的“乳房应属奇恒之腑”这一理论，从经络所属方面找到了理论依据。

2. **病理方面**

关于乳房疾患，妇科不外乎乳汁不下，乳汁自溢；外科则有乳痈。乳发、乳中结核及乳岩等方面的疾病。其病因病机多与肝脾郁结、胃热壅滞等因素有关。如《诸病源候论·乳肿候》曰：“足阳明之经，胃之脉也，其直者从缺盆下乳，因于劳动则皮肤腠理虚，内受邪风，入于营卫，痞涩，血气不流，热结于乳，故令乳肿。”清代余听鸿的《外证医案汇编》中指出：“乳症皆云肝脾郁结，则为癖核；胃气壅滞，则为痈疽。”由此可知，本病发生因乳头破损，外邪入侵，以致乳络不通，乳汁积滞，气滞血瘀；或是产后血虚，过食油腻，脾胃积热；或情志内伤，肝脾受损，气滞痰凝致乳汁积滞，排泄障碍，郁久化热。其病理改变符合“奇恒之腑”的病理变化，从而形成各种乳房疾患。这与现代医学提出的内分泌失调，是乳房疾患的发生及逐渐加重的过程，是上皮细胞增殖过度和凋亡减弱共同作用的结果，在本病的成因上有相似之处。

3. **治疗方面**

乳房既属奇恒之腑，其治疗应别于五脏六腑，尤其生理功能、病理变化亦有别于其他器官，特别是笔者通过治疗乳痈时，对肝郁气滞，邪热壅盛，应用以通为用法，方用逍遥散加陈皮 60 ~ 120 克，金银花 15 克予以疏肝清热，通络散结，以截断扭转乳痈发展。对乳痈而气血虚弱者，则在辨证论治的基础上，治以补中益气汤加陈皮 60 克，桂枝 5 克。同时，不论虚实结合外治，均用生大黄、黄连、冰片为细末，和鸡蛋清适量，调为软饼，外敷患处，达到攻补并施，内外同治，收到满意疗效。这种补法似腑、攻用同腑的治疗方法，既是理论与实践的结合，也足以证明乳房应属奇恒之腑立论的成立。

4. 总结

乳房应属"奇恒之腑"理论的提出为个人学术观点，虽然这一理论在各方面都不很成熟，但笔者从乳房的解剖形态、生理功能、经络所属、病理现象和临床治疗几方面来论述，起到抛砖引玉，并以乳痈为例，是因为它的病因病机、病理特点，反映并能代表整个乳房病变的全过程。乳房既属"奇恒之腑"，其生理功能应符合"功似脏，形似腑"的特征。《黄帝内经》云："六腑者传化物而不藏。"治疗当以行气为主，以通为用。在正常情况下，哺乳期，乳房分泌乳汁，哺育婴儿；而异常情况下，如情志改变，外邪内侵，则乳汁蕴结，阻滞乳络，轻则形成乳痈，重则发生其他乳疾。

《灵枢・经脉》曰"胃足阳明之脉，其直者，从缺盆下乳内廉"，即经过乳中，又曰："肝足厥阴之脉，其支者，复从肝，别贯膈，上注于肺。"即通过乳房，说明乳房于肝脏有密切联系。肝藏血、主疏泄、性喜条达、体阴而用阳。乳房为肝经所过之处，肝气郁滞、郁怒伤肝，必然延及乳房而引发本病。治以疏肝理气。通络散结。处方中重用陈皮，取疏理之功、通络之能、散结之效、升补之用而为君。《新修本草》陈皮条曰："疗妇人乳痈……其功同补药则补，同泻药则泻，同升药则升，同降药则降。"现代药理研究表明，陈皮所含的甲基橙皮苷有良好的抗炎作用。同时又能增强逍遥散疏肝理气，健脾和营之功。配合外用药，清热解毒，软坚散结。内服外用共施，既达到治疗目的，又证明了乳房就属奇恒之腑这一新理论。既有理论依据，又有临床实用价值，开创了对乳房疾病治疗的新思路、新方法。

五、对温病学三焦辨证的认识

三焦辨证是温热病的辨证方法之一。它是清代吴塘根据《黄帝内经》三焦部位划分的概念,在叶天士《温热论》卫气营血分证的基础上,结合温热病的传变规律总结出来的。为加深对人体脏腑生理病理的理解,使理论更加紧密联系临床实际,把自己过去在理论上不够明确、认识上不深刻的问题能够得以解决,便于这次中医师资班经典著作的学习。通过学习对"三焦辨证"有了更深一层的理解和认识,为自己加了油,充了电。对温病学中所说的"三焦辨证"这一理论的理解,就从根本上有了新的认识,现将自己的体会介绍如下。

1. 三焦学说的渊源

"三焦"之说,起始于《黄帝内经》,《灵枢》《素问》中,大篇论述了"三焦"的生理功能、病理变化以及临床症状。《难经》中对"三焦"的论述,就是以《黄帝内经》理论为基础,做了具体的阐述。特别对"三焦"的定义,都认为"三焦"为六腑之一,指出:"三焦者,决渎之官,水道出焉。"《黄帝内经》对"三焦"具体实质、形态,没有明确论述,而在《难经·三十八难》中提出"三焦主持诸气,有名无形"一说,引起历代医家对"三焦"实质、形态的百家争鸣。理论上的争论,历代医家虽各抒己见,但吴鞠通在《黄帝内经》《伤寒论》的理论基础上,创立了"三焦学说"后,具体地把"三焦"理论应用到温热病的辨证施治中,才算平息了持不同意见者的口舌。"三焦辨证纲领"对指导温热病的临床治疗,开创了新的辨证方法和新的治疗途径,对几千年来沿用的"温病""伤寒"两不分,起到了划时代的作用。

2. 三焦的生理功能、病理变化

(1)三焦的生理功能。

"三焦"的生理功能,从《黄帝内经·灵兰秘典论》中"三焦者,决渎之官,水道出焉"来看,说明了它是人体水谷津液循行的通道,《灵枢·

营卫生会》又以人的躯体为标准，把上、中、下三个部位，结合脏腑，将膈以上及其所属的内脏称为“上焦”；膈以下、脐以上及其所属的脏腑称为“中焦”；脐以下及其所属的脏腑称为“下焦”。结合“三焦”所在部位和有关脏腑，及其经络、卫气营血学说，指出了：“上焦出于胃上口，并咽以上，贯膈而布胸中，走腋，循太阴之分而行，下至阳明，上至舌，下足阳明……中焦亦并胃中，出上焦之后，此所受气者，泌糟粕，蒸津液，化其精液，上注于肺脉，乃化而为血，以奉生身，莫贵于此，故独行于经脉，命曰营气。下焦者，别回肠，注于膀胱而渗入焉。”把“三焦”又很形象地描述为“上焦如雾，中焦如沤，下焦如渎”。因为“上焦”具有开发、宣五味、熏肤、充身、泽毛的作用，所以《灵枢·决气》把它形容为“若雾露之溉”。把“中焦”腐熟水谷、分解精微、蒸化津液的作用，形容为“沤”。把“下焦”之水液通过膀胱而气化排泄作用形容为“渎”。由此可知，“上焦”所属的脏腑主要是心与肺；“中焦”所属的脏腑就是脾和胃；“下焦”所属的脏腑就是肝和肾了。同时，把人体的整个机体内外、上下，和其他脏腑、经络一起与四肢百骸、五官九窍、皮肉血脉、筋骨联系在一起。如《灵枢·经脉》具体地指出了“心主厥阴心包络之脉，起于胸中，出属心包络”。“手少阳三焦经起于小指次指之端……入缺盆、布膻中，散络心包、下膈、遍属三焦。”说明“三焦”的经行和所属部位，较其他脏腑、经络循行广泛。同时，《难经·三十一难》又曰：“三焦者水谷之道路，气之所终始也。”说明“三焦”既有主持诸气的作用，又有滋养营卫气血、维持生命之源的生理作用，把“主受纳水谷、消化饮食、生化气血、输送营养、排泄糟粕”的整体观与“三焦”说有机地结合起来。如《华氏中藏经·论三焦虚实寒热生死逆顺脉证之法》中说：“三焦者人之三元之气也……三焦通则内外左右上下皆通也。其余周身灌体，和内调外，营左养右，导上宣下，莫大于此者也。”总结了“三焦”生理功能对人体的重要性。

(2)三焦的病理变化。

由于“三焦”在人体生理上，既有总司人体气化的功能，又可疏通水道维持水液代谢的平衡作用，因此，就应从它的病理机制反映出应有的症候群，并依据它的病理变化和病变部位来指导临床。所以，前贤通过长期的医疗实践，逐步摸索，并掌握了它的病变规律，如《灵枢·邪气脏腑病形》中曰："三焦病者，腹气满，小腹尤坚，不得小便，窘急，溢则水，留即为胀。"《素问·咳论》又说："久咳不已，则三焦受之，三焦咳状，咳而腹满，不欲食……多涕唾，而面浮肿，气逆也。"同时，在《灵枢·经脉》中则更详细地描述道："心主手厥阴心包络之脉……是动则病手心热，臂肘挛急，腋肿，甚则胸胁支满，心中憺憺大动，面赤，目黄，喜笑不休……三焦手少阳之脉……是动则病耳聋……"此说前者，指"三焦"气化失去通利，而反映出水液代谢失调的一系列症状；后者以经脉，与内外上下方面说明通过"三焦"所出现的各种症候、变证及其他杂证，从理论上概况了"三焦"在临床上的病理变化。

3. 三焦学说与伤寒的辨证关系

根据《黄帝内经》中，对"三焦"生理作用和病理变化的描述，我们进一步认识到，从人体的不同部位及其所属脏腑而言，"三焦"是三个部位，即上、中、下三焦，也可称之为"狭义三焦"。但从它的生理功能来理解，"三焦"为六腑之一，是人体整体不可分割的，此乃"广义三焦"。

张仲景在《伤寒论》中以六经为纲，结合脏腑生理病理，对少阳伤寒，根据"少阳属胆与三焦"进行辨证论治。在《金匮要略》中，同样也应用"三焦"理论，对"肺痿""尿白""遗溺失禁""噫"等杂证，进行辨证论治，曰："热在上焦因咳为肺痿，热在中焦则内坚，热在下焦者则尿血。"此后，刘河间亦把"三焦"说应用于临床治疗温热病中。

明清以来，温热病各派，因对温病学说理论上的争论，从而促进了温病学说的发展，使温病学说在《伤寒论》的基础上，形成了自己新的温病学说理论体系。吴鞠通继承并发扬了叶天士的理论，首创"三焦"学说，把温病的辨证纲领应用于临床而行之有效。他编著的《温病条辨》，使温病的治疗有了理论依据，受到一致好评，可谓："大江南北，四时感冒，取则有凭焉。"

4. 温病学说为什么要以三焦为辨证纲领

如前所述，温病学是在《伤寒论》的基础上发展起来的新学派，那么为什么不沿用《伤寒论》的六经辨证作辨证纲领，而以"三焦"作为辨证纲领呢？可从这几个方面理解：

（1）伤寒的病因，为人体感受六淫中的寒邪病毒。入侵途径是由皮毛肌腠而入，循经脉由表入里，传至脏腑。其病理变化，为六经所属脏腑寒邪侵袭，由表入里，由阳传阴，所以临床特点为发病时必见伤寒表证。若寒邪入里化热，则转为里实热证。在伤寒日久不愈、正虚阳衰的情况下，则多传肝、脾、肾三脏，出现腹满、自利、欲寐、厥逆等一系列损阴伤正的病理改变。而温病的病因，则为温邪病毒，入侵人体的途径，由口鼻而入，循卫气营血而分属于上、中、下三焦所属的脏腑。它的病理变化，主要由于温邪侵入卫气营血。温为阳邪，最易化火灼津耗液，劫血动血，故其临床特点化热最速，极易产生一系列火炽伤阴等病理变化，且心主血，肝藏血。若热入血分，极易出现内传心包、神志昏迷、动风惊厥，以及迫血妄行等危急症候。由此可知，伤寒与温病的病因不同、入侵途径不同、病理机制与临床表现，以及其转化过程、治法治则均不相同，故二者的辨证方法，也应有所不同。

（2）吴鞠通立论温病，引用“三焦”分证，是为划清温病的症候群。作为辨证纲领，仿伤寒体系立“三焦”为纲，病名为目，对“三焦”的运用，引申叶天士之说：“仲景伤寒先分六经，河间温热须究三焦之意。”本意是将“三焦”作为治疗温病辨证论治的准则。他非但不反对伤寒的六经辨证，而且主张对一切外感内伤的辨证方法，应二者结合起来，灵活运用。故在《温病条辨》自序中，曾提到“伤寒论六经由表入里，由浅入深，须横看”。本论为：“三焦由上及下，由浅入深，须竖看。”又曰：“伤寒论如对待文字有一纵一横之讲，学者诚能合二书而细心体察……实不出此一纵一横之外。”充分说明吴氏独创的“三焦学说”，是把外感温热病与伤寒辨证施治进行有机联系的结合体。

（3）吴氏《温病条辨》以“三焦”立论，并非完全由他一人聪明才智独创而来，还与当时的历史条件密不可分。其一，受当时诸温病学家王孟英、喻嘉言、吴又可、叶天士等对温病学说的影响；其二，当时医者，大多错误的应用伤寒六经辨证方药，来治疗温热病，而出现很多悲痛的教训；其三，才是他结合个人主观努力，敢于突破常规，勇于实践。通过临床实践，来检验“三焦辨证”这一伟大真理，才能使理论有实际临床为基础，临床实践又有“三焦”理论为依据的完整辨证体系。正如其自序中所说“采辑历代名贤著述，去其驳杂，取其精微，附己意以及考验”，“生民何辜不死于病而死于医”，“世之医温病者，毫无尺度，大之死与温病者，不可胜计”，“是书虽为温病而设，实可羽翼伤寒。若真能识得伤寒，断不致以麻桂之法不可用。若真能识得温病，断不致以辛温治伤寒之法治温病”。所以说，吴氏创立的“三焦学说”，既是随着时代进步，事物发展规律而发展的结果，也是医学科学发展的必然结果。

5. 三焦学说在临床上的具体应用

温为阳邪，从口鼻而入，由上而下。温病中，“三焦辨证论”是把上、中、下三焦的病变，划分为三个症候的不同阶段，并把“三焦”所属脏腑在温病过程中引起的病理变化，也概括为3个症候类型，作为辨证论治的依据。

(1)从咽喉至胸隔膜属“上焦”。“上焦”所属脏器主要有肺和心包(包括心)，症候也同于太阴肺与手厥阴心包的病症。因肺与皮毛互为表里而统卫气，温邪袭肺，外则卫气郁阻，内则肺气不宣。故出现发热、恶寒、无汗或少汗、口微渴、咳嗽、脉浮数、苔薄白、舌边尖红等一系列温病初期阶段的症候。由于病机是邪袭肺卫，肺失清肃，所以治疗原则以辛凉解表、轻清宣肺为主。吴鞠通把这一治则称为“治上焦如羽，非轻不举”，用轻清宣透之法，使邪外泄。其次心位居膈上，也是上焦所属的一脏。心者君主之官，心包者臣使之官，心之外围，一遇邪袭，则代心受邪，邪入手厥阴，即称“逆传心包”。此为温邪上受，首先犯肺，如不下传至中焦胃肠也就是邪不通过气分，由卫气直接内陷营分，而逆转心包。其机理因心与肺同居膈上，心主营分，肺主卫气，其位相邻，其气相通。如心阴亏损、肺热过盛，或失治误治、引邪入里，则温热之邪乘虚而入，热陷心营，内闭心包，而成逆传心包。临床证见，舌质红绛、神昏谵语、舌强语謇、肢厥等手厥阴经症状，治以清心开窍、宣透邪热为主。

(2)脘腹属中焦。“中焦”膈以下，脐以上，所属脏腑主要有脾、胃。中焦脏腑所变现的疾病症候，主要以足太阴脾、足阳明胃和手阳明大肠三经的病症为主。其中脾、胃虽同属中土，但二者性属有别：胃为阳土主燥；脾为阴土主湿，因而迥然不同。故邪入“中焦”，从燥化则胃热蕴盛，或肠道热结，而见口渴、语声重浊、呼吸俱粗、大便秘、小便短涩、苔黄燥、脉沉数，甚则舌苔焦黑有刺等阳明胃肠腑实之证。若邪从湿化，湿热蕴积，则见身热不扬、脘腹痞闷，泛恶欲呕、身重肢倦、苔腻脉缓等太阴脾湿不化等症候。治疗原则为清凉透泄，从燥化者以清热生津为主；从湿化者以清热化湿为主。吴鞠通氏总结性地指出：“治中焦如衡，非平不安。”意即平其燥热、湿热之太过，衡脾、胃阴阳之功能，恢复脾、胃斡旋运化功能。

(3)少腹及二阴属“下焦”。“下焦”所属脏器主要包括肝、肾二脏，所以“下焦”的病症，即少阴肾和足厥阴肝二经的病变。肾为寒水之脏，主藏阴精，邪热燥伤肾阴，则阴精耗竭，出现身热面赤、手足心热甚于手足背、口燥咽干、脉虚、神倦等足少阴经症候。同时，肝为风木之脏，赖肾水以涵养。热入下焦，劫灼肾阴，水亏而肝木失养，水不涵木，则虚风内动，出现手足蠕动。甚或瘛疭、肢厥、心中憺憺大动等足厥阴肝经症候。温热病者到此末期阶段，一般病情较上、中二焦较重而险。此期虚多实少，故治以潜镇滋填为主，对热伤肾阴者，养血滋阴；虚风内动者，养肝熄风。故吴氏曰：“治下焦如权，非重不沉，取滋填摄纳，守而不走之意。”

6. 总结

关于“三焦”具体位置、脏腑所属及生理病理在前文已述。“三焦”既行人体水液，又属行水的通道，属六腑之一。既属六腑，定有实质形态存在，而《黄帝内经》中并未明确指出它的具体形体。可在《难经・三十八难》中又有“三焦主持诸气，有名无形”一说，是历代医家争论的焦点。有关“三焦”具体形状各说不一，但笔者认为，只有把《难经・三十八难》中“无形”的“无”字正确理解，才能了解经典著作的真实意图。“无”不是没有的意思，而是指不同而言，试从《难经・三十一难》中“三焦者水谷之道路，气之所终始也”和《难经・三十九难》中的“五脏各一腑，三焦亦是一腑”来证明之。既言“腑”“道”，当然要有形，之所以谓“无形”者，是言其形体与它腑之形体有所不同而已。因其形由内达外、由上至下分布全身,不同于胆、胃、大肠、小肠、膀胱的形体位置那么具体,所谓无形并不等于不存在。从这一角度才能理解《难经》对“三焦”形体之说并不矛盾。再如,古益元说:“所谓三焦者,于隔膜脂膏之内,五脏六腑之隙,水谷流行之关,其气融汇于其间,熏蒸隔膜,发达皮肤分肉,运行四旁曰上中下,各随所属部分而名之,实无气之别始也。”就能说明此“无形”实为有形。当然也有从其他角度证明者,如唐容川曰:“按两肾中,一条油膜,为命门,既是三焦之源;上连肝气胆气及胸膈,而上入心为包络;下连小肠、大肠,前连膀胱,下焦夹室,即血室气海也……裹周身之白膜,皆是三焦所司。”也有如章太炎认为“三焦即人体之淋巴系统”。还有把躯体之内,脏腑之外,所有空腔间隙部分、有膜相连处,统称“三焦”者,就是为了说明“三焦”乃有形之物。只有如此认为,才能更深刻地体会到:三焦乃“上焦开发,宣五味,熏肤,充身,泽毛,若雾露之溉。”“中焦……此所受气者,泌糟粕,蒸津液,化其精微,上注于肺脉,乃化而为血,以奉生身,莫贵于此。”“下焦者,别回肠,注于膀胱而渗入焉。”不就更充分地证明“三焦”之有形吗?所以,温病学把“三焦辨证”作为辨证纲领,是有理有据的,也是很有临床实用价值的。

六、从肝论治消渴的学术思想

高老认为消渴(2 型糖尿病)的发生、发展与生活方式密切相关,与现代人生活节奏快,社会压力大,饮食结构不合理的生活方式有关,临床上消渴病患者又的确常常伴有情志不畅,肝气郁结。因此,消渴从肝论治越来越具有临床意义,也越来越受到重视。

我国传统医学对消渴早有认识,早在公元前 2 世纪《黄帝内经》中已有记载。《素问·通评虚实论》云:“凡治消瘅、仆击、偏枯、痿厥、气满发逆,肥贵人,则膏粱之疾也。”此肥贵人除了安逸少动外,过嗜膏粱厚味更是常见。指出过食肥甘厚味是消渴的致病因素之一。《素问·奇病论》云:“帝曰:有病口甘者,病名为何?何以得之?岐伯曰:此五气之溢也,名为脾瘅。夫五味入口,藏于胃,脾为之行其精气,津液在脾,故令人口甘也;此肥美之所发也,此人必数食甘美而多肥也,肥者令人内热,甘者令人中满,故其气上溢,转为消渴。治之以兰,除陈气也。”进一步明确了脾瘅、消渴与饮食肥甘的密切关系,说明长期嗜食甘美,可使形体肥胖,肥甘厚味蕴而为热,内聚陈气,阻滞气机,进一步发展可转为消渴。东汉张仲景所著《金匮要略》有消渴专篇论述,《金匮要略》继承了《黄帝内经》“二阳结谓之消”,重视胃热的病机理论,阐明消渴病机与脾胃的关系及其临床表现。《金匮要略》专篇论述消渴,开宗明义:“厥阴之为病,消渴,气上冲心,心中疼热。”《金匮要略·消渴小便不利淋病脉证并治》曰:“趺阳脉浮而数,浮即为气,数即消谷而大坚,气盛则溲数,溲数即坚,坚数相搏,即为消渴。”又云:“趺阳脉数,胃中有热,即消谷引食,大便必坚,小便即数。”张仲景论述消渴病的病机,非常重视脾胃,胃肠结热而下,最易伤阴耗气,临床上常常表现为内热炽盛,趺阳脉浮数,浮为胃气有余,数为胃热亢盛,提示胃热气盛,主要表现为消谷善饥、小便数、大便坚的临床特征。

《黄帝内经》中对肝的论述有云“肝者,将军之官,谋虑出焉”“卧则血归于肝”。肝体阴而用阳,有两大生理功能,即主疏泄、主藏血。肝主疏泄,调畅气机,肝为刚藏,喜条达恶抑郁。肝失疏泄会导致肺脾肾的功能异常,肝与肺经脉相连,肝郁化火,火性炎上灼肺,肺阴耗伤,形成上消。肝气郁结,木失条达,久而化火,胃阴被灼,食入即化,消谷善饥,形成中消。肝肾同源,肝郁化火,则损肾阴,肾阴耗伤,下焦虚衰,肾气不固,故小便频多而形成下消。肝主藏血,血糖高时,肝以收藏为主,血糖低时,肝糖释放入血,维持血糖稳定。肝主藏血、肝主疏泄异常在消渴的发病中起着重要作用。有学者曾概括肝的功能为“上制约肺金、中畅达脾胃、下汲取肾精”。正是肝在消渴发生发展中的这种重要作用,从而决定了消渴从肝论治思路的重要意义。

《灵枢·五变》云:“帝曰:人之善病消瘅者,何以候之?少俞答曰:五脏皆柔弱者,善病消瘅。黄帝曰:何以知五脏之柔弱也?少俞答曰:夫柔弱者,必有刚强,刚强多怒,柔者易伤也。黄帝曰:何以候柔弱之与刚强?少俞答曰:此人薄皮肤而且坚固以深者,长冲直扬,其心刚,刚则多怒,怒则气上逆,胸中蓄积,气血逆留,髋皮充肌,血脉不行,转而为热,热则消肌肤,故为消瘅。此言其人暴刚而肌肉弱者也。”明确指出消瘅的发生与体质有关,发病基础是素体禀赋不足“五脏柔弱”,其发生与体质、性格、情绪波动有关。消瘅发生常常以情绪过激为诱因,其中恼怒情绪最为重要,同时存在血脉不行,提示消渴的发生与心情有关,常常成为并发症发生、发展的主要原因。长期过度的精神刺激,郁怒伤肝,肝气郁结,郁久化火,或者劳心竭虑,营谋强思等,阳气过用,五志化火,火热内燔,消灼阴津,发为消渴。《灵枢·本神》曰:“随神往来者谓之魂,并精而出入者谓之魄,所以任物者谓之心,心有所忆谓之意,意之所存谓之志,因志而存变谓之思,因思而远慕谓之虑,因虑而处物谓之智。”在此提出“魂、魄、心、意、志、思、虑、智”等一系列概念,对人类的神志、气质、认知、记忆、知觉、思维、意念、人格等精神和心理活动进行了概括,可见,《黄帝内经》很重视人的情志与疾病的关系。

消渴从肝论治思想起源于《黄帝内经》,肝主情志,消渴的发生与厥阴肝经密切相关。金代张从正认为:“消渴一症,如若不减嗜欲,或不节喜怒,病虽一时治愈,终必复作。”说明消渴复发与肝有关。金代刘完素在其《三消论》中记载:“消渴者……耗乱精神过违其度,而燥热郁盛之所成也。”“此乃五志过极,皆从火化,热盛伤阴,致令消渴。”强调消渴的发生、发展与情志失调有关。清代黄元御在《素灵微蕴·消渴解》中提出:“消渴之病,则独责肝木,而不责肺。”《四圣心源》提出:“消渴者,足厥阴之病也,厥阴风木与少阳相火,相为表里,风木之性专欲疏泄,土湿脾陷,乙木遏抑,疏泄不遂,而强欲疏泄,则相火失其蛰藏……足少阳逆于胸膈,故上病消渴,缘风火合邪,津血耗伤,是以燥渴也。”指出消渴应责之于肝。清代唐宗海的《血证论》中记载“肝为起病之源,胃为传病之所”,指出肝气郁结,郁而化火,肝火犯胃,胃火炽盛,故见消谷善饥等,是论述肝胃郁热导致消渴之病机。清代郑钦安的《医理真传》中指出:“消渴生于厥阴风木,主气,盖以厥阴下水而上风,风火相煽,故生消渴诸症。”也认为肝病可以导致消渴。基于中医理论肝主情志的认识,可以看出肝在消渴的发病中居于重要地位。

清代医家丰富了消渴从肝论治。黄坤载的《素灵微蕴·消渴解》指出“消渴之病，则独责肝木，而不责肺金”，黄元御在《四圣心源》中指出“消渴者，足厥阴之病也。厥阴风木与少阳相火，相为表里，风木之性，专欲疏泄，土湿脾陷，乙木遏抑，疏泄不遂，而强欲疏泄，则相火失其蛰藏……风火合邪，津血耗伤，是以燥渴也”，从厥阴、少阳的生理特性出发阐述了消渴缘于肝胆，明确指出“消渴者，足厥阴之病也”。郑钦安的观点与黄坤载基本一致，他在《医理真传·三消症起于何因》中提道：“消症生于厥阴，风木主气，盖以厥阴下木而上火，风火相煽，故生消渴诸症。”他们的论述都为消渴从肝辨证论治提供了理论依据。

临床观察发现，消渴患者发病前，常有精神紧张、精神创伤或思虑过度，发病后多有精神抑郁、忧心忡忡、寝食不安等表现。消渴患者常因情绪紧张而加重病情，长期紧张刺激可导致内分泌失调，引起肾上腺素、去甲肾上腺素分泌亢进，使甲状腺素分泌增多，胰岛素含量明显减少而发生消渴。肝失疏泄可以说是消渴发病的始动因素，进而化火伤阴，导致阴虚、燥热、血瘀等一系列病理变化，影响到肺、脾、胃、肾多脏腑功能。消渴是多脏腑、多组织器官受累，症状错综复杂的全身性疾病，肝郁阴虚贯穿疾病的始终，是疾病发生发展的关键。肝失调畅、气机紊乱是导致消渴的基本病机，阴虚燥热是气机紊乱的结果。消渴是多因子的内分泌代谢疾病，肝为万病之贼，从肝论治消渴更能提高疗效。

高老指出传统治疗消渴从肺、脾、肾论治，有“上消治肺、中消治胃、下消治肾”之说，疗效不甚理想，高老则另辟蹊径，提出消渴从肝论治。

中医“肝”是一个多功能系统，它可调畅气机、藏血疏泄，现代医学肝是人体重要的代谢器官，直接参与人体物质代谢，维持血糖的平衡，两者对肝的认识基本一致。消渴的发病过程就是从肝之疏泄失调（胰岛功能紊乱）到阴血耗伤（胰岛分泌不足），肝失疏泄是消渴发生发展的基本病机，而情志失调是消渴的主要诱发因素。正如古人云：“肝为万病之贼。”

综上所述，中医学认为肝具有的疏泄和藏血等功能，是调畅人体气机、推动血液和津液运行的重要环节之一，且肺、胃、肾功能失调皆与肝密切相关。清代周学海的《读医随笔》云:“凡脏腑十二经之气化,皆必藉肝胆之气化以鼓舞之……”可见肝之重要性。《血证论》曰:“木之性主于疏泄,食气入胃,全赖肝木之气以疏泄之,则水谷乃化。”说明了肝与脾胃之关系。《黄帝内经》中“肝气衰,筋不能动,天癸绝”,说明了肝与肾的关系。此外肝助肺主治节等说明肝与其他脏腑组织关系密切。肝主疏泄,为罢极之本,肝失疏泄,可使肺失宣肃,津液不布,可使气机郁滞,郁而化火,郁火灼津,表现为口干、多饮。肝藏血,肝主筋,血不归肝,肝体失养,则筋无所养,可见神疲乏力,肝血不足,肾精亦亏,则见消瘦,腰酸。从肺、脾、肾三消辨证论治的角度来看,肝木旺盛,上侮肺金,则口苦咽干,烦躁不安,发为上消,因此,治疗上消多从肝与肺,治当平肝泻火,养阴润肺。治疗中消多从肝与脾,治以疏肝解郁,健脾益胃,生津止渴。治疗下消多从肝与肾,治以养肝滋肾,增液填精。即平肝泻火、养阴润肺以治上消,疏肝解郁、健脾益胃以治中消,养肝滋肾、增液填精以治下消。说明消渴久治不愈除与肺、脾、肾功能失调有关外,还与肝的功能失调密切相关。这种辨证论治的方法体现了我们中医整体观的思想,特点在于强调脏腑整体调节作用,使肝与肺、脾、肾三脏的功能同时得到调节,是一种多脏同调的治疗方法。

消渴从肝论治主要表现为以下几个方面:①肝气郁结,气化不利,肝郁血瘀,气不得通,不载津上承而致消渴;②肝郁脾虚,脾不“散精”,津不上输于肺,则见口渴多饮,津不输于胃,则胃燥消谷善饥,脾不升清,津液渗入膀胱而多尿,脾失运化,不能转化水谷精微物质,则见尿甜;③肝郁化火,上灼肺津,中劫胃液,可见多饮、多食;④肝肾阴虚,阴液亏乏,阴虚火旺,久病可见消瘦;⑤肝肾阳虚,消渴日久,阴损及阳,可见阳虚水停,如水肿乏力等消渴变证;⑥肝藏血失司,肝失藏血,瘀血阻碍津液不能上承即发为消渴,肝血不足,则血虚发渴。肝病所致消渴总的病机不外肝气郁结,肝失疏泄,肝藏血失司,气血津液代谢异常,阴阳水火调节失衡等。

高老认为脏腑辨证是根本,临床上常见到消渴患者同时兼有情绪急躁易怒、胸胁胀满、消谷善饥、口干苦、便秘等症状,在临床实践中总结出消渴的病机为肝气郁结,应重视肝郁胃热病机。除了肝胃郁热外,肝之病机还可表现为肝郁气滞、肝脾不和、气滞血瘀、气滞痰阻等证。《赤水玄珠》云:“病消渴,舌上赤裂,饮水无度,小便数多……甚则四肢痿弱无力……”从现代医学角度来看,这些即为消渴的并发症,其发病机理亦离不开肝。消渴常见并发症也与肝密切相关,如肝阴不足、肝阳上亢、肝阳化风可导致眩晕(动脉硬化、高血压病),脑络瘀阻可导致中风(脑血管疾病),肝在体为筋,肝血不足或肝血瘀阻导致筋脉失养出现肢体麻木、冰凉、刺痛(周围神经病变),肝主藏血,心主血脉,肝气郁滞,瘀血阻络,导致心悸、胸痛(冠心病),肝开窍于目,肝阴不足或虚火破血溢出可见视物模糊(视网膜病变),肝肾同源,肝血不足导致肾精不足,阴损及阳导致阴阳两虚,可出现水肿(糖尿病肾病),肝郁肾虚,宗筋不用导致阳痿(性功能障碍)。

现代医学研究证实,葡萄糖是人体的重要组成成分,是能量的重要来源。正常人体每天需要很多的糖来提供能量,为各种组织、脏器的正常运作提供动力。正常人血糖的产生和利用处于动态平衡的状态,维持在一个相对稳定的水平,这是由于血糖的来源和去路大致相同的结果。血糖的来源包括:①食物消化、吸收;②肝内储存的糖原分解;③脂肪和蛋白质的转化。血糖的去路包括:①氧化转变为能量;②转化为糖原储存于肝脏、肾脏和肌肉中;③转变为脂肪和蛋白质等其他营养成分加以储存。胰岛是体内调节血糖浓度的主要器官,血糖浓度还受神经、内分泌激素的调节,肝脏是维持血糖恒定的关键器官。肝脏作为人体内最重要的代谢器官,在物质的合成、转运、代谢和排泄中发挥着重要作用,具有双向调控功能,能够自动调节血糖。肝脏里面有很多的肝细胞,人体内的能量过多时,这些细胞会将其吸收进来,避免能量进入血液使血糖升高,当人体内的能量缺乏时,肝细胞就会将之前吸收进的能量释放出来,满足机体所需要的能量需求,一个人能够坚持几天不吃饭,主要原因是肝脏的这种存储和释放的功能。肝内有许多糖代谢的特异酶,许多糖代谢过程如糖原的合成和分解、糖异生作用都是在肝细胞内完成的,当机体需要时,通过神经、激素的作用,使肝细胞内各种糖代谢酶活性发生改变,以达到维持血糖稳定的目的。现代研究观察还发现,新诊断2型糖尿病患者肝酶异常发生率高(33.9%),且以餐后2小时血糖水平升高为主。现代医学研究还发现,糖尿病的发病不再局限于传统胰岛细胞分泌胰岛素,开始从肠道途径认识糖尿病,胰岛中α细胞分泌胰高血糖素,在保持血糖稳态中起重要作用,正常情况下,进餐后血糖升高刺激早时相胰岛素分泌和GLP-1分泌,抑制α细胞分泌胰高血糖素,从而使肝糖输出减少,防止出现餐后高血糖,T2DM患者由于胰岛β细胞数量明显减少,α/β细胞比例显著增加,另外,α细胞对葡萄糖敏感性下降,从而导致胰高血糖素水平升高,肝糖输出增加。GLP-1由肠道L细胞分泌,主要生物作用包括刺激β细胞葡萄糖介导的胰岛素合成和分泌、抑制胰高血糖素分泌,其他生物学效应包括延缓胃内容物排空、抑制食欲及摄食、促进β细胞增殖和减少凋亡、改善血管内皮功能和保护心脏功能等。GLP-1在体内迅速被DPP-Ⅳ降解而失去生物活性,其血浆半衰期不足2分钟,已证实,T2DM患者负荷后GLP-1的释放曲线低于正常个体,提高T2DM患者GLP-1水平后,可观察到葡萄糖依赖性的促胰岛素分泌和抑制胰高血糖素分泌,并可恢复α细胞对葡萄糖的敏感性。胰岛α细胞功能异常和GLP-1分泌缺陷可能在T2DM发病中也起重要作用。现已开发出两类基于肠促胰素的降糖药物应用于临床。如GLP-1受体激动剂,通过激动GLP-1受体而发挥降糖作用,DPP-Ⅳ抑制剂,抑制DPP-Ⅳ活性而减少GLP-1的失活,提高内源性GLP-1水平。

与时俱进,高老认为消渴的中医诊治应从肝论治,根据上述理论依据,治疗消渴宜疏肝理气,清热活血,方用丹栀逍遥散加味,合并阴虚症状者,加山药、山茱萸、熟地等,合并血瘀症状者,加丹参,合并肢体麻木者,加鸡血藤,合并全身刺痛者,加九香虫。朱良春参考清代刘鸿恩肝病用乌梅之说,“诸病多生于肝,肝为五脏之贼,故五脏中唯肝最难调理,盖乌梅最能补肝,且能敛肝,用于阴分药中,功效甚大,凡虚不受补之证,用之尤宜,凡肝经病证,用之皆效”,乌梅敛肝补肝平虚火,《本草纲目》记载“梅,花开于冬而实熟于夏,得木之全气”,且乌梅为青梅熏黑而成,故其性味酸温,合于厥阴肝木、少阳胆木之性,乌梅既有厥阴酸收之味,又有少阳收发之性，故可引领诸阴药静养肝体，又无碍于肝动之用。祝谌予重视调肝，常用香附、木香、赤芍、当归、五灵脂等舒肝调气化瘀之品，气机不通常用柴胡、枳壳等舒肝之品。张锡纯认为："肝气不升，则先天之气化不能由肝上达，胃气不降，则后天之饮食不能由胃下输。"其认为治疗消渴，佐以升肝疏肝之品，求其升降相应而趋于平衡。

逍遥散出自《太平惠民和剂局方》，具有疏肝解郁，养血健脾的功效，肝性喜条达，恶抑郁，为藏血之脏，体阴而用阳，若情志不畅，肝木不能条达，则肝体失于柔和，以致肝郁血虚。足厥阴肝经"布胁肋，循喉咙之后，连目系，上出额，与督脉会于巅"肝郁化火，则见口燥咽干。方中以柴胡疏肝解郁，使肝气得以条达为君药，白芍酸苦微寒，养血敛阴，柔肝缓急，当归甘辛苦温，养血和血，且气香可理气，为血中之气药，当归、白芍与柴胡同用，补肝体而助肝用，使血和则肝和，血充则肝柔，共为臣药，木郁则土衰，肝病易于传脾，故以白术、茯苓、甘草健脾益气，非但实土以抑木，且使营血生化有源，共为佐药，用法中加薄荷少许，疏散郁遏之气，透达肝经郁热，烧生姜降逆和中，且能辛散达郁，亦为佐药，柴胡为肝经引经药，又兼使药之用。合而成方，深合《素问·藏气法时论》"肝苦急，急食甘以缓之""脾欲缓，急食甘以缓之""肝欲散，急食辛以散之"之旨，可使肝郁得疏，立法周全，组方严谨，故为调肝养血之名方。肝郁血虚时久，则生热化火，此时逍遥散已不足以平其火热，故加丹皮以清血中之伏火，栀子善清肝热，并导热下行。

医案举例

医案1　田某，男，62岁。2015年11月2日初诊。

主诉：发现血糖升高2年。

现病史：2年前，患者体检时发现血糖升高，当时化验空腹血糖约9.0毫摩/升，并多次测血糖达到糖尿病诊断标准，无三多一少症状，在当地医院诊断为2型糖尿病，经饮食、运动控制，监测血糖一直不达标，给予口服二甲双胍片0.5毫克，3次/日治疗至今，其间未规律监测血糖，现症见：口干，口渴，多饮，多尿，体重减轻，多食易饥，急躁易怒，五心烦热，溲赤便秘，舌红苔黄，脉弦数。

检查:机测空腹血糖 11.98 毫摩/升,化验糖化血红蛋白 9.5%,尿糖(++)。

中医诊断:消渴。

西医诊断:2 型糖尿病。

证型:肝郁胃热。

治法:疏肝解郁,清热生津。

处方:

丹皮 10 克	栀子 6 克	柴胡 24 克	当归 15 克
白芍 10 克	茯苓 10 克	白术 10 克	炙甘草 3 克
薄荷 6 克(后下)	山药 12 克	山茱萸 12 克	百合 10 克
土炒黄连 6 克	天花粉 15 克	丹参 10 克	干姜 8 克

5 剂,水煎服,每日 1 剂。

二诊(2015 年 11 月 7 日):患者自诉急躁易怒,五心烦热,溲赤便秘较前明显减轻,口干、多饮缓解不明显,仍有舌红苔黄,脉弦数。机测空腹血糖 8.6 毫摩/升,尿糖(+)。方药:二甲双胍片继续口服 0.5 毫克,3 次/日。

中药如下:

丹皮 10 克	栀子 6 克	柴胡 24 克	当归 15 克
白芍 10 克	茯苓 10 克	白术 10 克	炙甘草 3 克
薄荷 6 克(后下)	熟地 12 克	山药 12 克	山茱萸 12 克
天花粉 15 克	石膏 30 克	五味子 15 克	西洋参 10 克
丹参 10 克	石斛 15 克		

5 剂,水煎服,每日 1 剂。

三诊(2015 年 11 月 12 日):患者自诉急躁易怒,五心烦热,溲赤便秘较前明显减轻,口干、多饮、多尿较前改善,舌红苔黄,脉弦数。机测空腹血糖 7.6 毫摩/升。方药:二甲双胍继续口服,0.5 毫克,3 次/日。中药继以上方连服 10 剂。

四诊(2015 年 11 月 22 日):患者自诉口干、口渴、多饮、多尿、多食易饥偶有,急躁易怒,五心烦热,溲赤便秘已无,舌红苔黄,脉弦数。机测空腹血糖6.9毫摩/升。方药：二甲双胍继续口服，0.5毫克，3次/日。中药继服上方7剂，制水丸，10克/次，每日3次，口服。

五诊（2015年12月20日）：患者自诉口干、口渴、多饮、多尿、多食易饥、急躁易怒，五心烦热，溲赤便秘等症状消失，空腹血糖为6.5～7.5毫摩/升，餐后血糖波动在8.0毫摩/升，尿常规正常。舌红苔黄，脉弦数。方药：二甲双胍继续口服，0.5毫克，3次/日。中药继上方制水丸，每次10克，每日3次，口服。

按语：本病按其临床表现，属于祖国医学中“消渴”范畴，但消渴并不等于糖尿病，因消渴的含义较广，如甲状腺功能亢进、尿崩症等有消渴症状，也属消渴之列。中医历代医家，在千百年的临床实践中，对消渴的病因，从宏观上进行深入探讨，形成了较为完整的理论体系，在糖尿病的预防及临床实践上具有指导意义。随着临证不断深入，中医理论日趋完善。本方用丹栀逍遥散加天花粉以生津清热，佐黄连清热降火，熟地黄养阴增液，尚可酌加葛根、麦冬以加强生津止渴的作用。若烦渴不止，小便频数，而脉数乏力者，为肺热津亏，气阴两伤，可选用玉泉丸或二冬汤。玉泉丸中，以人参、黄芪、茯苓益气，天花粉、葛根、麦冬、乌梅、甘草等清热生津止渴。二冬汤中，重用人参益气生津，天冬、麦冬、天花粉、黄芩、知母清热生津止渴。二方同中有异，前者益气作用较强，而后者清热作用较强，可根据临床需要加以选用。

医案2　贺某，男，39岁。2016年3月12日初诊。

主诉：口干、多饮、多尿2个月。

现病史：患者平时进食饮料多，2个月前，出现口干、多饮、多尿，伴精神抑郁，情志不遂，胃脘不舒，善太息，多食易饥，无明显体重下降，无怕热、多汗，大便干，小便多，夜休差。今于我院就诊，查舌边红苔薄白，脉弦。化验甲功正常，空腹血糖9.3毫摩/升，餐后血糖15.2毫摩/升，尿糖（+++）。

中医诊断：消渴。

西医诊断：2型糖尿病。

证型：肝郁胃热。

治法:疏肝解郁,养血柔肝,兼清胃热。

处方:

柴胡 24 克	白芍 10 克	枳壳 9 克	当归 9 克
白术 9 克	茯苓 12 克	薄荷 9 克(后下)	石菖蒲 9 克
郁金 12 克	金铃子 9 克	延胡索 9 克	生姜 3 片
甘草 6 克	土黄连 3 克		

5 剂,水煎服,每日 1 剂。

二诊(2016 年 3 月 17 日):患者口干、多饮、多尿、多食缓解,心情改善,仍有舌红苔薄,脉弦。机测空腹血糖 7.6 毫摩/升,餐后血糖 10.7 毫摩/升,尿糖(+)。中药继以上方 5 剂,水煎服,每日 1 剂。保持饮食、运动控制。

三诊(2016 年 3 月 22 日):患者再无口干、多饮、多食、多尿,心情开朗,舌红苔薄白,脉弦。机测空腹血糖 6.1 毫摩/升,餐后血糖 8.2 毫摩/升,尿糖(+)。中药继上方制水丸,每次 10 克,每日 3 次,口服。继续饮食、运动控制。

按语:消渴,可起于五志过极、七情内伤,忧思愁郁,郁遏气机,发为肝郁气滞证,多见于少阳气郁体质之人。

肝失疏泄,气机郁滞,情志不畅,故选用四逆散、逍遥散加减,用以行气解郁,养血柔肝,疏肝理气。方中配以金铃子散、石菖蒲、郁金,多从气滞血瘀考虑。若兼见血瘀,可酌加川芎、茺蔚子活血行气。肝郁日久,可能碍脾,若见食欲不振、纳食不香,可酌加砂仁、白豆蔻,醒脾调中。肝郁日久,易化火伤阴,若见口干口苦,心烦易怒,小便短赤,可酌加黄芩、牡丹皮、栀子,清泻肝热,解郁化瘀。肝经郁热,耗伤阴血,日久肝肾阴亏,若见五心烦热,咽干口燥,眠少多梦,舌红少津,可合用一贯煎,滋养肝肾,行气解郁。本病多伴见失眠不寐,可酌加合欢皮、夜交藤、远志养心安神解郁。

中篇　临床经验

一、冲、任、督、带辨虚实

高老认为:治学既要注重经典著作的学习,又要注重临床实践的验证,要会理论联系实际,反对死读书读死书。尝曰:“千方易得,一效难求。”意即:方不在多,有效则名;药不在贵,去病为实;欲知效灵,实践最重。

对妇科的论治高老则注重调理气血,疏肝气,健脾气,调肾气。他在临诊中就能体现这一特点。高老对奇经八脉与妇科的关系也提出了自己的见解,分析精辟,确有见地,他将脏象学说、经络学说、气血阴阳学说有机地联系起来。高老认为,冲任功能失调之所以能导致多种妇科疾患,一因脏腑、气血阴阳和其他经络的病变可以影响冲任的机能;再因各种致病因素可直接使冲任损伤。冲者冲也,首当其冲。转而影响脏腑,气血阴阳和其他经络而产生疾病。故曰:“腹痛责在冲,腰痛关乎督,腹胀任脉虚,腹坠带脉移。”同时他又指出:带脉病的病机可分为迟缓和拘急两类。迟缓者可产生各种下陷症状。其中属虚的则由于带脉虚弱,机体乏力所致;属实者则由各种外因影响带脉的约束无权而导致湿热带下。拘急者常由于带脉阻滞所致。

高老常说不少疑难杂症或慢性疾患的治疗非究奇经,难以收效。而此中又当分奇经实证和奇经虚证两类。久病进至奇经,正气已虚而邪未去者,乃为体虚病实。如久病瘕聚或产后体虚夹瘀,治当祛瘀通络,然后补虚,或攻补兼施。奇经虚证多系先天不足,肝肾亏损,往往天癸匮乏经水迟至,或久婚不孕,则非用血肉有情之品难见速效。

高老临证用药十分精细,颇有独到之处,在不少药物的使用和配伍上有他特殊的见解和心得。如对崩漏的治疗依据《济阴纲目》中的“止涩之中,须寓清凉,在清凉之中又须破瘀解结”论述,认为崩漏日久而致虚尚有推动之力,使瘀热残血瘀留宫中,故在老崩汤中少佐熟大黄5克,往往效如鼓桴。

崩漏案,罗某,女,46岁,1996年10月6日初诊,月经淋漓半月余,常服止血西药不效,近日因情志不畅,出血加重,心悸心烦,头昏乏力,口苦口干,自汗纳差,腰膝酸软,睡眠不佳,大便溏,小便清长,舌淡苔薄白,脉弦细无力。诊为气阴两亏兼有气滞型崩漏。

处方:

红参10克　炙黄芪45克　当归15克　煨杜仲30克

山茱萸10克　三七粉5克(冲服)　桑叶6克　熟大黄炭5克

柴胡24克

3剂,水煎服。

二诊(10月9日):患者服药后出血止,头昏诸症缓解,仍心悸、心烦,入睡困难、口干、腰膝酸软,舌淡苔薄白,脉沉无力。处方以归脾汤加减,连服15剂病愈。

二、《伤寒论》是辨证论治的经典

高老熟读《伤寒论》,他认为《伤寒论》的理、法、方、药,代表了中医整体观念、辨证论治的最高水平,其思维模式,现在也指导着中医临床医学的发展。是后世诸多学派、学说集各科成就和创新的辨证方法宗旨,其一些方法、治则、分型、分类、分科都不过是这一体系的充实,弘扬与延伸而已;时至今日,在临床上许多疑难杂症的治疗,不管把自己说的多么好的创新,经过多少论证,做了多少分析统计处理,P值多少,过来过去,最终还是万变不离仲景"经方"。中华人民共和国成立以来,国内外从事《伤寒论》研究的学者成百上千,特别是全国中医院校的伤寒教研室(组)和历届研究生、博士生、博士后及他们的指导老师多达万人,其论文论著不下十万余篇,可以说,世界上古今中外任何领域没有哪一本书能像《伤寒论》这样,吸引如此多的注家来探究,有这么多的派系论述。且尽皆对其推崇备至,誉其为"万书之王""中医经典",是为治疗疑难杂症的“指南”。后学视其为造诣深浅之准衡，先生更是一生不离《伤寒论》，示学生：“为医不知伤寒，可谓盲人瞎马。”

1.《伤寒论》中的奥秘

《伤寒论》全书仅2万多字，共397条、112方。一本经书，用2万多字就总结了先贤几十代人的经验，达到如此高的概括性，原则性、适应性和后经2000多年的超强生命力，达到令后人很难超越和突破的境界，这本身就是一个值得我们中医工作者探讨的问题。试想，一个确定性很高的，定型且完整理论体系的形成，是需要一个漫长的实践证明阶段，以医圣一个人的力量及其所处的动荡不安的社会条件，不可能到达如此炉火纯青的地步。所以，一直有中外学者质疑《伤寒论》是否为张仲景的独创医著？经过多年研究，学者们用大量事实证明今本《伤寒论》（即宋本）到宋代进行过大幅修订，是一部集几十代人，古今众多医家的经验与智慧之大成，分别通过校订、删修、注解、释义等形成，将自己的认知、认识、经验融入其中而使其不断完善定型。所以说《伤寒论》是古今奇典，千年一作之圣经。

2.《伤寒论》寓理于事的总结思想

初读《伤寒论》者，只闻其“伤寒”，未见其“论”，为何后学把其总结为《伤寒论》呢？老先生认为，全书《伤寒论》中并未说论，只是在说理，除少数条文之中有“所以然者”这个自注之词外全是不言而喻的自注词。先贤之所以是医圣，就是因为他全是事实如原的真实记录了他所总结的397条。圣贤就圣贤，不多言，也不少说，一是一，二是二，一条就是一个疾病发生发展的过程，“我见到的就是口苦、咽干、目眩”，故而为提纲，是不受经济、社会和环境条件等任何影响，也没有在发表论文前受条条框框和某个指导老师之喜好的影响，“太阴就是太阴、伤寒就是伤寒”，一条就是一个事实，一方就是一个典型的证型，从不多言。

高老说，仲景常以“人之才秀”，我们离秀才都差十万八千里呢，个别医者，见一效而沾沾自喜，治一病则仰首戴面，远不比圣贤，条文都不知一二者，谈何医者？仲景之所以被称为医圣，是其总结了许多历代人已经证实了，印证了在疾病过程中的自然状态下对《伤寒论》诊治的有效经验和事实,非如今报纸、杂志、电视广告词中所言,突破了世界某个难关,3 剂药让你远离某某疾病之胡言乱语。两千年前的人说话,字字千金,没有百分之九十九的把握,不说百分之一的话,这就是我们的先人,也是我们要继承的中国文化,和有良知后学所要继承的精华所在。两千年前,一个先贤,能把反映病机本质的脉证以及有效方药综合起来,用最短的五句话,把症、脉、治、方、药全讲出来,有哪部"圣经"可与之比拟,而相提并论呢?仲景能"上以疗君亲之疾,下以救贫贱之厄"的最高境界,非吾辈能比。仲景之所以把能够反映病机本质的脉证以及有效的方药综合起来,组成一个个"方证",又曰:"汤证"是非一日之寒,又把那些不能反映病机本质的脉证和无效的方药逐一剔除,不仅是仲景,也是后学同道在长期实践观察、修正、补充、完善而研究的结晶。就目前的 112 个方证,可以说在原方的基础上更上一层楼,起到了承前启后之衔接效应。如小柴胡汤:《伤寒论》中,仲景曰"往来寒热,胸胁苦满,嘿嘿不欲饮食,心烦喜呕,口苦,咽干,目眩,脉弦"之少阳病的脉证。其方由柴胡、黄芩、人参、半夏、甘草、生姜、大枣组成,即为少阳,既不在太阳,又不在阳明,介于表里之间,称为半表半里。实际是外邪入之不深,正气不足,正邪相争之趋势,并非指哪一个部位。此外仲景特别强调,"但见一证便是,不必悉具"就指明后学该方治病之全面,无内、外、妇、儿之分,也无表里虚实之别,此外小柴胡证的七个加减变化,更能证明前言。

因此,中医从古至今,其学术思想,理论观点,整体观念,以及辩证法思想,都寓于六经方证之中,我们用现代系统论,控制论,逻辑理论,预测原理等对其进行分析考察,发现在原始思想上有着惊人的相似性,是其历久弥新的奥妙之一。

3. 用小柴胡汤的临床应用验证《伤寒论》理论

医案 1　刑某,男,62 岁,1996 年 10 月 8 日初诊。

患者素有喘疾,体质较瘦弱,易感冒,10 月 1 日,与家人外出,受凉感冒,自服成药感冒渐愈,昨天始,受凉加重,自述:咳嗽干咯无痰,胸闷胸痛,发热恶寒,体温 37.9℃,纳差乏力,时干呕,舌质红苔薄白,脉数无力。辨证为外寒化热,留恋于肺,肺阴亏损,治宜疏解外邪,润肺养阴清热。处方：柴胡 24 克，西洋参 8 克，款冬花 12 克，半夏 12 克，沙参 12 克，炙麻黄 6 克，苦杏仁 12 克，生石膏 18 克，炙甘草 6 克，生姜 6 克，大枣 3 枚，3 剂，水煎 15 分钟，兑入分 3 次温服。

二诊（10 月 11 日）：服上方 3 剂后，发烧已退，干咯无痰缓解，为咳嗽咳稀痰，仍乏力头昏，纳差时干呕，舌质淡红，苔白，脉次细数。处方：柴胡 15 克，沙参 15 克，西洋参 10 克，黄芩 10 克，半夏 10 克，款冬花 10 克，炙百部 6 克，甘草 6 克，7 剂，水煎服，后诸症消失。

按语：患者老年体弱，素有宿疾，气血阴俱亏，新感外邪从热化，故治以柴胡、麻黄、杏仁攘外，石膏、黄芩、半夏清里热安内，佐西洋参、沙参、款冬花滋阴润肺止咳化痰，数剂见效。后用玉屏风散加紫河车、百部、山茱萸、杏仁、沙参、麦冬、太子参、五味子共为蜜丸调其善后而效功。高老治疗体虚常感冒者，多用此方。

医案 2　吴某，男，45 岁，乌审旗人，2009 年 6 月 12 日初诊，反复发烧 40 余天，在当地医院检查，唯白细胞计数高而外，余正常，以抗生素，激素治疗无效，故前来我院就诊，患者午后发热，体温 37.5～38.8℃，背部恶寒，头痛咽干，口苦纳差，大便不畅，小便黄，舌淡苔白腻，脉浮数有力。辨证为外感风寒，初期当汗而发之，但以西药抗感染治疗过当，使风寒内阻，不得外越，旷日持久，邪入之深，幸未达里，半表半里，证见午后发热，是正邪之争之表现，邪从热化则见口苦、咽干等证。方以：柴胡 24 克，黄芩 12 克，半夏 10 克，枳实 10 克，生石膏 30 克，金银花 15 克，甘草 10 克，薄荷 8 克（后下），生姜 8 克，大枣 3 枚，3 剂，水煎 12 分钟，煎 3 次，兑入分 3 次温服。

二诊（6 月 15 日）：服上药 3 剂后，当天就未出现发热，时头痛，乏困纳差，大便畅，余无不适，舌淡苔白，脉数，继服原方去枳实加薏苡仁 30 克，竹叶 12 克，麦冬 10 克，连服 7 剂。6 月下旬，有亲戚来榆就诊时诉，再未出现发热，诸症皆除。

按语：患者外感邪从热化，治以柴胡疏解外邪，金银花、石膏清里热，一内一外，祛半表半里之邪，与仲景意不谋而合。

4. 突出主证，参以病机

之所以说“主证”者，其义有二。一为某方所治之证候，就其典型而言，需脉证病机相和方可投剂，然则临床所见，典型病例较少，而不典型者甚多。故有主证虽同，而病机难以丝丝入扣者，此时用方，但求病机大体扣合，无寒热虚实之径庭，便可据证用方，才言“参以病机”。此说似乎不经，然则仲景已开其先河，如栀子豉汤证，须见心中懊侬，病机为热扰胸膈，而在太阳篇则发汗吐下后云云，在《伤寒论》第221条阳明篇中曰：“阳明病……若下之，则胃中空虚，客气动膈，心中懊侬，舌上苔者，栀子豉汤主之。”（宋版《伤寒论》，下同），《伤寒论》第228条曰：“阳明病下之，其外有热，手足温，不结胸，心中懊侬，饥不能食，但头汗出者，栀子豉汤主之。”《伤寒论》第375条厥阴篇曰：“下利后，更烦，按之心下濡者，为虚烦也，宜栀子豉汤。”试比较以上数条，皆同中有异，是同为栀子豉汤所主，而演变过程实不相同。又如四逆汤证，多见于少阴、厥阴二篇。且不说此二篇之四逆汤证同中有异，即以六经病证而论，除少阴篇无此证外，其余各篇皆有。再如太阳、阳明病之汗多亡阳，热痢以肺热毒盛之虚脱等，皆可以投四逆汤类。高老曾治一患者，刘某，女，30岁，素恶寒，四肢不温，月经推后，量少色暗，而痛经，少腹冰凉，婚后5年不孕，舌质暗淡，苔薄白，脉沉细无力，辨证为寒凝血瘀，治则温经散寒，通络止痛。处方：当归15克，白芍15克，桂枝10克，鸡血藤30克，桑枝15克，制附子8克，细辛4克，川芎15克，红花10克，生姜5克，大枣3枚，水煎3次，兑入分3次温服，第3次药渣加花椒10克，水煎汁泡手足。先后加减60余剂，诸症消失，半年后怀孕，生一女。按语：本证唯当归四逆汤与之相合，其证候如：《伤寒论》第351条：“手足厥寒，脉细欲绝者，当归四逆汤主之。”先生辨证准确，效不更方，方法灵活，堪称楷模。

“主证”之第二含义，即某证候中之主要症状，唯其主症出现，则可据以选方，《伤寒论》第99条曰：“伤寒四五日，身热恶风，颈项强，胁下满，手足温而渴者，小柴胡汤主之。”《伤寒论》第229条曰：“阳明病，发潮热，大便溏，小便自可，胸胁满不去者，与小柴胡汤。”《伤寒论》第230条曰：“阳明病，胁下硬满，不大便，而呕，舌上白苔者，可与小柴胡汤……”纵观以上三条，皆非纯柴胡证，唯其胁下硬满之类主证出现，选用其方。

5. 根据部位，参以病机

之所以说部位，是指体表部位而言，如头项、项背、心下、胸胁、少腹等，一定部位的症状，没与相应脏腑功能失调相关联。然须分辨其寒热虚实，故需参考病机，以根据部位扩大经方应用范围。

部位有泛称者，如白头翁汤治湿热下痢，其湿热虽来自中焦，而所损伤的却是下焦之结肠，故有腹痛，里急后重等症状。故以部位言，可泛称下焦。由此我们可以联想，下焦湿热而非痢疾者，可否使用白头翁汤乎？记得高老常在小柴胡汤的基础上加白头翁汤治疗湿热带下时，每有良效。

三、治疗方法多样化

1. 对五苓散的认知

《伤寒论》第386条曰："霍乱，头痛发热，身疼痛，热多欲饮水者，五苓散主之。寒多不用水者，理中丸主之。"仲景告知读者，以欲饮水与不用水来区别寒热而确定二方在临床中用A还是用B之关键所在，其用意不难理解，而两千年前之《伤寒论·辨霍乱病脉证并治》中所称之霍乱是否与现代霍乱有相同之处？观其症状吐泻伤津一定相同，再者五苓散在第71条中曰："太阳病，发汗后……若脉浮，小便不利，微热消渴者，五苓散主之。"此为太阳蓄水证，用五苓散化气行水，势所必然。但第72条又曰："发汗已，脉浮数，烦渴者，五苓散主之。"前后对比，处方一样，治法大异，百思不解。试想烦渴，未及小便利否，又用五苓散，其渴从何来？想必膀胱气化不行，津液偏渗于前，而能正常运行之津液减少，津少必渴，顺其自然，渴必饮，方能水津平衡，究其原因，较为复杂，解铃还须系铃人，重温仲景"阴阳自和必自愈"，可知此期为"阴阳不和必自病"。

《黄帝内经》以阴阳为主，太阴为使，是说脾主输运而为胃行其津液，《素问·太阴阳明论》云："脾病而四支不用何也？"岐伯曰："四支皆禀气于胃，而不得至经，必因于脾，乃得禀也。今脾病不能为胃行其津液，四支不得禀水谷气，气日以衰，脉道不利，筋骨肌肉，皆无气以生，故不用焉。”由此可知人之所消渴，虽表现口干，实为周身组织均需要补充水分及其他营养成分。饮食是由口入，但不能直接至于诸经，必须经过“饮入于胃，游溢精气，上输于脾，脾气散精，上归于肺，通调水道，下输膀胱，水精四布，五经并行”的复杂代谢过程，由此理解五苓散不单是利水专剂，而是调节体内代谢，恢复失衡之阴阳，所去之水实为有害之水邪得以排除，正常津液得保存之相调节的作用，这才是中医中药伟大之处，也是对那些亵渎中医者到死也不能理解的谜。

对五苓散能利水者知之十有八九，而知五苓散之全效者十不过一二，五苓散证的“渴”与“小便不利”并非现代所谓之尿潴留，是因饮入于胃之水输脾归肺，如不能水精四布才现渴欲饮水；不能下输膀胱，膀胱无水，才小便不利。故渴与小便不利，皆非膀胱蓄水所致。正合《素问·灵兰秘典论》曰“膀胱者，洲都之官，津液藏焉，气化则能出矣”。这也为仲景从《黄帝内经》中找到五苓散化气行水的理论依据。五苓散方中重用白术意在健脾，健脾则水去而津不伤，脾虚则水去而伤津，且脾虚不能输精于肺，水精不能四布而渴，不能下输膀胱才小便不利。直驱膀胱，则小便自利，大便反坚，因此，医圣在条后自注云：若大便坚，小便自利者，在桂枝附子汤的基础上，去桂枝加白术汤主之。这又说明了五苓散不但利水止渴，而对小便频数者治亦有效。高老曾经治疗一教育工作者，尿频尿急，神疲乏力，四肢不温，一节课上不下来就要小便，苦不堪言，高老给予五苓散颗粒剂冲服一周后，患者症状缓解。

因此，五苓散是健运中焦，促进脾之吸收，肺之布散，化有形之水为无形之水，补充体液中因其他原因而消失之水，排除经过吸收后残留的废水，既非专注利水，亦非专于止渴，其功能既能利水亦能止渴的双重性质，是同道要深入研究的典型。

2. 对郁证的理解

郁证是由于情志不畅，气机郁滞所引起的一类病证。《丹溪心法·六郁》中提出：“气血冲和，万病不生，一有怫郁，诸病生焉，故人生诸病，多生于郁。”可见情志波动失其常度，则气机郁滞，气郁日久不愈，由气及血，变生多端。

高老常讲,现代人生活节奏快,生活压力大,人还没出生就开始胎教,刚会说话就教育唐诗宋词,幼儿园开始背英语单词,小学生学音乐舞蹈,中学生是课外辅导,大学时忙英语四六级,毕业后找不到工作,找下媳妇又有还不完的贷款,这种生活忙忙碌碌,哪有时间玩耍、睡觉,休息不好,第二天哪有精力学习工作,如此循环,心浮气躁,不郁才怪。何况人之一生,唯赖内外相应,五脏气机协调,气血津液流畅,升降出入不悖,是以百病不生,若由各种内外因素引起气血津液结滞不舒,迟留不畅,则可导致各类郁证的产生。高老指出,郁证有"迟留不发""结聚而不得发越"的特点,而临床表现大多隐晦内蓄,涉及个人私生活,客观指标多非显而易见,患者自觉痛苦明显,莫可言状,医者则感觉到头绪纷纭,无从入手。《黄帝内经》云"郁极乃发",即指一般郁证,未到"郁极"的程度,郁蓄于内不得发越,呈现出迟留不发的征象,形容诸类郁气之结聚,有形而无质,散漫不定,既不同于单纯表证之显现于外,又不同于里实证已成之瘕瘤积块。历来不少医家误认为郁证仅限于情志致郁范畴,故许多杂病出现的"郁而未发"阶段多被忽视,因循忧郁迁延日久,虽脉证怪异显现,仍难以确诊,也类似现代医学神经官能症,郁之既久,转归不一,成至极而发,明显于外或成他积,形征于内,皆因郁致病,日趋沉重。有如气郁日久,为厥为热;血郁日久,为瘕为瘀;痰郁日久,为痞为积;五脏郁久,为虚为羸;六腑郁久,为癃为闭;经络郁久,为痿为痹。及至误药失治,百病丛生;虚实错杂,沉疴难起。由此可知,及早为其未发之郁,消患于未然,勿令内传,实系辨治郁证之意义所在。

对于郁证的治疗,高老见地独特。他认为,治疗郁证,要辨明病位,治有分寸;虚实皆顾,中病即止。气血痰湿诸郁,往往彼此影响,既有各自侧重的区别,又有彼此相关的联系,提出"治郁先调气,气行血行,气滞则血凝"。

例1:王某,男,53岁,2012年2月10日初诊。主诉:心中烦闷不乐,急躁易怒,口苦口干,但不欲饮水,食欲减退,失眠多天,夜间辗转反侧,通宵无法入睡,时头昏头痛,小便淡黄,大便如常。观其面色红赤,神情抑郁而强作笑容,舌淡红苔薄黄而干,脉细弦数,证属郁证,肝郁化火,伤阴扰心，治以疏肝理气，滋阴清热，处方：柴胡 24 克，百合 20 克，黄连 8 克，黄芩 10 克，阿胶 10 克（烊化），炒白芍 30 克，炒酸枣仁 10 克，鸡子黄 1 枚，4 剂，水煎服。

二诊，患者进门就喜笑颜开，曰：服药当天即可入睡，但多梦，仍口苦、口干，余无不适，舌淡红，苔薄白，脉弦。原方去酸枣仁，继服 7 剂以资巩固治疗。

例 2：陈某，男，39 岁，1996 年 10 月，病已 3 月，初因感情不和，郁而发狂，奔走谩骂，亲疏不避，医予卡马西平、氯氮平等无效，之后出现痴呆不语，默默叹息，不饮不食，身体羸瘦，面色苍黄，大便十余日未解，小便赤涩，按之腹中有硬结块，舌质暗，苔焦躁，脉沉细弦数，证为郁证，而现虚象，但年轻素体壮，郁结未解，虽大实而有羸状，治以解郁通结，处方以小柴胡汤送服防风通圣丸，服后便通神清，后以疏肝安神，益脾之剂，调理复原。

3. 增加药对，精于配伍

高老组方用药时非常重视药物之间的配伍，尝曰："临证如临阵，用药如用兵，良将行兵布阵，必对手下士兵素质了如指掌，方能战而胜之，良医组方，亦应熟谙药性，精通配伍，灵活化裁，则药之必果。"其认为组方的关键是配伍，药物之间的配伍并非是杂乱的拼凑，而是根据病情的需要有机组合，只有配伍合理，才能发挥出多种治疗功效。如：

乌梅配伍五味子酸敛益阴止汗；玄参配伍麦冬滋阴润燥，生津止渴；石斛配伍生薏苡仁益胃生津，养阴清热；黄芪配伍山药益气健脾；苍术配伍玄参健脾生津；巴戟天配伍补骨脂温肾壮阳；白芷配伍菊花调补肝肾，祛肝经风热；豨莶草配伍鸡血藤祛风除湿，养血通络；续断配伍桑寄生补肝肾，强筋骨，益肾虚；天花粉配伍生地，清热生津止渴；黄芩配黄连，共清上焦实火；黄连配桂枝，寒热并用，清上温下；黄连配茯苓，清热解毒渗利；何首乌配女贞子，调肠通便；莲子配芡实，健脾止泻，涩精；白蒺藜配苦参，散风清热，除湿止痒；知母配黄柏，滋阴清热，燥湿止痒；茯苓配石韦，利湿消肿；远志配生龙骨，开窍潜镇安神；炒酸枣仁配女贞子，调心养肝，补血安神；生地配白芍，滋阴清热；生地配石斛养肺胃之阴；丹皮配丹参活血祛瘀；贝母配半夏，除痰控涎；贝母配香附，调气解郁；滑石配赤茯苓，利湿泄浊；牛膝配薤白，通逐败精；麦冬配百合，清肺润肺；扁豆配大枣，专补脾胃；猪蹄配白及，专治肺痨咯血；苏叶配黄连，解蟹鳖中毒；甘草配绿豆，解诸药百毒；鸡血藤配路路通，活血舒筋，补血行血；益母草配泽兰叶，活血祛瘀，利尿解毒；丝瓜络配桑枝，祛风活血，舒筋止痛；白术配鸡内金，益脾健脾，和中消滞；枳实配白术，健脾燥湿，消积除痞；黄连配半夏，辛开苦降；苍术配白术，健脾燥湿。

下篇　经典验案

一、月经病

1. 崩漏

万某,女,48岁。2012年11月10日初诊。

主诉:阴道不规则出血18天。

现病史:患者近3年月经紊乱,月经量多,色鲜红,有血块,经期8~12天,周期20~40天不定。本月月经期间,因用冷水洗衣,劳累过度,现18天未回潮,前6天量少,后则量多,夹有大血块。伴心慌头昏,乏困无力,精神不振,行经小腹坠胀不适,疼痛不明显,腰膝酸软。纳食可,小便频数,大便调。心烦,眠较差。余无其他不适。

既往史:既往体健。

生育史:孕6产2。其中人流2胎,药流2胎。

过敏史:无。

体格检查:面色㿠白,舌淡苔薄白,脉沉无力。

辅助检查:无。

中医诊断:崩漏。

西医诊断:功能性子宫出血。

证型:心脾两虚。

治法:调补心脾,益气摄血。

处方:

熟地黄18克	当归15克	川芎6克	炒白芍15克
茯神20克	炒白术15克	炒山药12克	远志10克
炒酸枣仁15克	香附10克	桂圆肉10克	生黄芪20克
红参10克(另煎)	炙甘草10克	三七粉8克(冲服)	

4剂,每日1剂,水煎服。

嘱患者,服药期间,禁食生冷油腻,注意休息,避免剧烈运动。

二诊(11月15日):服药之后,阴道出血较前减少,余症亦有所减轻。舌脉同前。继予前方加芥穗炭10克,升麻炭10克,4剂,每日1剂,水煎服。

三诊(11月20日):服上药后,出血明显减少,仅如厕时见少量出血,经色淡红,无血块。头不昏,乏困睡眠等亦缓解。舌淡苔薄白脉沉。守前方去红参,5剂,每日1剂,水煎服。

四诊(11月26日):患者诉服上药2剂之后血止,乏困、精神较前明显好转。大便溏,小便频数,纳食尚可。余无不适。舌淡苔薄白脉沉。

处方:

熟地黄18克	当归15克	川芎6克	炒白芍15克
茯神20克	炒白术15克	炒山药12克	远志10克
炒酸枣仁15克	香附10克	党参15克	生黄芪20克
阿胶珠15克	炙甘草10克	砂仁10克	肉桂6克

7剂,每日1剂,水煎服

五诊(12月4日):服上药之后,身体不适基本消失,纳眠可,二便调,余无其他症状。面色较前有血色,舌淡红苔薄白,脉沉。继予前方,7剂,每日1剂,水煎服。

嘱患者,慎起居饮食,避风寒劳累。下月若来潮5~6日仍不回潮,则再来就诊,中途不适随诊。

2013年3月,患者带女儿前来调理月经。追问其月经情况,月经周期30~50天,月经量正常,身体无不适。

按语:崩漏是月经的周期、经期、经量发生严重失常的病症,是指经血非时暴下不止或淋漓不尽,前者谓之崩中,后者谓之漏下。二者致病原因基本相同,常可互相转化、交替出现,故合而称之。崩是指突然下血,病势急,血量多,如山之崩;漏是指出血淋漓不断,病势缓,血量少,如器之漏。故《济生方》曰:"崩漏之病,本于一证,轻者谓之漏下,甚者谓之崩中。"

本病为妇科一大病症,也是危症,病情较重,若不能及时治疗,会导致失血过多,形成血竭气脱之势。对本病的有关论述早在《黄帝内经》中已指出:"阴虚阳搏谓之崩。"说明本病由阴虚阳盛、热迫血行形成。本病有虚实之别、气瘀血热之分,故在临床治疗当以详分,虚者补之,瘀者消之,热者清之,滞者行之。治疗得法,无不自愈。

本案患者就诊之时,正值更年期,月经紊乱3年,初诊阴道出血已18天,量多如注,伴头昏乏困,精神不振,心慌心烦失眠,为典型的心脾血虚之症,故予归脾汤益气摄血,宁心安神,易党参为红参,加强益气止血之效。取三七粉冲服,止血而不留瘀。

二诊时出血已有所缓解,可见药证合拍,故加芥穗炭、升麻炭提气、收涩止血,也为急治其标所设。

三诊出血明显减少,仅见少量淡红色液。心脾之气血已得调补,其功能也正在恢复,故周身症状皆可减轻。

四、五诊时,出血已止。当行澄源复旧之法。故用八珍汤补益气血,炒酸枣仁、阿胶珠补血养心。大队补气之品中加香附,使其补而能行;大队养阴滋腻之品中加砂仁,俾其补而不滞。稍用肉桂,一以协同远志交通心肾,一以鼓舞阳气,令气血化生得力。此外,患者便溏尿频,处方之时,应处处不忘顾护脾胃,不能有碍其生化之本,病必不除。

高老治疗本病常分三步,即遵循古人所用"塞流、澄源、复旧"之法。在临床中,因病因不同,故分型论治亦不同。除依据病情而外,还要考虑患者的年龄以及产育情况,如青年崩漏,多为肾气未充、七情所伤,或肝郁化热,治法多采用柔肝解郁或凉血止血等方法;老年崩漏,多是肾气虚衰,冲任不固,脾不统血所致,当用益肾调冲,健脾止血之法;其多产多劳者,必定肾气虚疲,首当收敛肾气,阴阳同补。同时,可结合现代医学B超检查,子宫内膜过薄的,以补为主;过厚的,以活血化瘀为主。

刘完素云:"妇人童幼天癸未行之间,皆属少阴;天癸即行,皆从厥阴论治;天癸已绝,乃属太阴也。"即月经病应按照年龄的不同,脏腑辨证有所侧重。高老治疗崩漏,也根据患者年龄体质的不同,对脏腑辨证侧重不同。崩漏为急症、难症、重症。必须按照标本缓急,灵活应用"塞流、澄源、复旧"三法,三法之间,又可互相兼顾或并施。考明病因,审查病机,随证治疗。若遇极为危机症候，还当配合西医输血输液治疗，切不可延误病情，误人性命。

2. 闭经

刘某，女，20 岁。2009 年 8 月 19 日初诊。

主诉：月经 5 个月未潮。

现病史：患者 13 岁初潮，平素月经量偏少，色正，有小块，经期 5 ~ 7 天，周期推后不定，需服药或用黄体酮肌注后才可来潮。现月经 5 个月未潮，每月中旬几天双乳胀痛，小腹坠胀，心烦口渴，眠差，腰酸困。后则身体无不适，带下正常。纳食可，二便调。

既往史：既往体健。

婚育史：未婚。

过敏史：无。

体格检查：精神尚可，体态正常，舌红苔薄黄，脉沉。

辅助检查：7 月 25 日本院 B 超示：子宫内膜厚度 0.5 厘米，子宫附件未见明显异常。

中医诊断：闭经。

西医诊断：闭经。

证型：肝郁肾虚，气滞血瘀。

治法：疏肝理气，活血调经。

处方：

醋柴胡 12 克	当归 15 克	川芎 15 克	炒白芍 15 克
茯苓 15 克	炒白术 15 克	薄荷 6 克	牡丹皮 15 克
炒栀子 10 克	益母草 20 克	红花 10 克	炒桃仁 15 克
延胡索 15 克	醋香附 15 克	郁金 15 克	生甘草 10 克

5 剂，每日 1 剂，水煎服。

二诊（8 月 24 日）：服药之后，月经仍未来潮，身体无不适。两侧少腹时稍疼痛，睡眠稍差，心烦，二便调。舌脉同前。拟调整处方，用血府逐瘀汤加味：

生地黄 15 克	当归 15 克	川芎 15 克	赤芍 15 克

炒桃仁 15 克　　红花 10 克　　柴胡 12 克　　枳壳 12 克
桔梗 10 克　　川牛膝 15 克　　延胡索 15 克　　川楝子 12 克
生甘草 10 克

5 剂,每日 1 剂,水煎服

三诊(8 月 29 日):服药之后,月经仍未来潮,少腹疼痛缓解。时心烦,睡眠可,二便调。舌淡红苔薄黄,脉沉。以补肾养血,活血通经之法治疗。

处方:

熟地黄 15 克　　当归 15 克　　川芎 12 克　　赤芍 10 克
炒桃仁 15 克　　红花 10 克　　川牛膝 15 克　　阿胶珠 15 克
三棱 12 克　　莪术 12 克　　水蛭 10 克　　香附 15 克
醋柴胡 12 克　　炙甘草 15 克

7 剂,每日 1 剂,水煎服。

四诊(9 月 7 日):月经未来潮,小腹亦再未疼痛,仅时觉坠困不适,时乳胀,余无不适。舌脉同前。B 超提示:子宫内膜厚 0.8 厘米,子宫附件未见明显异常。继服前方加鸡内金 20 克,没药 10 克,7 剂,每日 1 剂,水煎服。

五诊(9 月 14 日):月经未来潮,但近 3 天感觉小腹坠困,乳房胀满,有月水欲来之势。纳食可,二便调。舌淡红苔薄白,脉沉滑。继予前方,7 剂,每日 1 剂,水煎服。嘱患者,若服药期间,月经来潮,则观察月经量多少,如血量正常或偏少,则连续服用汤药;若经量过多,则停服,待月经干净后前来复诊。

六诊(9 月 22 日):服上药 3 剂后,月经来潮,量中等,色鲜红,有少量血块,经期 5 ~ 6 天,行经小腹坠胀疼痛,发凉,腰膝酸软,但疼痛可以忍受。现基本干净,无其他不适。

按语:闭经系指女子年逾 16 岁,月经尚未来潮,或月经周期已建立后又中断 6 个月以上,或月经停闭超过 3 个月经周期者,称为闭经。闭经的病因病机有肾气不足,冲任亏虚;或肝肾虚疲,精血不足;或脾胃虚弱,化源匮乏;或气滞血瘀、痰湿内阻,经血不能下行而成闭经。

众所周知，月经的产生，是女子生长发育到二七年龄，肾气盛，天癸至，任脉通，太冲脉盛，然后月事才能按时而下。肾藏精气而发生天癸，肾中精气的盛衰，与月经周期紧密相关。《医学正传》曰："月经全借肾水施化，肾水既乏，经血日益干涸。"少女闭经，多由先天肾中精气虚少，冲任二脉不盈，精血衰少，导致闭经。

初诊患者自初潮以来，月经后期不定，需服药或用黄体酮肌注才可来潮。肾中精气虚少，太冲脉不充盛。时伴见双乳胀痛，小腹坠胀，心烦口渴，眠差，腰酸困等症。系由月经至期而未潮，欲行而未行，肝之疏泄无力，脾之化生无源所致。治法当切中病机，以疏肝理气，活血调经之法。先疏理肝气。方以丹栀逍遥汤加味，疏肝解郁，健脾清热。加桃仁、红花、延胡索、益母草以行其血，香附、郁金以理其气。

二诊月经未潮，两侧小腹稍痛，宜加强活血利气之功，故主方用血府逐瘀汤活血行气止痛。欲使其经水来潮，必先调和其气血，气血通利，才能补有所至，通有所行。

三、四诊继续调整处方，改为补肾活血通经之法。补肾填精，充养冲任，以冀生化之源充盛，则经水自调。前诊因有肝郁化热之象，故先投以疏肝理气，活血调经之品。现改用此法，促使月经来潮。高老认为，治疗此类闭经，必须先调和气血，后则补肾，才能取得疗效。方中补肾之品配合大队活血通经之药，佐以鸡内金，因鸡内金通经之效非常明显，是高老多年经验，取其治标是也。

五诊月事已有来潮之象，再查子宫内膜已增长到 0.8 厘米，可见效果明显，继服汤药，观察其效。

六诊果如设想，月经来潮，疾病告瘥。

高老常引古人言，"妇人有先病而后致月经不调者，有因经不调而后生诸病者。如先因病而后经不调，当先治病，病去则经自调；若因经不调而后生病，当先调经，经调则病自除。"此论标本治法。而治病之时，亦当有计划、有先后，欲通其经，先益其肾；欲益其肾，先调和其气血。高老也提出，先化验患者的血脂、血糖、甲功、肝功和性激素。甲功异常患者以疏肝为主；血脂异常，体型肥胖患者以活血化瘀祛湿为主；B 超提示子宫内膜过薄者,可肝肾同调,以逍遥丸和六味地黄汤加减治疗。

而且,闭经一病,病因甚多,常常虚实夹杂,因此治疗过程中,往往需要攻补兼施,寓通于补。治疗闭经的核心在于调理气血,重点应抓住肝、脾、肾三脏,同时注意脏腑与冲任二脉的关系,肝为冲脉之海,肾为任脉之本,精血同源,冲任相滋,月事才能应时而下。肾和脾为先天、后天之本,互相滋生,才能使经水化生有源。临证必须明察秋毫,知其何犯,有者求之,无者求之,方能万举万当。

3. 痛经(寒凝血瘀证)

胡某,女,18岁,陕西省榆林市人。2012年3月26日初诊。

主诉:经前小腹冷痛2年,加重2个月。

现病史:患者14岁月经初潮,初潮后月经一直正常。2年前,患者与同学外出游玩,进食较多生冷食物,随后出现痛经。每次经前2天开始即感小腹冷痛,喜温喜按,月经周期规律,经量可,色暗红,有血块,行经不畅,经期6~7天。2月前,感痛经加重,经前小腹冷痛严重,伴畏寒,四肢冰凉,出冷汗,恶心、呕吐,行经不畅,月经周期规律,28~30天一行,经量可,色暗红,有血块,经期6~7天,现月经1~2天即潮,症状同前。遂就诊于我科,就诊时见患者痛苦面容,面色苍白,面部细汗,四肢冰凉,弯腰捧腹。自诉腹痛得热缓解,大便不成形,小便正常,食欲差,睡眠差。舌质淡红,苔薄白,脉弦涩。

中医诊断:痛经。

西医诊断:原发性痛经。

证型:寒凝血瘀。

治则:温经散寒,活血止痛。

处方:

小茴香10克	干姜10克	延胡索10克	没药10克
当归10克	川芎10克	桂枝10克	赤芍10克
五灵脂10克	菟丝子30克	香附20克	茯苓15克
乌药12克	枳壳12克	紫石英15克	细辛3克
沉香5克	甘草10克		

5 剂,水煎服,每日 1 剂,每日 2 次。

二诊:正值经期第 4 天,月经按期而至,经前腹痛缓解,未发生恶心、呕吐,未出冷汗,经量适中,色暗红,有血块,行经较前顺畅。二便正常,纳可,眠可。舌质淡红,苔薄白,脉滑。方药:前方加泽兰 15 克,5 剂,水煎服,每日 1 剂,每日 2 次。

三诊:月经干净第 3 天,本次月经经期 6 天,近日一般情况良好。舌质淡红,苔薄白,脉弦。方药:守初诊方 5 剂,水煎服,每日 1 剂,每日 2 次。嘱其下次月经来潮前一周复诊。

四诊:再一周月经来潮,目前患者无特殊不适。舌质淡红,苔薄白,脉弦。方药:前方,5 剂,水煎服,每日 1 剂,每日 2 次。

五诊:月经按期而至,正值经期第一天,行经顺畅,经量可,色红,有少许血块,经前感小腹发凉,坠胀,无疼痛,无冷汗出,无四肢冰凉,无恶心、呕吐,大小便正常,饮食、睡眠可。舌质淡红,苔薄白,脉滑。方药:前方 7 剂,水煎服,每日 1 剂,每日 2 次。

六诊:月经干净第 2 天,本次月经经期 6 天,痛经明显缓解。舌质淡红,苔薄白,脉弦。方药:前方 4 剂,蜜制为丸,每次 1 丸,每日 2 次。嘱其避免进食生冷,避免经期受凉。

随访月经正常,痛经再未发生。

按语:患者 18 岁,于初潮后 2 年发生痛经,痛经常常发生在经前,以行经第一日疼痛最甚,持续 2 日后疼痛缓解。疼痛部位位于小腹,伴畏寒,四肢冰凉,出冷汗,恶心、呕吐等,妇科检查无阳性体征,考虑为原发性痛经。患者于进食生冷后出现痛经,且有加重趋势,考虑患者感受寒邪。寒为阴邪,阴寒之邪侵犯,易损伤人体阳气,寒邪直中少腹,阳气受损,使气血津液凝结、经脉阻滞,故见疼痛。患者阴寒内盛,阳气受损,则畏寒;寒性凝滞,经脉气血运行不畅;则见四肢冰凉,行经不畅,寒凝血瘀,则见经色暗红,有血块;寒邪客于脾胃,则见恶心、呕吐。舌淡红,苔薄白,脉弦涩,提示阴寒内盛,寒凝血瘀,气血运行不畅。治宜活血祛瘀,温经止痛。

方用少腹逐瘀汤加减。方中小茴香辛温,能温肾暖肝,散寒止痛,可用治肝经受寒之少腹冷痛,为君药;干姜辛热,温中散寒,回阳通脉,既可散寒,又可温通血脉,《珍珠囊》中有云:“干姜其用有四:通心阳,一也;去脏腑沉寒痼冷,二也;发诸经之寒气,三也;治感寒腹痛,四也。”延胡索辛散温通,为活血行气止痛之良药,《本草纲目》谓其能“行血中之气滞,气中血滞,故能专治一身上下诸痛,用之中的,妙不可言。盖延胡索活血化气,第一品药也。”故其为常用的止痛药,无论何种痛证,均可配伍应用。桂枝辛散温通,具有温通经脉,散寒止痛之效,可用治寒凝血滞诸痛证,若妇女寒凝血滞,桂枝既能温散血中之寒凝,又可增强活血化瘀止痛之效。没药活血止痛,长于散血化瘀,可用来治疗血瘀较重之症;当归补血活血,调经止痛,川芎辛散温通,既能活血化瘀,又能行气止痛,为“血中之气药”,具有通达气血之功效,赤芍有活血散瘀止痛之效,其性苦寒,可防止本方温散太过,五灵脂苦泄温通,有活血化瘀止痛之效,以上诸药可协助君药温经活血、散寒止痛,共为臣药;菟丝子补肾养肝,偏补阳,香附善于疏肝理气,调经止痛,为妇科调经之要药,乌药辛温,长于行气止痛,温肾散寒,可用治寒凝气滞胸腹诸痛证,茯苓健脾,枳壳行气,紫石英温肾助阳,细辛辛温走窜,善于散寒止痛,沉香性温祛寒,善散阴寒,行气止痛,以上可兼顾温肾养肝健脾,散寒行气止痛,共为佐药;甘草和中,调和诸药,为使药。方中未用少腹逐瘀汤中之蒲黄,考虑蒲黄生用性凉,不适宜本证,且已有赤芍苦寒,可防止全方温散太过,故不用。

口服汤药 5 剂后,患者复诊,诉月经按期而至,正值经期第 4 天,痛经缓解,未发生恶心、呕吐,未出冷汗,但月经颜色仍暗红,有血块。继续给予温经活血,散寒止痛对证治疗,宗前方加泽兰。泽兰辛散温通,善活血调经,为妇科瘀血病证的常用药,有助于行经顺畅,使瘀血得出。

三诊患者月经干净第 3 天,自诉本次月经经期 6 天,其他情况良好。月经干净,无须泽兰强力活血行经,宗初诊方,巩固疗效,嘱其下次月经来潮前一周复诊。

四诊时患者无不适,再一周月经来潮,为预防痛经发作,宗初诊方给予口服汤药 7 剂。

五诊月经按期而至,正值经期第一天,行经顺畅,血块较前减少,痛经症状明显改善,治疗效果满意,继续给予前方加泽兰,增强活血之效。

六诊月经干净,痛经治疗效佳,效不更方,宗初诊方,蜜制为丸,巩固疗效。同时嘱其避免生冷寒冷,杜绝痛经病因,以达到根治的目的。随访痛经未再发生。高老经验:在经期使用最对的方子,就是少腹逐瘀汤,因女子子宫在内,故喜温好暖。相比之下,男子睾丸在外,则喜凉好冷。

4. 痛经(寒凝胞宫,热毒内蕴下焦证)

关某,女,32岁,陕西省榆林市人。2012年9月7日初诊。

主诉:经期小腹痛半年,阴道不规则出血5天。

现病史:1年前,患者于我院西医妇产科确诊患有慢性盆腔炎,小腹坠胀、疼痛,腰骶部酸困反复发生,间断用抗菌药物治疗。半年前,出现经期小腹疼痛,以行经第一天最为严重,喜温喜按,月经周期规律,经量少,色暗,有血块,经期4天,末次月经干净后第4天出现阴道不规则出血,量少,色淡红,有少许血块,伴小腹坠痛,现已出血5天。大小便正常,饮食可,睡眠差。舌质淡红,苔薄白,脉沉紧。

中医诊断:痛经。

西医诊断:①继发性痛经。②慢性盆腔炎。

证型:寒凝胞宫,热毒内蕴下焦。

治则:温经散寒,清热解毒。

处方:

小茴香10克	干姜10克	延胡索10克	没药10克
当归10克	川芎10克	桂枝10克	赤芍10克
五灵脂10克	炒蒲黄10克	重楼20克	鱼腥草30克
红藤20克	甘草6克		

3剂,水煎服,每日1剂,每日2次。

二诊:阴道不规则出血明显减少,色淡,无血块,小腹疼痛明显缓解。饮食、休息、二便均正常。舌质淡红,苔薄白,脉沉。方药用前方,3剂,水煎服,每日1剂,每日2次。

三诊:近两日,阴道再无出血,无小腹疼痛、腰骶部酸困。带下量适中,色白,质稍稠,无异味,感外阴瘙痒。一般情况良好。舌质淡红,苔薄白,脉沉。方药用前方,加苦参10克,5剂,水煎服,每日1剂,每日2次。

四诊:阴道无出血,带下正常,量可,色白,质稀,无异味,无外阴瘙痒,无小腹不适。余无不适。舌质淡红,苔薄白,脉沉。方药如下:

小茴香10克	干姜10克	延胡索10克	没药10克
当归10克	川芎10克	桂枝10克	赤芍10克
五灵脂10克	菟丝子30克	香附20克	茯苓15克
乌药12克	甘草10克		

7剂,水煎服,每日1剂,每日2次。

嘱其下次月经来潮即来复诊。

五诊:服药后6天月经来潮,正值经期第一天,患者无明显小腹疼痛,经量较前增加,色暗红,有少许血块。舌质淡红,苔薄白,脉沉滑。方药用前方,5剂,水煎服,每日1剂,每日2次。

六诊:月经基本干净,自诉本次月经痛经明显缓解,经量可,色红,血块少,经期5天。舌质淡红,苔薄白,脉稍滑。方药如下:

小茴香10克	干姜10克	延胡索10克	没药10克
当归10克	川芎10克	桂枝10克	赤芍10克
五灵脂10克	炒蒲黄10克	重楼20克	鱼腥草30克
红藤20克	甘草10克		

4剂,蜜制为丸,每次1丸,每日2次。

3个月后随访,痛经再未发生,再无阴道不规则出血,无小腹坠胀,无疼痛,无腰骶部酸困,带下正常。

按语:患者有慢性盆腔炎病史,同时有月经不规则,痛经,经量少,色暗,有血块,考虑是由慢性盆腔炎引起的继发性痛经。

患者有经期小腹疼痛,喜温喜按,考虑为寒凝胞宫,寒为阴邪,损伤阳气,不通则痛,则见小腹疼痛。经量少,色暗,见血块,脉沉紧提示寒证。

小腹坠胀、疼痛,腰骶部酸困,热邪迫血外出,则见阴道不规则出血。热毒内蕴下焦,本病寒热错杂,故宜寒热同治,治以温经散寒,清热解毒。方用少腹逐瘀汤加减。方中小茴香辛温,温肾暖肝,散寒止痛,为君药;

干姜辛热，温中散寒，回阳通脉，既可散寒，又可温通血脉，延胡索辛散温通，活血行气止痛，为常用的止痛药，无论何种痛证，均可配伍应用，桂枝辛温，具有温通经脉，散寒止痛之效，可用治寒凝血滞诸痛证，没药活血止痛，当归补血活血，调经止痛，川芎活血化瘀，行气止痛，赤芍苦寒，有活血散瘀止痛之效，可防止温散太过，五灵脂活血化瘀止痛，以上诸药共奏温经散寒止痛之功效，共为臣药；蒲黄长于收敛止血，同时兼有活血行瘀之功，为止血行瘀之良药，有止血不留瘀的特点，对于出血证无论寒热，有无瘀滞，皆可应用，止血多炒用，重楼苦微寒，寒能清热，有清热解毒、消肿止痛之功，鱼腥草辛寒，既能清热解毒，又能消痈排脓，红藤长于清热解毒，消痈止痛。重楼、鱼腥草、红藤三药合用，可增强清热解毒、消痈排脓之功，主要针对慢性盆腔炎起治疗作用，共为佐药；甘草调和诸药，为使药。全方寒热共用，痛经与盆腔炎同治，主次分明，组方精炼。

患者口服 3 剂药后，阴道不规则出血明显减少，色淡，无血块，小腹疼痛明显缓解，治疗有效，宗前方又给药 3 剂。

服药后，腹痛、出血消失，带下基本正常，但感外阴瘙痒，考虑湿热余毒未清，宗前方加苦参以清热燥湿、杀虫止痒对症治疗。

给药 5 剂，口服汤剂后，患者无不适，外阴无瘙痒，带下正常，无小腹不适等盆腔炎症状，阴道不规则出血再未发生，盆腔炎治愈，阴痼之寒未必全散，继续给予温经散寒对证治疗，方用少腹逐瘀汤去蒲黄加菟丝子、香附、茯苓、乌药。菟丝子温补肾阳兼养肝，香附疏肝理气，调经止痛，乌药辛温，行气止痛，温肾散寒，用于治疗寒凝气滞诸痛证，茯苓健脾，肝、脾、肾兼顾，共用之可温肾养肝健脾，散寒止痛。给药 7 剂，嘱其下次月经来潮即来复诊。

口服汤药后 6 天月经来潮，于经期第一天前来复诊，患者自诉无明显小腹疼痛，经量较前增加，色暗红，有少许血块。经对证治疗，疗效明显，仍存在寒凝胞宫，以致行经不畅，宗前方加蒲黄、枳壳，亦可加紫石英、沉香。蒲黄活血行瘀，枳壳行气，紫石英温肾助阳，沉香散寒，行气止痛，使经行顺畅，瘀血得出，给药 5 剂，煎汤服用。

用药后复诊，月经基本干净，自诉痛经较前明显缓解，经量较前增加,色红,血块减少,经期5天。患者痛经及慢性盆腔炎基本治愈,嘱其增加营养,忌食辛辣刺激,锻炼身体,保持心情畅快,注意劳逸结合,提高机体抵抗力,避免病情反复发作。用初诊方,给药4剂,蜜制为丸,巩固疗效。随访痛痛经及慢性盆腔炎再未复发。

5. 痛经(肝郁气滞血虚,湿热下注证)

张某,女,42岁,陕西省榆林市人。2012年8月12日初诊。

主诉:右侧少腹疼痛2天。

现病史:患者自诉3天前生气,2天前出现右侧少腹疼痛,腰困,心烦,口干。月经期至,周期规律,经量多,色红,无血块,经期6天。经前心烦易怒,双乳胀痛,2个月前出现带下量多,色白,质稀,有异味,伴外阴瘙痒、烧灼感。曾就诊于榆林市某医院,被诊断为细菌性阴道炎,给予口服甲硝唑及局部外用药物治疗,病情时好时坏。大便不畅,每日1次,小便正常,饮食少,睡眠可。睑结膜淡白,舌边红,苔薄白,脉沉弦。

中医诊断:①痛经;②带下病。

西医诊断:①痛经;②细菌性阴道炎。

证型:肝郁气滞血虚,湿热下注。

治则:疏肝理气补血,清热利湿。

处方:

青皮15克	陈皮20克	熟地15克	白芍15克
川芎15克	当归15克	连翘15克	薏苡仁30克
乳香15克	延胡索15克	败酱草20克	鸡内金15克
蜈蚣2条			

4剂,水煎服,每日1剂,每日2次。

二诊:正值经期第4天,右侧少腹再未疼痛,眼困缓解,经量多,色红,无血块。大便顺畅,每日1次,小便正常,食欲较前好转,睡眠可。舌质淡红,苔薄白,脉沉滑。方药:前方加枳壳12克,丹参20克,4剂,水煎服,每日1剂,每日2次。

三诊:月经干净第3天,带下量可,色白,质稀,无异味,无明显外阴瘙痒、烧灼感。大便通畅,小便可,饮食可,睡眠可。舌质淡红,苔薄白,脉沉。方药：前方，4 剂，蜜制为丸，每次 1 丸，每日 2 次。

2 个月后随访，患者心情良好，经前诸多不适全无。月经量正常，色红，无血块，经期 6 天。带下量可，色白，无异味，无外阴瘙痒。二便、饮食、休息可。双乳胀痛，嘱其口服逍遥丸治疗半个月。

按语：患者生气后导致肝气郁结，气机不畅，则见小腹疼痛，心烦易怒，双乳胀痛，大便不畅；肝郁克伐脾土，脾气虚弱，血液生化无源而血虚，统摄无权而出血，则见经量多，睑结膜苍白；脾虚运化水谷精微失职，则见饮食少；肝气郁而化火，脾虚湿无以化，湿热下注，则见带下量多，有异味；舌边红，脉沉弦提示肝郁血虚。根据病因、病机，诊断为痛经、带下病，证属肝郁气滞血虚，湿热下注，治宜疏肝理气补血，清热利湿，标本兼顾。方用四物汤加味。方中青皮善于疏肝理气、散结止痛，尤适用于肝郁气滞之胸胁胀痛、乳房肿痛。陈皮辛温，有理气健脾，燥湿化痰之效。《本草纲目》谓其“治百病，总取其理气燥湿之功。同补药则补，同泻药则泻，同升药则升，同降药则降”。青、陈皮疏肝理气之功显著，同时可止痛、燥湿，共为君药。熟地甘温味厚质润，长于滋养阴血，为补血要药。当归甘辛温，为补血良药，兼具活血作用，为妇科调经要药。白芍养血益阴，缓急止痛。川芎活血行气，四药共奏补血调经之功，共为臣药。连翘清热解毒，薏苡仁健脾利水渗湿，清热排脓，乳香活血行气止痛，消肿生肌，可用治气滞血瘀痛症，本品既入血分，又入气分，能行血中气滞，化瘀止痛，可用于一切气滞血瘀之痛症，《珍珠囊》谓其能“定诸经之痛”。延胡索辛散温通，为活血行气止痛之良药，《本草纲目》谓其能“行血中之气滞，气中血滞，故能专治一身上下诸痛，用之中的，妙不可言。盖延胡索活血化气，第一品药也”。故其为常用的止痛药，无论何种痛证，均可配伍应用。败酱草清热解毒，消痈排脓，祛瘀止痛，《本草纲目》有云：“败酱，善排脓破血，故仲景治痈及古方妇人科皆用之。”鸡内金有收敛作用，以上诸药既可活血行气止痛，又可清热解毒利湿，共为佐药。蜈蚣攻毒散结，通络止痛，善走窜通达，现代药理作用研究其能改善微循环，并有明显的镇痛、抗炎作用，既可通络止痛以治痛经，又可攻毒散结以治带下，为使药。全方标本兼顾，痛经与带下同治，疗效满意，究其原因乃是高老善于抓住主要矛盾,找出根本病因,解决根本问题,这种严谨的辨证思路值得我们后辈学习和借鉴。

6. 行经不畅

贺某,女,35 岁,榆林人。2018 年 1 月 24 日初诊。

主诉:行经不畅 3 年。

现病史:行经不畅 3 年,每次月经来潮,前 1 ~ 4 天量可,色正,有块,后 4 ~ 5 天量极少,色暗,时有时无,似有似无,经期 8 ~ 9 天,周期正常。现经后 12 天,手足不温,生气后双乳刺痛,经前无不适,心烦急躁。孕 5 产 1。

既往史:既往体健。

过敏史:无。

体格检查:舌偏红苔薄白,脉沉弦。

中医诊断:行经不畅。

西医诊断:功能性子宫出血。

证型:肝郁气滞。

治则:疏肝理气。

处方:

丹参 30 克	当归 10 克	白芍 10 克	茯苓 10 克
炒白术 10 克	柴胡 12 克	薄荷 6 克	益母草 15 克
香附 15 克	甘草 10 克	郁金 15 克	三七粉 6 克(冲)

10 剂,水煎服,每日 1 剂,每日 2 次。

复诊(2018 年 2 月 10 日):服上药后,本月月经正常,量可,色正,经期 5 天,经前不适症状亦缓解。此次因脱发前来就诊,唯心烦,带下正常,舌脉无异。继服原方去三七、益母草,重用柴胡 24 克,茯苓 30 克,加皂角刺 15 克,桂枝 6 克。10 剂,水煎服,每日 1 剂,每日 2 次。

按语:脉证合参,该病当属肝郁气滞者,行经不畅,由肝郁气滞而行血不畅。故用丹参逍遥汤疏肝理气,活血化瘀,促使气血通调,经行通畅。本法当于经前服用,行气活血,加强子宫收缩、排血能力。而如果该患者于行经大血已出之时来就诊,则又当减去活血化瘀之力,用益气、和血、收敛之品。益母草中含有麦角胺,行经后期使用,加速收缩子宫,促其排血。

二、带下病

1. 痰湿阻滞证

张某,女,35岁,陕西省榆林市。2009年8月19日初诊。

主诉:带下增多伴外阴瘙痒3个月。

3个月前,患者外出旅游,其间进食较多生冷食物,随后出现阴道分泌物增多,色黄,质稀,有异味,伴外阴瘙痒、疼痛。先后就诊于榆林市某医院,被诊断为滴虫性阴道炎,给予口服甲硝唑、阴道局部用药等治疗,效果理想。但停药后,上症反复,遂来我院就诊。刻下症见:带下异常如前,肢体困倦,饮食差,大便不畅,小便正常,多梦易醒,月经周期规律,量可,色红,无血块,无痛经,经期6天,正值月经干净11天。舌淡红,苔白腻,脉滑。

中医诊断:带下病。

西医诊断:滴虫性阴道炎。

证型:痰湿阻滞。

治则:燥湿化痰,收敛止带。

处方:

半夏12克	陈皮12克	茯苓15克	炒薏苡仁30克
芡实20克	白果20克	鸡冠花30克	白鲜皮10克
椿根皮10克	炙甘草10克		

3剂,水煎服,每日1剂,每日2次。

二诊:精神可,无肢体困倦,白带减少,色稍黄,有异味,仍感外阴瘙痒,无疼痛,饮食可,二便正常,睡眠可。舌淡红,苔薄白,脉弦。

处方:

半夏12克	陈皮12克	茯苓15克	炒薏苡仁30克
芡实20克	白果20克	鸡冠花30克	黄柏10克

苦参 10 克　　蛇床子 15 克　　炙甘草 10 克

3 剂，水煎服，每日 1 剂，每日 2 次。

三诊：白带正常，量适中，色白，无异味，无外阴瘙痒、疼痛，感全身发胀，心情烦躁，饮食、休息、大小便均正常。舌淡红，苔薄白，脉弦滑。

处方：

半夏 12 克　　陈皮 12 克　　茯苓 15 克　　柴胡 10 克
香附 15 克　　炒白芍 15 克　　当归 15 克　　炒薏苡仁 30 克
芡实 20 克　　鸡冠花 30 克　　炙甘草 10 克

3 剂，水煎服，每日 1 剂，每日 2 次。

随访：经治疗带下正常，服药后 3 天月经来潮，按期而至，月经量适中，色红，无血块，无痛经，全身发胀，烦躁易怒均消失。

按语：患者外出旅游，间接感染阴道毛滴虫，引起滴虫性阴道炎，表现为阴道分泌物增多，色黄，质稀，有异味，伴外阴瘙痒、疼痛。

《黄帝内经》曰："阳者，天气也，主外，阴者，地气也，主内。故阳道实，阴道虚。故犯贼风虚邪者，阳受之，食欲不节起居不时者，阴受之。阳受之则入六腑，阴受之则入五脏。……故阳受风气，阴受湿气。……故曰阳病者上行极而下，阴病者下行极而上。故伤于风者，上先受之；伤于湿者，下先受之。"患者旅游期间疲劳过度，加之过食寒凉之品，易耗伤脾胃阳气，脾阳被遏，脾失健运，脾运化水液的功能失常，必然导致水液在体内停聚而产生水湿痰饮等病理产物。湿无以化，湿聚成痰，湿痰内生。湿为阴邪，易损伤阳气，湿性趋下，易袭阴位，易伤及人体下部，且湿性黏滞，导致疾病缠绵，病程较长，反复发作。痰饮致病广泛，变幻多端，随气流动，内而五脏六腑，外而四肢百骸、肌肤腠理，而致多种疾病，故有"百病多由痰作祟"之说。脾喜燥恶湿，湿痰困脾，脾气不升，又进一步导致脾运化水湿障碍，形成恶性循环。致使患者白带异常缠绵难愈，反反复复，且有加重趋势。湿痰留注肌肉，出现肢体困倦；停聚于胃，影响胃腐熟水谷功能，导致食欲差；湿性黏腻，致使大便不畅；胃不和夜寐不安，则多梦易醒。胃腐熟水谷功能障碍，导致腐食停留于胃，浊气上逆，则出现舌苔白腻；脉滑同样提示体内湿痰积聚。

本病痰湿内生的关键在于脾的运化失职。治疗痰湿证，不仅要消除已生之痰湿，更要杜绝未生之痰。《景岳全书》有云："五脏之病，虽俱能生痰，然无不由乎脾肾。盖脾主湿，湿动则为痰，肾主水，水泛亦为痰，故痰之生，无不在脾，而痰之本，无不在肾。"张介宾亦有云："善治痰者，惟能使之不生，方是补天之手。"故治宜燥湿化痰，收敛止带。方用二陈汤加味。半夏辛温性燥，善能燥湿化痰，为君药；陈皮与半夏等量合用，协助半夏燥湿化痰，茯苓健脾渗湿，健脾以杜绝生痰之源，渗湿有助于化痰，同为臣药；君臣相配，相辅相成，既能增强燥湿化痰之力，又可健脾渗湿理气，薏苡仁炒用既可利水渗湿，又可协助茯苓加强健脾的功效，芡实健脾除湿止带，白果收涩止带，无论是带下清稀还是带下黄浊者，随症配伍，均可使用，鸡冠花收敛止带，白鲜皮清热燥湿，椿皮清热燥湿，收敛止带，同为佐药；甘草健脾和中，调和诸药为使药。

口服汤药3剂后，患者前来复诊，二诊见患者诸症缓解，表现为白带异常好转，精神、饮食、大便、睡眠等均正常。考虑久病湿从热化，湿热下注，故在燥湿化痰，收敛止带基础上，加以清泻下焦湿热，方药调整为宗前方加黄柏、苦参、蛇床子。黄柏清热燥湿，长于清泻下焦湿热，苦参助黄柏加强清热燥湿功效，同时可杀虫止痒，蛇床子燥湿杀虫，现代研究蛇床子可用于治疗滴虫性阴道炎，三药同用，共奏清热燥湿，杀虫止痒之功效。

又口服3剂汤药后，患者复诊，三诊自诉白带正常。感全身发胀，心情烦躁。舌淡红，苔薄白，脉弦滑。经清热燥湿化痰，杀虫止痒，收敛止带对证治疗，患者带下正常，一般情况良好。患者感全身发胀，烦躁易怒，考虑再一周左右月经来潮，存在肝气郁结，治宜兼顾疏肝理气，调畅气机，方药调整为初诊方合柴胡疏肝散加减，方中柴胡疏肝，白芍柔肝，当归养血和血，三药同用，条达肝气以解郁结，香附加强柴胡疏肝解郁，理气调中之功效。随证治之，又给药3剂，半月后随访，经治疗带下正常，服药后3天月经来潮，按期而至，月经量适中，色红，无血块，无痛经，全身发胀，烦躁易怒均消失。高老常嘱患者用煎剩药渣加花椒10克，煎后洗外阴效佳。

2. 脾气虚弱证

柳某,女,58岁,陕西省榆林市人。2008年12月5日初诊。

主诉:带下多,外阴瘙痒1年,加重半月。

1年前,患者无明显诱因出现阴道分泌物增多,质稀,呈淡黄色,伴外阴瘙痒、烧灼感。半个月前,阴道分泌物中可见血丝,外阴瘙痒、烧灼感加重,遂来我院就诊。就诊时症见面色萎白,声低懒言,自诉平日肢体倦怠乏力,动则汗出,心悸气短。食欲差,大便稀薄,小便正常,失眠多梦。舌质淡,苔薄白,脉虚弱。

月经史:既往月经周期提前5~6天,经量较多,色红,有血块,无痛经,经期7天,51岁绝经。孕4产2。

妇科检查:请西医妇产科做妇科常规检查,阴道呈老年性改变,上皮皱襞消失,阴道黏膜充血,有散在小出血点。取阴道分泌物行常规检查,结果显示pH接近中性,显微镜下见白细胞及大量基底层细胞,无滴虫及假丝酵母菌。行液基细胞学检查,检查报告未见上皮内病变或恶性病变。

中医诊断:带下病。

西医诊断:老年性阴道炎。

证型:脾气虚弱。

治则:益气健脾,收敛止带。

处方:

党参15克	炒白术15克	茯苓15克	炒薏苡仁30克
芡实20克	白果20克	鸡冠花30克	炙甘草10克

3剂,水煎服,每日1剂,每日2次。

二诊:精神好转,面色较前红润,阴道分泌物减少,质稀,色白,外阴瘙痒减轻,无烧灼感,无血丝,无明显心悸气短,饮食较前增加,大便成形,小便正常,睡眠可,舌质淡,苔薄白,脉弱。

处方:

炙黄芪30克	党参15克	炒白术15克	茯苓15克
炒薏苡仁30克	芡实20克	白果20克	鸡冠花30克

炙甘草 10 克

3 剂，水煎服，每日 1 剂，每日 2 次。

三诊：精神明显好转，面色红润，无乏力，白带正常，量可，色白，无异味，无外阴瘙痒、烧灼感，无血丝。心悸气短未再发生，饮食佳，二便正常，睡眠可。舌淡红，苔薄白，脉弦。

处方：

炙黄芪 30 克	党参 15 克	炒白术 15 克	茯苓 15 克
炒薏苡仁 30 克	芡实 20 克	白果 20 克	鸡冠花 30 克
炙甘草 10 克			

4 剂，蜜制为丸，每次 1 丸，每日 2 次。

半年后随访，带下异常未再发生，余症皆消失，饮食、休息、大小便均正常。

按语：女性患者，58 岁，7 年前绝经，卵巢功能衰退，雌激素水平下降，导致阴道壁萎缩，黏膜变薄，上皮细胞内糖原减少，阴道内 pH 值增高，局部抗感染能力差，容易引起致病菌入侵繁殖引发炎症反应。患者年龄大，有血性白带，应高度重视，需排除子宫恶性肿瘤，为避免漏诊，请西医妇产科协助诊治，检查见阴道呈老年性改变，阴道分泌物常规检查示 pH 接近中性，显微镜下见白细胞及大量基底层细胞，液基细胞学检查报告未发现恶性病变。

中医病因病机：脾主运化水谷精微，若脾气的运化功能减退，必然影响食物的消化和水谷精微的吸收，出现腹胀、便溏、食欲不振以致倦怠等症状；脾气运化水液的功能失常，必然导致水液在体内停聚而产生水湿痰饮等病理产物。脾的运化功能失常，四肢肌肉失于濡养，必然软弱无力。脾生气血，气血衰少，则面色萎白不泽。患者年龄大，脾气虚弱，运化水液功能减弱，同时气虚摄津无权，导致带下量多，质稀，脾不统血，则见带下夹有血丝；脾胃为后天之本，气血生化之源，脾气虚弱，气血生化不足，血不足，不荣于面，则见面色萎白；脾失健运，水谷精微和津液不能濡养全身四肢肌肉，则见肢体倦怠乏力；脾为肺之母，脾气虚弱，肺气亦虚，则见气短、声低懒言；气虚摄津无权，则见汗出；影响食物消化、水谷精微吸收,则见食欲差;运化水液障碍,湿浊内生,则见大便稀薄;舌质淡、脉虚弱皆提示虚证。虚则补之,治宜益气健脾,收敛止带。方用四君子汤加味。方中党参甘温,益气健脾为君药;炒白术苦温,健脾燥湿,茯苓甘淡,健脾渗湿,两药相配,健脾祛湿,同时可加强党参益气健脾之功效,同为臣药;炒薏苡仁既可利水渗湿,又可协助茯苓加强健脾之功效,芡实健脾除湿止带,白果收涩止带,鸡冠花收敛止带,同为佐药;甘草调和诸药为使药。

给予3剂煎服后,患者前来复诊,就诊时见患者精神好转,倦怠乏力气短均缓解,面色较前红润,无明显心悸气短,自诉阴道分泌物减少,质稀,色白,外阴瘙痒减轻,无烧灼感,无血丝,饮食增加,大便成形,小便正常,睡眠可,舌质淡,苔薄白,脉弱。经益气健脾对证治疗,患者一般情况良好,脾气虚弱症状明显缓解,带下异常亦有好转,所谓效不更方,继续给予前方3剂煎汤口服,只加一味炙黄芪增强益气健脾之效。

又3剂后患者复诊,病情明显改善,带下病治愈,精神可,面色红润,无乏力声低懒言。饮食佳,二便正常,睡眠可。舌淡红,苔薄白,脉弦。给予前方4剂,蜜制为丸,口服丸药以巩固疗效。

半年后随访,患者带下异常未再发生。

3. 肝胆湿热证

师某,女,10岁,陕西省榆林市人。2008年10月27日初诊。

主诉:阴道分泌物多,外阴痛痒1月。

1月前,患者感冒痊愈后出现阴道分泌物增多,色白,质稀,无异味,伴外阴瘙痒、疼痛,无小腹疼痛,家长陪同前来就诊,就诊时见患者体胖,自诉双眼发热,口干、口苦、口臭,家长给予补充,指出患者脾气急躁易怒,平时卫生习惯良好,饮食可,大便干结,数日一次,小便色黄,睡眠可,舌质红,苔黄腻,脉弦数有力。月经尚未初潮。

中医诊断:带下病。

西医诊断:阴道炎。

证型:肝胆湿热。

治则:清泻肝胆湿热。

处方：

龙胆草6克	柴胡5克	生地5克	车前子6克
泽泻5克	木通3克	焦栀子3克	黄芩3克
半夏6克	陈皮6克	茯苓8克	炙甘草5克

3剂，水煎服，每日1剂，每日2次。

二诊：患者自诉带下明显减少，量可，色淡黄，质稠，无异味，外阴瘙痒。无双眼发热，无口干、口苦、口臭，饮食、休息可，大便稍干，2日1次，小便清亮，无烧灼感，舌边红，苔黄，脉弦数。

处方：

龙胆草6克	柴胡5克	生地5克	车前子6克
泽泻5克	焦栀子3克	黄芩3克	半夏6克
陈皮6克	茯苓8克	红藤6克	败酱草6克
炙甘草5克			

3剂，水煎服，每日1剂，每日2次。

三诊：患者自诉无不适，带下量适中，色白，质稀，无异味，无外阴瘙痒、疼痛，家长代诉患者急躁易怒明显改善，大便正常，每日1次，小便正常，饮食可，睡眠可，舌质淡红，苔薄白，脉弦。

处方：

龙胆草6克	柴胡5克	生地5克	车前子6克
泽泻5克	焦栀子3克	黄芩3克	半夏6克
陈皮6克	茯苓8克	红藤6克	败酱草6克
炙甘草5克			

3剂，水煎服，每日1剂，每日2次。

半年后随访带下异常未再发生。

按语：患者为10岁女孩，卫生习惯良好，阴道感染机会少，不可按照成年女性带下病辨证施治。患者感冒后出现带下异常，考虑为感冒病愈后余热未清，加之患者体胖，胖人多痰多湿，湿热相加，形成肝胆实火，肝经湿热。肝经环阴器，连目系，胆经起于目锐眦。肝胆实火循经上炎则见双眼发热，口干、口苦、口臭，肝胆湿热循经下注则见带下增多，外阴瘙痒、疼痛，舌质红，苔黄腻，脉弦数有力皆提示为湿热之象。治宜清泻肝胆湿热。方用龙胆泻肝汤合二陈汤加减。方中龙胆草大苦大寒，既能泻肝胆实火，又能利肝胆湿热，故为君药；黄芩、焦栀子苦寒泻火、燥湿清热，加强龙胆草泻火除湿之功效，泽泻、木通、车前子导湿热从水道而去，利导下行，皆为臣药；肝主藏血，如为实火所伤，易造成阴血耗伤，故用当归、生地滋阴养血，使邪去而不伤正，半夏辛温性燥，善能燥湿，陈皮与半夏等量合用，协助半夏燥湿，茯苓健脾渗湿，三药相辅相成，既能增强去湿之功效，又可健脾渗湿理气，为佐药；肝体阴用阳，性喜条达而恶抑郁，火邪内蕴，肝胆之气不疏，用柴胡疏肝理气，且能引诸药归于肝胆经，甘草调和诸药，二药为佐使之用。

给予服汤药3剂后，患者前来复诊，自诉诸症缓解，舌边红，苔黄，脉弦数。高老从数十年临床经验中得出，带下黏稠，多考虑为肝经湿热所致，治法同前，宗前方加红藤、败酱草。红藤清热解毒，消痈排脓，活血行瘀，现代实验研究具有抑菌作用，对金黄色葡萄球菌、乙型链球菌有极敏感抑菌作用，对大肠杆菌、绿脓杆菌、甲型链球菌、卡他球菌、白色葡萄球菌均有高敏感抑菌作用。败酱草性微寒，味辛苦，此草有陈腐气，故以败酱得名，《本草纲目》有云："败酱，善排脓破血，故仲景治痈及古方妇人科皆用之。"其效可达上、中、下三焦，与红藤等配伍，可用治盆腔炎，现代药理研究表明败酱草有抗病毒，抗肿瘤，利尿，促进肝细胞再生等作用。

又服3剂汤药后，患者复诊，病已痊愈。舌质淡红，苔薄白，脉弦。又给药3剂，以巩固疗效。随访带下正常。

4. 湿热下注证

高某，女，36岁，陕西省榆林市人。2008年3月12日初诊。

主诉：妊娠45天，外阴瘙痒5天。

患者妊娠45天，5天前，无明显诱因出现外阴瘙痒，阴道分泌物量可，色白，无异味，无小腹疼痛，有恶心等早孕反应。于我院西医妇产科就诊，做妇科常规检查及行阴道分泌物常规化验，诊断为外阴炎。给予局部外用抗感染治疗，效果不明显，遂来我科就诊。就诊时见患者体胖，近日感食欲较差，睡眠差，大小便正常。舌质红，苔薄黄，脉滑数。

既往月经周期规律,经量适中,色红,无血块,无痛经,经期5天。现停经45天,自测早孕试纸阳性。生育1子,无流产病史,无妇科炎症等病史。

中医诊断:带下病。

西医诊断:外阴炎。

证型:湿热下注。

治则:清利湿热,杀虫止痒。

处方:

土茯苓30克	金银花15克	白鲜皮15克	黄柏15克
黄连10克	苦参15克	蛇床子20克	冰片5克(后下)

7剂,水煎外用熏洗,每日1剂,每日4次。

二诊:患者自诉外阴瘙痒明显缓解,带下正常,饮食可,睡眠可,二便正常。方药:前方,7剂,水煎外用熏洗,每日1剂,每日4次。

半月后随访,患者外阴瘙痒全无,带下正常,饮食、休息等一般情况良好,行B超检查,胎儿一切正常。

按语:患者素体肥胖,胖人多痰多湿,正值早孕,带液增多,湿热下注,出现外阴瘙痒。俗语讲"是药三分毒",患者妊娠,多种药物可能对胎儿造成不良影响,不宜口服药物治疗,故予外用中药汤剂熏洗,局部治疗。治宜清利湿热,杀虫止痒。

方中土茯苓归肝、胃经,本品甘淡渗利,解毒利湿,可用于湿热引起的热淋、带下、湿疹等证。《滇南本草》中阐述单用本品水煎服,治疗阴痒带下。金银花甘寒,清热解毒,散痈消肿,为治一切内痈外痈之要药。现代药理作用研究提示金银花具有广谱抗菌作用,对多种病原微生物有抑制作用,其煎剂有明显的抗炎作用。白鲜皮性味苦寒,有清热燥湿,祛风止痒之功效。黄连具有清热燥湿、泻火解毒之功效。《神农本草经》有云:"主热气目痛,眦伤泣出,明目,肠澼腹痛下痢,妇人阴中肿痛。"黄柏苦寒沉降,有清热燥湿,泻火解毒之效,长于清泻下焦湿热,用治湿热下注之带下黄浊臭秽,《神农本草经》曰:"主五脏肠胃中结热,黄疸,肠痔,止泄痢,女子漏下赤白,阴阳伤,蚀疮。"苦参既能清热燥湿,又能杀虫止痒。《本草正义》曰:“苦参,大苦大寒,退热泄降,荡涤湿火,其功效与芩、连、龙胆皆相近,而苦参之苦愈甚,其燥尤烈,故能杀湿热所生之虫,较之芩、连力量愈烈。近人乃不敢以入煎剂,盖不特畏其苦味难服,亦嫌其峻厉而避之也。然毒风恶癞,非此不除,今人但以为洗疮之用,恐未免因噎而废食耳。”蛇床子辛苦温燥,有杀虫止痒,燥湿祛风等作用,为皮肤及妇科病常用药,现代药理作用研究指出其所含成分有较强的抗炎和镇痛作用,其在妇科带下病中的应用早在《金匮要略》中就有记载,曰:“蛇床子散方,温阴中坐药。”冰片具有清热解毒、防腐生肌的作用,故在外用清热消肿、生肌敛疮方中均有使用。本方配伍,可增强清利湿热、杀虫止痒之功效,给予局部外用熏洗,既可解除患者烦恼,又能保证胎儿安全,值得推广应用。

综上所述,高老在治疗带下病方面,强调辨证施治,四诊和参,综合判断,理法方药一线贯穿,才不至于误诊误治,只有切中病机,才能药到病除。

5. 带下过少

高某,女,45 岁,榆林人。2017 年 8 月 14 日初诊。

主诉:带下量少 3 个月。

现病史:带下量少 3 个月。带下量少,阴道干涩不适,同房时阴道干涩疼痛。口中干涩,纳眠可,二便调。月经基本正常,今晨来潮,量可,色正,经期 7 天。

既往史:既往体健。

过敏史:无。

体格检查:舌暗淡苔薄白,脉细数。

中医诊断:带下过少。

证型:肝肾阴虚。

治则:补肝肾,滋阴清虚热。

处方:

熟地黄 18 克	炒山药 15 克	山茱萸 13 克	泽泻 10 克
茯苓 15 克	牡丹皮 15 克	知母 10 克	黄柏 10 克

柴胡 12 克　　甘草 10 克

7 剂，水煎服，每日 1 剂，每日 2 次。

复诊（2017 年 10 月 9 日）：服上药后，症状略有缓解。但因发生车祸，肋骨骨折，住院治疗，故中断中药。现症见：带下量少、阴道干涩如前，外阴稍痒。口干涩，纳食可，余无不适。舌稍红苔白脉沉。调整处方如下：

柴胡 12 克　　当归 10 克　　炒白芍 10 克　　茯苓 10 克
炒白术 10 克　　薄荷 6 克　　甘草 10 克　　牡丹皮 15 克
焦栀子 10 克　　龙胆草 10 克　　黄芩 10 克　　木通 10 克
生地黄 15 克　　泽泻 10 克　　车前子 15 克（另包）

7 剂，水煎服，每日 1 剂，每日 2 次。

三诊（11 月 6 日）：服上药后症状同前。经后 8 天，余无不适。舌淡胖苔白有齿痕脉沉。调整用药处方：

熟地黄 18 克　　炒山药 15 克　　山茱萸 13 克　　泽泻 10 克
茯苓 15 克　　牡丹皮 15 克　　知母 10 克　　黄柏 10 克
柴胡 12 克　　甘草 10 克　　丹参 30 克　　川芎 15 克

7 剂，水煎服，每日 1 剂，每日 2 次。

四诊（11 月 16 日）：服上药后带下稍增加，阴道干涩有所缓解。舌淡红苔薄白脉沉。

五至七诊：以前方加减治疗，症时而缓解，时而又复如前。

八诊（12 月 21 日）：近期症状有所加重，口干，目涩。调整处方：

熟地黄 18 克　　炒山药 15 克　　山茱萸 13 克　　泽泻 10 克
茯苓 15 克　　牡丹皮 15 克　　枸杞子 20 克　　川楝子 18 克
柴胡 12 克　　甘草 10 克　　龙胆草 10 克

7 剂，水煎服，每日 1 剂，每日 2 次，蜂蜜引。

九诊（2018 年 1 月 10 日）：服药后上症消失，身体无任何不适。继予前方 10 剂巩固疗效。

按语：高老治疗该病例，总以两端：其一年近天癸将竭，肝肾不足，津液不济，六味丸补肝肾，合知母、黄柏苦寒坚阴，清其虚热；其二肝经热盛,灼伤津液,则以加味逍遥汤合龙胆泻肝汤清肝泻火,导热从小便而去。该病人用此二法交替治疗,并终以补肝肾、清肝火,滋清并行而达到疗效。重用枸杞子养阴滋肝,妙用佐以蜂蜜甘缓润燥,收到良好效果。

患者带下量少、阴道干涩,看似小疾,而终难一步到位,加减化裁多次始愈。会阴部疾患,药力难以到达,故重用川楝子直捣肝经。不仅如此,其他病症如阴痒、阳痿等,亦可用此引经药引达。

三、不孕症

1. 免疫性不孕

崔某,女,35 岁,陕西省榆林市人。2009 年 5 月 23 日初诊。

主诉:不孕 9 年。

患者于 10 年前结婚,婚后 1 年意外怀孕,于妊娠 42 天时采用药物流产终止妊娠,此后再未受孕。于各大医院就诊,妇产科检查结果显示子宫附件无异常,双侧输卵管通畅。B 超检查报告排卵正常。抗精子抗体阳性。月经周期 35 ~ 40 天,经前小腹冷痛,经量适中,色淡红,有少量血块,经期 6 天。就诊时患者面色黯淡,情绪低落,经常腰膝酸软,头晕耳鸣,带下量多,质稀如水,有异味,伴外阴瘙痒,大便不成形,夜尿偏多,眠浅梦多,正值月经干净第 19 天,舌质淡暗,苔白,脉尺沉弱。配偶精液常规化验正常。

中医诊断:不孕症。

西医诊断:免疫性不孕症。

证型:肾阳亏虚,肝郁血虚。

治则:温补肾阳,疏肝养血。

处方:

桑寄生 30 克	菟丝子 15 克	炙巴戟天 15 克	鹿角霜 15 克
郁金 12 克	陈皮 15 克	当归 15 克	熟地 15 克
白芍 15 克	川芎 10 克	续断 10 克	淫羊藿 10 克
丹参 15 克	桃仁 10 克	茵陈 15 克	黄芩 10 克

7 剂,水煎服,每日 1 剂,每日 2 次。

二诊:面色较前有光泽,腰膝酸软、头晕耳鸣明显缓解,带下量适中,质可,无异味,外阴无瘙痒,大便成形,夜尿 1 次,睡眠改善。月经即潮,心烦,口苦。舌质淡,苔薄稍黄,脉细弱。

处方:

丹皮 15 克	焦山栀 10 克	柴胡 12 克	茯苓 15 克
当归 15 克	白芍 15 克	白术 15 克	白花蛇舌草 15 克
知母 10 克	丹参 20 克	香附 15 克	泽兰 15 克

7 剂,水煎服,每日 1 剂,每日 2 次。

三诊:复诊后第 2 天月经来潮,小腹稍痛,经量可,色红,有少许血块,经期 6 天,现月经干净第 1 天。就诊时见面色有光泽,无腰膝酸软,无头晕耳鸣,带下正常,量可,质可,无异味,无外阴瘙痒,饮食可,二便正常,睡眠佳,舌质淡红,苔薄白,脉弦细。

处方:

柴胡 18 克	香附 15 克	白花蛇舌草 15 克	当归 15 克
白芍 15 克	川芎 15 克	生地 15 克	重楼 10 克
虎杖 15 克	山药 15 克	蜈蚣 2 条	甘草 6 克

7 剂,水煎服,每日 1 剂,每日 2 次。

四诊:患者未诉特殊不适,一般情况良好,复查抗精子抗体阴性。无须继续用药。

随访:3 个月后受孕。

按语:近年来,免疫性不孕不育症颇受关注,研究证实抗精子抗体阳性是免疫性不孕不育症的主要致病因素之一,女性较男性更易产生抗精子抗体。

高老将女性抗精子抗体阳性归属于中医"不孕症"范畴。根据临床观察发现抗精子抗体阳性的女性患者多伴有妇科炎症,而且研究表明抗精子抗体的产生与支原体、衣原体的感染有关,支原体和衣原体的混合感染可能更有利于抗精子抗体的产生;现代生活节奏加快,工作压力增大,易造成女性心情不畅,肝气郁结,张景岳《妇人规・子嗣类》指出"情怀不畅，则冲任不充，冲任不充则胎孕不受”。指出肝郁对不孕的影响；《灵枢·五音五味》篇指出：“妇人之生，有余于气，不足于血。”高度概括了女性的体质特点，气有余而血不足。高老总结认为，女性抗精子抗体阳性多由血虚肝郁，邪毒内侵所致，治疗时应以疏肝补血，清解邪毒为主。用四物汤补血，柴胡、香附、郁金、陈皮等疏肝理气解郁。白花蛇舌草、重楼和虎杖等清解邪毒。白花蛇舌草性味微苦、甘、寒，具有清热解毒，利湿通淋的功效，据现代研究证实白花蛇舌草具有抗感染作用，可用来治疗慢性盆腔炎；重楼性味苦、微寒，具有清热解毒，消肿止痛，凉肝定惊之功效，现代研究证实重楼具有抗菌、消炎作用，可以用于治疗女性支原体感染；虎杖具有清热解毒，活血祛瘀，祛痰止咳等功效，现代研究表明虎杖具有抗菌、抗病毒作用，亦可用来治疗慢性盆腔炎，此药既有抗菌作用，又有一定的活血功能，适宜用来治疗妇科炎症。

高老还特别强调要注重张景岳提出的“种子之方，本无定轨，因人而药，各有所宜”。随证应灵活变化。患者年龄稍大，且曾药流一次，初诊时肾阳虚症状明显，治疗时应注意病情的轻重缓急，宜以温补肾阳为先，兼以疏肝补血，以桑寄生为君，补肝肾、养血、固冲任，臣以菟丝子、巴戟天、鹿角霜等温补肾阳，陈皮、郁金理气解郁，四物汤补血和血，佐以桃仁、丹参活血祛瘀，肾阳亏虚不能温化水湿，加茵陈利湿，黄芩燥湿，因温补稍过，患者二诊时月经即潮，宜“顺势利导”，疏肝活血调经，方用逍遥散加味治疗，加知母泻火滋阴，丹参、香附、泽兰疏肝活血，三诊患者未诉特殊不适，根据脉诊，病证结合，除有邪毒内蕴，考虑存在肝郁血虚，遂治疗以清解邪毒，疏肝补血为宜，君以柴胡疏肝解郁，臣以白花蛇舌草清热解毒，香附疏肝理气，四物汤补血和血，佐以重楼、虎杖增强解毒之功，山药益气养阴止带，蜈蚣性善走窜，载药到达全身各处，甘草调和诸药。综观全方，扶正祛邪兼顾，立法周全，组方严谨。

2. 寒凝血瘀型

韩某，女，25岁，榆林人。2013年5月22日初诊。

主诉：婚后2年未避孕不孕。

现病史：患者婚后2年，未避孕不孕。起初未予重视，近半年来四处求治,仍未怀孕。现症见:月经来潮第二天,量可,色暗红,有血块,经期3~5天,周期30~40天。行经小腹坠胀冷痛,腰困腿软,畏寒肢冷,手足不温,得温或需服止痛药才能缓解。

既往史:痛经病史10年。

过敏史:否认有药物、花粉及食物过敏史。

体格检查:体型适中,精神可,心肺腹未见异常,面色苍白,舌淡苔白厚,脉沉紧。

中医诊断:①不孕症;②痛经。

西医诊断:①不孕症;②痛经。

证型:寒凝血瘀。

治则:温经散寒,化瘀止痛。

处方:

小茴香10克	延胡索10克	吴茱萸10克	当归10克
赤芍10克	川芎10克	桂枝10克	干姜10克
五灵脂10克	没药10克	乌药15克	枳壳12克
香附15克	炒白芍15克	生白芍15克	生甘草10克
炙甘草15克			

5剂,每日1剂,水煎服。

嘱患者服药期间,忌食生冷油腻,避风寒,禁接触凉水。

二诊(5月27日):服药之后,痛经明显缓解,血块亦较前减少,但少腹仍觉凉,未服止痛药。现月经干净1天,无其他不适。舌淡,苔白,脉沉滑。治法:温经散寒暖宫。处方:前方去生白芍、炒白芍,加香附15克,紫石英30克,生艾叶15克,7剂,水煎服,每日1剂,每日2次。

三诊(6月2日):经后8天,身体无不适。舌淡,苔白,脉沉。治法方药同前,7剂,水煎服,每日1剂,每日2次。嘱药后停服,下月月经来潮第二天前来就诊。

四诊(6月21日):月经先期2天,来潮第二天,量可,色鲜红,有少量血块。少腹稍坠痛,发凉,余无其他不适。舌淡苔薄白,脉滑。治法:暖宫散寒,化瘀促排。处方:自拟"促排汤"。

熟地黄18克	当归15克	川芎15克	赤芍15克
炒桃仁15克	吴茱萸12克	泽兰叶15克	香附15克
鸡血藤20克	紫石英30克	艾叶15克	炙甘草15克

5剂,水煎服,每日1剂,每日2次。

五诊(6月26日):药后月经情况同前,现经后1天,身体无不适。舌淡苔薄白,脉沉滑。治法:散寒化瘀,暖宫助孕。处方如下:

小茴香10克	延胡索10克	吴茱萸10克	当归9克
赤芍10克	川芎10克	桂枝10克	干姜10克
五灵脂10克	没药10克	乌药15克	甘草10克
菟丝子30克	茯苓15克	香附15克	川楝子18克
紫石英30克	雄蚕蛾20克	制巴戟15克	焦艾叶15克

10剂,水煎服,每日1剂,每日2次。

嘱当经4天以后,便可不避孕,自然同房。有条件者,可用排卵试纸或B超检查确定排卵日期,并于排卵期间,增加同房次数。

六诊(7月25日):患者自测已孕,喜出望外,特来告之,问是否需服保胎之品。诊其身体并无不适,舌淡苔薄白,脉沉滑有力。身体无恙,何须服药?嘱其回家禁房事,忌生冷,劳逸结合,调畅情志,不适随诊。

按语:临床常见的不孕症患者,其病因多为喜冷饮、薄衣、空调、不避寒凉所致。病机为寒凝血瘀,留滞胞宫,宫冷不孕。除以不孕为主诉外,患者多伴有痛经、月经后期、闭经等症状。《胎产心法》曰"血气寒而不长,阳气衰生气少",系指寒凝血脉,阳虚宫寒,导致妇女不易受孕成胎。

患者因"不孕"初诊,并伴有严重的痛经之症。诊其经色暗红,有血块,行经小腹冷痛,腰困腿软,畏寒肢冷,手足厥逆,判断其为寒凝血瘀型痛经、不孕症。故方用少腹逐瘀汤为主,温经暖宫活血;加芍药甘草汤缓急止痛。高老用芍药甘草汤,必用生炒二芍、生炙二草合用,酸甘化阴,用以加强缓急止痛之功效矣。

二诊药后痛经明显缓解,故在温经暖宫的基础上,加香附、艾叶加强暖宫之效,并以紫石英暖宫助孕,调其冲任。

四诊月经来潮,当以"因势利导"为大法,调整处方以活血化瘀为主,并辅以温经暖宫之品。高老多年临证经验认为,此汤可调理月经,使其量、色、质、期正常,且有经后帮助排卵的功效。

五诊患者月经干净,阳极阴生,再用温经暖宫助孕之法,帮助其怀孕。辅以现代医学检查配合,则怀孕概率明显增高。后患者顺利怀孕,亦在情理之中。

高老在治疗此类病症的过程中,就其"寒凝血瘀"为根本病机,主要以"散寒化瘀,暖宫助孕"为之法治疗该病。其处方以清代王清任在《医林改错》中的少腹逐瘀汤为主方,该方具有祛瘀、种子、安胎之功用,故被誉为种子安胎第一方。

此外,以"寒凝血瘀"为病机的基础上,平素调治,则以温经暖宫,散寒化瘀为主。其兼有痛经者,则加解痉止痛之芍药甘草汤;其有带下异常者,则加化白饮(鸡冠花、白果、芡实、薏苡仁等);其有慢性盆腔炎者,亦可加活血通络止痛之品。守住大法,随证治之,不必拘泥。

在月经来潮之时,则注重理气活血通经之法,帮助月经来潮顺畅,保证量、色、质正常。清除瘀血,使胞宫之寒邪随月经而排出体外,为排卵及受孕做好准备。

在月经干净之时,治法又当调整。以暖宫助孕为大法,佐以疏肝补肾,达到受孕目的。高老认为妇人受孕的关键在于脾、肝、肾及冲任脉的功能协调。脾得健运则生化之源充足,"月经为气血之余",生化之源充足,经水才能按时来潮,量色质正常。肝主疏泄,肝气疏泄得当,妇人月经、排卵才能正常排泄,才能有效提高助孕之能力。肾主生殖,肾精充足,肾阴肾阳平衡,才能使受孕正常,受孕后胚胎得其所养。冲为血海,任主胞胎,冲任二脉协调,故能使胞宫处于最佳状态,使胚胎气血充足,健康生长。高老家传"交感汤"(茯苓、香附、菟丝子),专为调节肝脾肾三脏所设。茯苓健脾利湿,香附理气活血,菟丝子补肾益精。三者补中有泻,行中有利、温而不燥、故为助孕之佳品。另外可加紫石英、阳起石、制巴戟天、紫河车等温肾助孕,其效益彰。

3. 肾阳虚型

崔某,女,35岁,榆林人。2012年12月10日初诊。

主诉:继发不孕6年。

现病史:患者结婚10年,婚后曾人流、药流各1胎,此后避孕。现未避孕6年,却再未受孕,于各大医院就诊,检查、化验治标均正常。就诊时患者面色黯淡,情绪低落,经常腰膝酸软,头晕耳鸣。月经40~90天一行,量可,色偏淡,有少量血块,经期6天,经前小腹冷痛。现经后7天,带下偏多,质清如水,大便不成形,夜尿偏多。其爱人精液常规、精子形态学检查正常。

既往史:既往体健。

过敏史:否认有药物、花粉及食物过敏史。

体格检查:舌质淡暗,苔白,脉尺沉弱。

辅助检查:无异常。

中医诊断:不孕症。

西医诊断:不孕症。

证型:肾阳亏虚,肝郁血虚。

治则:温补肾阳,疏肝养血。

处方:

桑寄生30克	菟丝子15克	制巴戟天15克	鹿角霜15克
郁金12克	柴胡15克	当归15克	熟地15克
白芍15克	川芎10克	续断15克	桃仁10克
丹参15克	淫羊藿15克	覆盆子30克	

10剂,水煎服,每日1剂,每日2次。

二诊(12月21日):服药后诸症改善明显,带下正常,二便可,心烦失眠,双乳胀痛,2~3天后月经来潮;舌质淡,苔薄稍黄,脉细。处方:前方加焦栀子10克,黄芩10克,香附15克。10剂,水煎服,每日1剂,每日2次。

三诊(2013年1月10日):经后3天,月经量可,色正,有少量血块,经期6天,周期35天。经前少腹不痛,现无其他不适。舌淡红,苔薄白,脉沉滑。处方:桑寄生30克,菟丝子15克,炙巴戟天15克,鹿角霜15克,郁金12克,陈皮15克,当归15克,熟地15克,白芍15克,川芎10

克,续断10克,淫羊藿15克,覆盆子30克,雄蚕蛾20克,焦艾叶15克,紫石英30克。10剂,水煎服,每日1剂,每日2次。并嘱服此药后本月可以计划怀孕,有条件可用排卵试纸或B超检查确定排卵日期,并于排卵期间,增加同房次数。若未受孕,则于下月月经来潮第二天就诊。

四诊(2月4日):月经来潮第二天,量正常,色鲜红,有少量血块,周期33天。身体无不适。舌淡红,苔薄白,脉沉滑。处方:①自拟"促排汤",5剂,水煎服。②守2012年12月10日方加阳起石15克,补骨脂15克,10剂,水煎服,每日1剂,每日2次。并嘱本月经后6天开始,可测试排卵情况,并且同房。

按照本方法,处方加减变化治疗3个月后。患者于5月15日来到诊室,述其已怀孕。诊其舌脉正常,身体并无大碍。又考虑到其有流产病史,故用益气养血安胎之药,10剂善后。

按语:本案所治不孕症,其病因系由流产损伤胞宫、肾气所致。病机为胞宫损伤,肾阳不足,肝气郁结,不能受孕。故当以温肾益精,疏肝解郁,暖宫助孕为大法。

该患者年龄稍大,且有流产病史。初诊可见面色黯淡,腰膝酸软,头晕耳鸣,带下偏多质稀,大便不成形,夜尿偏多等症,明显为肾阳虚的表现。久治不愈,情绪低落,故考虑其有肝气郁结的病机。所以初诊治疗时注意病情的轻重缓急,宜以温补肾阳为先,兼以疏肝补血,以桑寄生为君,补肝肾、养血、固冲任;臣以菟丝子、巴戟天、鹿角霜等温补肾阳,柴胡、郁金理气解郁,四物汤补血活血,丹参活血祛瘀,淫羊藿、覆盆子阴阳同补。共奏温补肾阳 疏肝养血之功。

二诊药证合拍,诸症缓解。但温阳之余,助其体内郁热,以致心烦失眠,故加焦栀子、黄芩清其内热;香附加强柴胡、郁金疏肝解郁之能,郁解则热除。

三诊来诊之时,患者月经情况已基本正常,身体不适亦消失。故调整治法,除去疏肝养血之品,加用紫石英、雄蚕蛾、焦艾叶,力专效宏,共奏温肾、暖宫、助孕之功。

四诊尚未受孕,并无大碍。依照本法加减化裁,助孕数月,则其受孕率明显增高。

治法方面,本案当用补肾助阳、暖宫助孕之大法无疑。问其病史及四诊合参,又存在肝郁血虚的病机,故二法合用,方为正法。补肾养血,为助孕提供了物质基础,使其气血充盛,方能保证助孕的"土壤";而助阳疏肝,则为助孕提供了能量,必使阳气推动其促进作用以及肝气疏泄得宜,才能促使精子卵子成功会和,达到受孕目的。

高老在治疗肾阳虚型不孕症中,常用温肾助孕之药如紫石英、雄蚕蛾、制巴戟天、焦艾叶、淫羊藿、覆盆子等。其用药经验如下:

紫石英与制巴戟天为一对药对,紫石英甘温,归心、肝、肾经,既能镇心安神定惊,又能降逆气,暖子宫。《本草纲目》云:"女子血海虚寒不孕者最宜之。"巴戟天,甘辛温,归肝、肾经,有补肾阳,益精血,强筋骨,祛风湿之效。二药合用,可以治疗女性不孕症、月经后期、少腹冷痛等病。紫石英乃金石重剂,温经暖宫,下益肝肾,有潜药入肾之妙;巴戟天补肾益精,温而不燥,补而不峻,固而不涩。两药配伍,相须为用,甘以补益,温以暖肾,共奏温肾助阳,温经暖胞之作用,故治疗肾阳虚型、胞宫虚寒型月经延期、闭经、宫寒不孕等症最为适宜。临床用紫石英 15 ~ 30 克,巴戟天 15 ~ 20 克为宜。

淫羊藿与覆盆子为一对药对,淫羊藿,辛甘温,归肝、肾经,有温肾壮阳,强筋骨,祛风湿之效。覆盆子,甘酸微温,归肝、肾经,有补益肾精,明目之效。《药性论》曰:"男子肾精虚竭阳痿,能令坚长,女子食之有子。"两药相伍,一阳一阴,一燥一润,一动一静,一刚一柔,一壮肾阳,一益肾精。二药合用,调补阴阳,前者辛温而散,后者酸敛而收;前者辛甘合化为阳,后者酸甘合化为阴。故用于治疗肾阴阳两虚型不孕症、更年期综合征等,均有良效。临床用二药各 15 ~ 30 克为宜。

4. 肝郁气滞型

刘某,女,33 岁,榆林人。2008 年 3 月 24 日初诊。

主诉:婚后 8 年未避孕不孕。

现病史:患者婚后 8 年,未计划 5 年而未孕。因其夫为独生子,其婆婆求孙心切,经常催促,怨气重重。虽四处求治,检查正常,仍未受孕,患者心情不畅，太息连连，自怨自艾。现症见：经后5天，量偏少，色暗红，有血块，经期3～5天，周期40～50天不定。经前乳房胀痛，心烦急躁，行经小腹稍痛，腰酸腿困。带下正常。

既往史：既往体健。

过敏史：无。

体格检查：形体瘦弱，面色暗黄，声音怯弱，舌偏红苔白，脉沉弦。

辅助检查：2年前于市某医院行输卵管造影检查报告为双侧输卵管通畅。3个月前B超监测排卵情况报告为未见优势卵泡。

中医诊断：不孕症。

西医诊断：不孕症。

证型：肝郁气滞。

治则：疏肝解郁，健脾养血。

处方：

醋柴胡10克	当归10克	炒白芍10克	炒白术10克
茯苓10克	薄荷6克	甘草10克	香附10克
郁金10克	丹参15克	炒桃仁10克	生蒲黄10克
乌药15克	枳壳12克	吴茱萸10克	紫石英20克

5剂，每日1剂，水煎服。

二诊（3月29日）：经后10天，口干，心烦，余无其他不适。舌偏红苔白，脉沉弦。予上方加炒栀子10克，牡丹皮12克，10剂，水煎服，每日1剂，每日2次。

三诊（4月10日）：经后22天，口干缓解，身体无不适。B超检查：子宫内膜厚0.8厘米，未见明显异常。舌偏红苔白，脉沉弦稍数。予前方去炒栀子，炒桃仁改为15克，加红花10克，益母草15克，水蛭10克，川牛膝15克，7剂，水煎服，每日1剂，每日2次。嘱患者，若服药期间月经来潮，应察其血量多少，血量少或正常则连服；血量过多则停药。待经后再来复诊。

四诊（4月21日）：服上药后第5天月经来潮，量正常，色鲜红，无血块，经期5天，周期正常。经前心烦急躁较前减轻，乳痛亦明显缓解，仅触碰疼痛。现经后 1 天,身体无不适。舌淡红苔白,脉弦滑。治以疏肝解郁,活暖宫助孕。

处方:

醋柴胡 10 克	当归 9 克	炒白芍 10 克	炒白术 10 克
茯苓 10 克	薄荷 6 克	甘草 10 克	香附 10 克
生蒲黄 10 克	乌药 15 克	枳壳 12 克	吴茱萸 10 克
紫石英 30 克	川楝子 12 克	小茴香 10 克	沉香 5 克
焦艾叶 15 克			

14 剂,水煎服,每日 1 剂,每日 2 次。

嘱患者服此药后本月可以计划怀孕,有条件可用排卵试纸或 B 超检查确定排卵日期,并于排卵期间,增加同房次数。若未受孕,则于下月月经来潮第二天就诊。

五诊(5 月 20 日):上月未能受孕,但排卵期 B 超检查:可见优势卵泡。现月经来潮第二天,经量可,色正,无块,经期 5 ~ 6 天,周期 34 天。行经小腹稍下坠不适,余皆正常。舌淡红苔白,脉弦滑。处方:促排汤加味,5 剂,水煎服,每日 1 剂,每日 2 次。(方药前已述)

六诊(5 月 25 日):月经基本干净,无不适。舌淡红苔薄白,脉沉滑。予 4 月 21 日方,再进 14 剂,并嘱监测排卵,准备受孕。

七诊(6 月 30 日):月经延期未行,自测已孕。患者大喜,其丈夫与婆婆皆来陪伴,喜笑颜开,感谢高老医术高明。诊其身体并无大碍,脉象滑稍数。嘱其回家静养,不必再服药,不适随诊。

按语:本案所治不孕症,系由肝郁气滞所致。病机为情志不遂,肝气郁结,疏泄失司,排卵功能低下导致。故以疏肝解郁之法治之。

该患者年龄稍大,情志不遂日久,必定气血瘀滞。初诊可见形体瘦弱,面色暗黄,声音怯弱,舌偏红苔白,脉沉弦。皆为肝郁气滞,克犯脾土之征。再查其经前乳房胀痛,心烦急躁,则必为肝郁化热之明证。初诊以逍遥散为主方,加香附、郁金、枳壳、丹参、炒桃仁、生蒲黄,以加强其疏肝行血导滞之效。再用乌药、吴茱萸、紫石英暖宫,为助孕做准备。

二诊时心烦口干,必因原有肝郁化热,再加以上暖宫行血之品助热导致。所以稍用丹皮、炒栀子以清其郁热，反制热药之伤津。

三诊月经即潮，乃加大活血通经力度，俾其经量增多，行经通畅。助孕必先调其经血，经血正常，方为助孕之基础。

此后四至七诊，皆在疏肝解郁，理气活血的基础上，加上暖宫助孕之品，助其怀孕。高老认为，妇人之胞宫，如自然界之土地。土地能否生长庄稼，由其气候、温度、土壤养分、水分决定。而人之胞宫之所以能够受孕，必定要求其胞宫温暖（如春夏气候温暖以生长万物），行经量适中（如播种前必先翻土），行经通畅（如土地养分充足，透水透气性好）。所以，高老治疗不孕症的经验，在辨证论治的基础上，必用暖宫、活血、理气的方法来辅佐。方法配合得当，所以常能取得良好的疗效。

高老认为，治疗不孕，首先要审因求机，辨证论治，依据其病因病机，三因治宜，处以适当的治则治法，对证治疗。而助孕总不离乎温阳，张景岳云："天之大宝，至此一丸红日；人之大宝，只此一息真阳。""有阳气则生，无阳气则死。"阳气的重要性几乎表现在所有的疾病过程之中（当然阴气也很重要，但阴阳相比之下，阳气占主导地位）。暖宫助孕，必当温肾而助阳气，阳气充足，方才可以孕育生命，养育生命。纵观高老对于不孕不育症的治疗过程，总不离乎温阳，以温为主，以通为主，温则能通，温才能生。这也是高老平素治疗大多数疾病的大原则。

四、不育症

1. 弱精症

刘某，男，25 岁，榆林人。2011 年 11 月 15 日初诊。

主诉：婚后 3 年不育。

现病史：患者婚后 3 年，未避孕 2 年不育。身体基本无不适症状，仅时觉乏力，劳累后腰困。3 个月前于我院检查，精液常规："A 级 6.25%、B 级 17.33%、C 级 47.78%、D 级 28.64%。液化时间 30 分钟，完全液化。精子密度 850 万/毫升"纳眠可，二便调。

既往史：既往体健。

过敏史:无。

体格检查:体型适中,精神可,应答自如。舌淡苔薄白,脉沉。

辅助检查:精液分析:A 级 6.25%、B 级 17.33%、C 级 47.78%、D 级 28.64%,液化时间 30 分钟,完全液化。

中医诊断:不育。

西医诊断:不育症(弱精症)。

证型:中气不足,脾肾亏虚。

治则:补益中气,健脾温肾。

处方:

党参 15 克	太子参 15 克	炒白术 15 克	黄芪 20 克
陈皮 15 克	茯苓 15 克	炙升麻 8 克	柴胡 12 克
当归 15 克	炮附子 8 克	红花 10 克	枸杞子 15 克
炙甘草 10 克	蜈蚣 3 条		

10 剂,水煎服,每日 1 剂,每日 2 次。

二诊(11 月 25 日):服药后无不适。舌淡红苔薄白,脉沉。宗前方,附子改为 10 克,10 剂,水煎服,每日 1 剂,每日 2 次。

三诊(12 月 4 日):药后无特殊不适,仅较前稍觉口干,纳食可,二便调。舌脉同前。继服前方,10 剂,水煎服,每日 1 剂,每日 2 次。嘱患者,口干渴为正常现象,可多饮热水。

四诊(12 月 16 日):药后无不适症状,舌脉同前。今晨于本院复查精液常规:A 级 17.80%、B 级 35.56%、C 级 22.34%、D 级 24.30%。液化时间 30 分钟,完全液化。精子密度:2600 万/毫升。继服前方加菟丝子 30 克,制巴戟天 15 克,10 剂,水煎服,每日 1 剂,每日 2 次。

五诊(12 月 16 日):药后身体无不适。继服前方加减。连续治疗 2 个月。

2 个月后,复查精液常规:A 级 28.54%、B 级 45.74%、C 级 18.31%、D 级 7.41%。液化时间 30 分钟,完全液化。精子密度 3900 万/毫升。嘱其停药,戒烟限酒,禁食生冷。

半年后随访,其妻已孕。

按语：弱精症，是指精液中精子活力低下，导致不能生育的病症。中医常将其归在“精少”“精薄”的范畴。其病因病机多由先天禀赋不足、后天失养；房事不节，耗伤肾精；中气不足，脾肾亏虚；饮食内伤，湿热下注；气滞血瘀，阻碍精道；阴虚火旺，灼伤精液等。

本案患者身体并无大碍，仅精液检查精子活动率低、密度不够。缘于中气不足，脾肾阳虚，精子活动无力。故将其归为中气不足，脾肾亏虚证。当以补中益气、健脾温肾之法治之。处方以补中益气汤加太子参健脾补中，提高精子活动力量，促使其直线游行持续有力。佐以温肾之炮附子，以先天之本增进后天之本，共奏补气助阳之功。枸杞子配炮附子，亦有阴阳同补，补肾生精之效。红花、蜈蚣辛温而燥，活血行瘀而通络脉。使其血活络通，而精道畅行无阻也。此外，现代药理学研究表明红花有改善微循环、提高精子活力的作用。

二诊时患者无不适，故炮附子改为10克，以增强温补肾脾的力量。

四诊复查精液常规，已有明显改善。继守前方法，加菟丝子、制巴戟天治疗。二者温润而不伤阴，与附子、红花、枸杞相伍，补肾益精，而无伤阴之蔽。

此后连续治疗2个月，复查精液常规已完全正常，亦在情理之中。

张景岳言：“善治气者，能促气中生精。”古人又有“有形之血不能速生，无形之气所当急固”的说法，因为气能生血，精血同源，血能生精。有形之精子活力、数量低下，当以无形之气补益之。气足则血充，血充则化生为生殖之精也，所以补气之法也能够起到很好的生精强精作用，非独补肾益精滋腻之品为是。肾为先天之本，肾主生殖；脾为后天之本，脾主生化气血。肾中的生殖之精，必依赖脾土和肾水的精气来滋生，而温补脾肾，鼓舞精子生成，则为本方之关键。又因为，睾丸主生精，中药汤剂口服治疗男科疾病，所难之处在于有效成分难以通过血生精小管屏障。本方中用蜈蚣3条，性善走窜，引药下行，专入人体阴处，引诸药到达睾府，发挥很好的作用。蜈蚣少用则解毒通络，多用则兴阳起痿，对于不育伴随性功能低下者，更为适宜。

除此之外，弱精症者，中医辨证，亦有多种证型，不复赘述，临证不可不明察。生活调摄方面，嘱患者禁服含有防腐剂的食品，穿宽松内裤，每晚用凉水清洗阴囊，不洗桑拿，少服菜籽油，适当节欲，按时作息。

2. 精液不液化

姜某，男，27岁，榆林人。2013年1月8日初诊。

主诉：婚后3年不育。

现病史：结婚后3年夫妇同居未避孕不育，其爱人体检正常。口干、口苦，同房后腰困，恶寒，四肢凉，夜休可，二便调。2008年7月18日曾在榆林市某医院诊治，经查精液分析"精液不液化、A级12.35%、B级11.95%、活率57.37%、精子密度6500万/毫升，白细胞2个/高倍视野"，给予"知柏地黄丸""维生素E"等治疗，病情无改善。今为求进一步诊治来我科，现症：口干、口苦，同房后腰困，恶寒，四末凉，夜休可，二便调。

既往史：既往体健，饮酒病史10年，现每天饮酒100 ~150毫升(2 ~3两)。

过敏史：无。

体格检查：体型较胖，精神差，心肺腹未见异常，舌淡黄苔白厚，脉弦滑。

辅助检查：精液分析报告为精液不液化、A级10.37%、B级26.68%、活率74.39%。

中医诊断：不育。

西医诊断：不育症(精液不液化症)。

证型：湿热内蕴。

治则：清热利湿，活血通络。

处方：

陈皮15克	半夏12克	茯苓30克	薏苡仁30克
白花蛇舌草15克	虎杖15克	丹参15克	萆薢15克
车前子15克(包)	川芎15克	蜈蚣3条	五加皮15克
炙甘草10克			

7剂，水煎服，每日1剂，每日2次。

二诊(1月15日):服药后口苦减,余无不适。舌脉同前。宗前方,10剂,水煎服,每日1剂,每日2次。

三诊(1月25日):服药后无不适,舌质红苔薄白,脉沉弦。宗前方加知母10克,10剂,水煎服,每日1剂,每日2次。

四诊(1月30日):身体无不适。复查精液分析报告为精液完全液化(液化时间<30分钟),A级29.76%、B级33.0%、活率91.68%,精子密度5600万/毫升,化验正常。

按语:精液不液化,属于“不育”范畴,但传统中医学对此无相应检查和鉴别。中医古籍中散载“精浊”“精稠”与之类似。清代陈士铎《石室密录·子嗣论》曰:“男子不生子有六病……一精寒也,一气衰也,一痰也,一相火盛也,一精少也,一气郁也。”故精液不液化的病机多为命门火衰、脾肾阳虚、湿热内蕴、寒湿下注、寒凝血瘀、阴虚火旺、气滞血瘀等。

以上症候分型虽多,但高老在多年的临证经验基础上,认为本病属湿热内蕴,瘀热互阻者较多见。现代人很多不善养生,以酒为浆,以妄为常。饮酒过度,嗜食肥甘厚味,体育锻炼较少,故内生湿热,湿热久留不去,热扰精室,精液黏稠。同时湿热阻滞血脉,血脉瘀阻,瘀热互结。

本案患者体型较胖,素好饮酒,舌淡苔白厚,脉弦滑,均为湿热弥漫之象。伴有口干、口苦,亦为湿热久蕴所致;而经络不畅,阳气不能输布故出现恶寒,四肢凉之外寒之征。其内热外寒是假象,湿热瘀阻乃为本病的真正病因病机。

故初诊时,在治疗上以清热利湿佐以活血通络为大法。以二陈汤重用茯苓为主方,加薏苡仁,意在健脾渗湿,健脾可杜绝生湿之源;五加皮清热利湿,补益肝肾,萆薢利湿而分清利浊,车前子清热渗湿于下,给湿邪以出路;白花蛇舌草、虎杖泻其热;丹参、川芎活血化瘀。蜈蚣引药入络,甘草调和诸药。诸药合用,使湿热除,瘀热解,精液化,共奏清热利湿,活血通络之功。

二诊、三诊时患者身体无不适,故继服前方,待1个月后再复查,以观疗效。四诊检查,精液常规已正常,故停药。

除此基本方法以外,临证若见其他证型或兼症,亦可辨证分型论治或审机而兼顾治疗。若精液化验有白细胞者，加金银花15克，土茯苓30克以清热解毒利湿；若见口干、舌红、脉数等症，加知母、黄柏清下焦热；若为寒湿下注者，去虎杖、白花蛇舌草，加桂枝、附子、干姜等温肾散寒，化气利水；若为寒凝血瘀，伴见少腹冷痛、刺痛，睾丸疼痛者，亦可用少腹逐瘀汤加减治疗；若为阴虚火旺，精液黏稠者，可用知柏地黄汤加减治疗。辨证准确，用药精炼，则皆可应手奏效。

3. 畸形精子症

王某，男，35岁，榆林人。2010年7月9日初诊。

主诉：继发不育3年。

现病史：结婚婚后育有1子，现未避孕3年不育。其爱人妇科检查未见异常。时常腰酸腿软，乏困倦怠，耳鸣，口干、稍早泄。纳食可，二便调。余无其他不适症状。经查精液分析：精子密度980万/毫升，活动率60%、A级32.35%、B级24.68%。精子畸形率90%，液化时间30分钟，完全液化。

既往史：既往体健。

过敏史：无。

体格检查：体型正常，精神可，心肺腹未见异常，舌红少苔，脉沉细。

辅助检查：精液分析报告为精子密度98万/毫升，活动率60%、A级32.35%、B级24.68%。精子畸形率90%，液化时间30分钟，完全液化。

中医诊断：不育。

西医诊断：不育症（畸形精子症）。

证型：肝肾阴虚。

治则：滋补肝肾，种子生精。

处方：

菟丝子30克	覆盆子30克	枸杞子15克	桑椹15克
车前子15克（包）	熟地黄18克	生山药15克	泽泻10克
炙五味子15克	山茱萸15克	牡丹皮12克	茯苓15克
黄柏10克	炙甘草15克		

10剂，水煎服，每日1剂，每日2次。

二诊(7 月 19 日):服上药后,腰困,耳鸣,乏力均有所缓解。余无其他不适症状。舌红苔薄白,脉沉细。继服前方加怀牛膝 15 克。10 剂,水煎服,每日 1 剂,每日 2 次。

三诊(7 月 29 日):药后无不适,前述症状基本消失。纳可,二便调。舌红苔薄白,脉沉滑。继服前方 10 剂,水煎服,每日 1 剂,每日 2 次。并嘱药后禁欲 5 天,复查精液常规后再来复诊。

四诊(8 月 10 日):身体无不适,昨日本院复查精液常规,精子密度 1600 万/毫升,活动率 50%、A 级 27.64%、B 级 35.18%。精子畸形率 50%,液化正常。舌红苔薄白,脉沉。继服前方 10 剂,水煎服,每日 1 剂,每日 2 次。

此后,就本方加减治疗,共服汤药 70 余剂后,于 10 月 10 日复诊。查精液常规:精子密度 2400 万/毫升,活动率 70%、A 级 30.32%、B 级 24.71%。精子畸形率 10%,液化正常。

按语:畸形精子症,是指精液中异常形态的精子数量超过 20% 的疾病。传统中医无此项目的检查,归为"不育"范畴。该病的病因病机为先天禀赋不足,肾气亏虚;或房劳过度,损伤肾精;气血不足,精失所养;此外,惊恐伤肾、瘀血内阻、湿热下注等亦可导致该病。

本案初诊其腰酸腿软,乏困倦怠,耳鸣,口干、早泄等,皆是肾阴虚之症候,察其舌脉,定为肾阴虚证无异。故用六味地黄汤合五子衍宗丸治疗,两方合用,共奏补益肝肾,种子生精之效。佐以黄柏清其虚热,使以炙甘草调和诸药。

二诊药证合拍,加怀牛膝补益肝肾,引药下行。再服 10 剂。三诊所查,精液畸形率已明显下降。

后就此方药加减治疗 2 月余,复查精液常规已正常。

高老认为,畸形精子症,应按照辨证论治,随证治疗。肝肾阴虚者滋其肝肾;肾阳虚者助阳补火;气血不足者补其气血;湿热下注者清湿热。但究其根本原因,当是精子生成障碍,采用种子生精之法,不仅可以增加精子数量,还可以提高精子质量。故在各个方法基础上,选用种子类药物配合治疗,必能达到很好的疗效。以"取类比象"的方法,植物的种子数量多、籽粒状，且有繁衍植物的功能；人的精子也是数量级大，蝌蚪状，也具繁衍生命的功能。现代药理学研究表明种子类中药富含脂类及微量元素，对精子的发生、成熟、获能、酶活性都有帮助。

诸子类药物，性平偏温，味厚质润，补肾益精，滋阴养血，蕴含生生之气。合地黄汤之“三泻”，补而不滞。若兼气虚症候者，亦可加入益气之品如黄芪、党参、黄精等，益气而养血生精，使其生殖之精来源充足，排泄适度，其畸形精子率自然下降。

4. 阳痿

郭某，男，41 岁，榆林人。2008 年 3 月 20 日初诊。

主诉：阳痿 1 年。

现病史：阳痿 1 年。近 3 年出现早泄，起初于饮酒、劳累后同房，性交时间少于 5 分钟，继则逐渐加重。婚前有手淫病史 10 年，婚后性功能基本正常。经调治后，膝下育有一女，计划再育，现未避孕 3 年不育。现症见阳事不举，举而不坚，每次性交 1～2 分钟。同房后周身汗出。腰膝酸软，乏困倦怠，精神不振，畏寒肢冷，时耳鸣，口干。纳食可，二便调。经查精液分析：液化时间 30 分钟，完全液化。精子密度 116 万/毫升，活动率 70%、A 级 15.68%、B 级 32.35%。

既往史：婚前有手淫病史 10 年，早泄病史 3 年。

过敏史：无。

体格检查：体型正常，精神不振，哈欠连连，心肺腹未见异常，舌淡苔薄白，脉沉细无力。

辅助检查：精液分析报告为液化时间 30 分钟，完全液化。精子密度 1200 万/毫升，活动率 70%、A 级 15.68%、B 级 32.35%。

中医诊断：①阳痿；②不育。

西医诊断：①勃起功能障碍；②不育。

证型：肾阳虚。

治则：补肾助阳。

处方：

熟地黄 18 克　炒山药 15 克　山茱萸 12 克　牡丹皮 15 克

泽泻 12 克	茯苓 15 克	枸杞子 15 克	肉桂 8 克
怀牛膝 15 克	当归 50 克	炒白芍 50 克	炮附子 8 克(先煎)
蜈蚣 6 条	炙甘草 15 克	生姜 3 片	大枣 3 枚

7 剂,水煎服,每日 1 剂,每日 2 次。

并嘱服药期间当戒酒,避免劳累过度,避风寒。不必禁房事,但不可过于频繁。

二诊(3 月 28 日):服上药之后,症状稍有好转。受到性刺激时,勃起时间较前迅速,但仍举而不坚。其余腰困、畏寒、乏力、汗出等症皆缓解。舌淡苔薄白,脉沉细无力。继服前方加淫羊藿 30 克,10 剂,水煎服,每日 1 剂,每日 2 次。

三诊(4 月 7 日):药后上症皆缓解,勃起时硬度明显增强,同房时间可延长至 5 分钟。余无其他不适。舌淡红苔薄白,脉沉细。继服前方肉桂、附子均改为 10 克,10 剂,水煎服,每日 1 剂,每日 2 次。

四诊(4 月 17 日):药后症状明显缓解。性欲增强,受到性刺激后,阴茎可较快勃起。勃起硬度正常,同房时间延长至 8 ~ 10 分钟。余症亦基本消失。舌稍红苔薄白,脉沉。继服前方蜈蚣改为 4 条,7 剂,水煎服,隔日 1 剂,每日 2 次。

并嘱药后停服,观察 15 天,再做精液常规检查。

五诊(5 月 15 日):药后身体无不适,性功能正常。复查精液常规:液化时间 30 分钟,完全液化。精子密度 2800 万/毫升,活动率 70%、A 级 46.16%、B 级 17.64%。遂停服汤药,并嘱调理女方,准备助孕。

半年后随访,身体无碍,其爱人已怀孕 2 个月。

按语:阳痿,系指男子在性交时阴茎不能勃起,或举而不坚、坚而不久,以致不能完成性生活的疾病。在中医学中属于“阳痿”“筋萎”“阳事不举”等范畴。其病因病机为先天禀赋不足;或婚前手淫过度,损伤肾精;或房事过度,肾虚筋疲;或肾阳虚弱,作强无力;或肾阴亏虚,阴损及阳;或肝郁气滞、心脾两虚、惊恐伤肾、饮酒过度、湿热下注等,皆可导致阳痿。

本案患者婚前有手淫病史 10 年,损伤肾精,后调摄失宜,劳累过度,以致早泄、阳痿。察其兼症腰膝酸软,乏困倦怠,精神不振,畏寒肢冷,时耳鸣,口干,皆为肾阳虚衰,阳气不固,不能蒸化水液所致。故治则治法当以温肾助阳为主,振阳起痿,同补肾阴,阴中求阳。故方用金匮肾气汤为君加味,温肾化气,助阳补火。取大量当归、炒白芍、蜈蚣,振阳起痿。其意有三:①蜈蚣大量使用,有明显的兴阳通络之效,但此物温燥太过,归、芍可去其性而存其用,减其毒性;②《灵枢·脉经》曰:"肝者,筋之合也;筋者,聚于阴器。"宗筋为肝之所主,肝主藏血、主疏泄。故通过补肝血、强宗筋的方法,达到起痿目的,蜈蚣辛温而燥,归肝经,而起到引药入肝,行肝气而通络之效。③阴茎为人之隐处,避不见光,欲使诸药到达此处,必用蜈蚣善走阴处、能至络脉之性方能达到目的,此乃取类比象之应用也。方中佐以枸杞、牛膝,平补肝肾,引药下行。使以炙甘草调和诸药。

二诊症状稍见缓解。于前方加入淫羊藿,增强其兴阳之效。

三诊其效明显,故在前方中加大壮阳之力,将附子、肉桂增加至10克,以图增效。

四诊服药已近1个月,患者性功能已基本正常。为免矫枉过正,乃用汤药隔日服用,以观后效。

后患者症状再未复发,且半年后爱人顺利怀孕。可见此方药之良效矣。

高老在治疗阳痿一病时,强调辨证论治。在辨证基础上立法处方,若为肾精亏虚者,以五子衍宗丸为主方调治;若为肾阴虚者,以知柏地黄汤加味治之;若为心脾两虚者,以归脾汤加减治疗;若为肝郁气滞者,常用小柴胡汤或逍遥汤加味治之。处方之时,善于壮阳,而不滥用壮阳。再根据今人"以酒为浆,以妄为常"以及生活工作压力大等特点,治疗的同时对患者进行心理疏导和生活调适,方能奏效迅速,不易反复。

5. 男性抗精子抗体阳性

程某,男,33岁,榆林人。2017年9月29日初诊。

主诉:原发性不育3年。

现病史:婚后3年,未避孕不育,阴囊稍潮湿,余无任何不适症状。

纳食可，二便调。

既往史：既往体健。

过敏史：无。

体格检查：心肺腹未见异常，舌淡红苔薄白，脉沉。

辅助检查：抗精子抗体阳性。

中医诊断：不育。

西医诊断：免疫性不育。

证型：血热证。

治则：凉血活血解毒。

方药：

生地黄 15 克	当归 15 克	川芎 15 克	赤芍 15 克
白花蛇舌草 15 克	虎杖 15 克	重楼 15 克	贯众 15 克
柴胡 12 克	香附 15 克	生山药 15 克	甘草 10 克
蛇床子 20 克			

15 剂，水煎服，每日 1 剂，每日 2 次。

复诊（2017 年 10 月 10 日）：服上药无不适，化验抗精子抗体仍阳性。继予前方 15 剂，水煎服。

三诊：药后化验同前，身体无不适。调整处方用药：熟地黄 18 克，茯苓 15 克，山药 15 克，山茱萸 12 克，牡丹皮 12 克，泽泻 10 克，生地黄 15 克，龟板 15 克，淫羊藿 15 克，党参 15 克，菟丝子 15 克，白花蛇舌草 15 克，紫河车 5 克（冲服），15 剂，水煎服，每日 1 剂，每日 2 次。

四至六诊：继用前方服用 15 剂后，抗精子抗体化验仍阳性，但定量测定，化验值降低。后仍改用初诊 7 月 29 日方服用，2018 年 2 月 12 日复查抗精子抗体转阴。

按语：高老常治疗抗精子抗体阳性、抗卵巢抗体阳性患者，认为多由血热肝郁，邪毒内侵所致，治疗时应以凉血活血，清解邪毒为主。用四物汤补血，柴胡、香附等疏肝理气解郁。白花蛇舌草、重楼和虎杖等清解邪毒。考虑到抗体阳性者，可类比为人体之超敏反应。过敏多由两个原因：实者，血热也，虚者，气虚也。而精子抗体阳性，则属过敏之隐匿者也,虽无诸外,但有诸内。

一般来说,使用凉血活血解毒之法,效果非常明显,常服用15剂即可转阴。而使用六味地黄汤加味者,可做治疗该病的补充,前者不效时可以一试。

6. 无精子症

万某,男,30岁,榆林金鸡滩人。2017年12月15日初诊。

主诉:继发不育5年。

现病史:继发不育5年。身体无任何不适。纳食可,二便调。

既往史:既往体健。

过敏史:无。

体格检查:心肺腹未见异常,舌偏红苔白滑,脉沉。精液常规化验示未见精子。B超探查报告示双侧睾丸大小正常,未见精索静脉曲张。

中医诊断:不育。

西医诊断:不育症。

证型:肾精不足。

治则:种子生精。

处方:(1)五子衍宗汤加减。

五味子15克	枸杞子10克	菟丝子10克	车前子10克(包)
覆盆子10克	红花10克	韭菜子15克	川楝子15克
路路通15克	山茱萸15克	丹参30克	肉桂15克
当归10克	紫河车6克(冲)		

7剂,水煎服,每日1剂,每日2次。

(2)龟龄集胶囊,每次2粒,每日2次。

复诊(2017年12月25日):服上药无不适,继予前方10剂,水煎服,每日1剂,每日2次,龟龄集胶囊如上服法。

三诊(2018年1月5日):咽干、咽痛,余无不适。舌淡红苔薄白脉沉。予前方去肉桂。

四至五诊:继服上药治疗,配合核桃食疗,每晚1个。今晨化验精液示高倍镜下可见5个向前运动精子,5个不动精子。继予前方15剂治疗。

六诊(2018 年 3 月 6 日)身体无不适症状,予前方加鹿茸 5 克,7 剂和蜜为 9 克丸,每次 2 丸,每日 2 次。服 3 个月后,爱人受孕。

按语:无精子症临床少见,也颇难治。依据中医辨证论治,可分为肾阳不足、肾精亏虚、湿热下注、瘀血阻滞等证,用补肾助阳,种子生精、清利湿热、活血化瘀等方法治疗。高老多年经验,用此类方法,效果也好坏各半,治疗一个月倘若精子由少增多,密度由稀到密,即使增加较慢,也尚可继续治疗,治愈有望。如仍无效,则难治也。此外,结合现代医学检查,如为精索静脉曲张、输精管梗阻等,还可用中药内服外敷活血化瘀通络之类治疗,如血府逐瘀汤加穿山甲、生麻黄、石菖蒲、蜈蚣等口服;当归、川芎、生大黄、细辛、路路通等外敷。如没有梗阻情况,中药治疗效果往往不佳,可建议患者睾丸穿刺,人工授精。

五、妇科杂病

1. 胎萎不长

李某,女,28 岁,榆林人。2010 年 11 月 12 日初诊。

主诉:妊娠 42 天。

现病史:患者 6 年前药流 1 胎,此后相继怀孕 3 次,均在妊娠 50 ~ 80 天自然流产。自诉流产前 B 超检查:胚胎停止发育,未见卵黄囊及原始心管搏动。现妊娠 42 天,见阴道极少量淡红色液,似有似无,时有时无,小腹稍下坠不适,久立后腰酸,余无不适症状。纳食可,二便调。

既往史:滑胎病史 6 年。平素喜食生冷之品,痛经病史 10 年。

过敏史:无。

体格检查:体型适中,精神可,舌暗淡苔薄白,脉沉。

辅助检查:昨日在本院做 B 超示子宫形态饱满,肌层回声均匀,子宫内膜可见 1.0 厘米 ×0.7 厘米的孕囊回声,形态欠规则,囊壁完整,未见卵黄囊、胚芽及原始心管搏动。

中医诊断:①滑胎;②胎萎不长。

西医诊断:①习惯性流产;②胚胎停止发育;③先兆流产。

证型:寒凝血瘀。

治则:温经散寒,暖宫安胎。

处方:

小茴香10克	延胡索10克	吴茱萸10克	当归9克
赤芍10克	川芎10克	桂枝10克	干姜10克
五灵脂10克	没药10克	炒蒲黄10克(包)	香附15克
生黄芪20克	炙甘草15克	焦艾叶15克	

5剂,水煎服,每日1剂,每日2次。

嘱患者禁房事,多休息,避风寒,禁止剧烈运动,禁食生冷之品。

二诊(11月17日):妊娠47天,服药之后血止,小腹不适亦减轻。时常恶心欲吐,纳可,二便调。舌暗淡苔薄白,脉沉稍滑。予前方去炒蒲黄,7剂,水煎服,每日1剂,每日2次。并嘱此药服完,当复查B超。

三诊(11月25日):妊娠55天,药后无特殊不适,恶心干呕较前加重。本院B超提示子宫形态饱满,肌层回声均匀,子宫内膜可见1.7厘米×0.9厘米的孕囊回声,囊壁完整,可见卵黄囊、胚芽及原始心管搏动。舌淡红苔薄白,脉沉滑。予前方,加生姜10克,竹茹10克。10剂,水煎服,每日1剂,每日2次。

四诊(12月15日):妊娠65天,药后无不适症状,恶心干呕减轻。舌淡红苔薄白,脉沉滑。予前方,10剂,水煎服,每日1剂,每日2次。并嘱患者,现在情况较为稳定,当连服保胎之品,直至超过末次胎停育的时间。

五诊(12月25日):妊娠75天,药后无不适症状。舌脉同前。本院B超提示:子宫形态饱满,肌层回声均匀,子宫内膜可见2.4厘米×1.4厘米的孕囊回声,囊壁完整,可见卵黄囊、胚芽及原始心管搏动。予前方去生姜、竹茹,10剂,水煎服,隔日1剂,每日2次。

1年后随访,已产下1女,母女健康。

按语:胚胎停止发育,系指妊娠早期胎囊、胚芽或胎儿形态发育不完整,无胎心搏动或空孕囊。该病属于中医"胎萎不长"的范畴。其病因病机有肾气不固，冲任不调，胎元不固；或气血两虚，不能养胎；或血热内蕴，热扰胎动；或气滞血瘀，胎失所养。

本案患者平素喜食生冷之品，行经腹痛，故为沉寒痼冷凝结胞宫。又有1次药流史，3次滑胎病史，必定有瘀血凝滞内停。初诊妊娠42天，已有先兆流产的现象，故治法当以温经散寒，暖宫安胎为主，选用少腹逐瘀汤，易炮姜为干姜，肉桂为桂枝，以加强其温通散寒之效，治病之本；选用炒蒲黄、焦艾叶止血化瘀安胎，以治其标。另加生黄芪、香附，益气养血疏肝。共奏温经散寒，暖宫止血安胎之效。

二诊患者服药后出血已止，稍有恶心，故继服前方治疗。

三、四诊患者恶心干呕明显，故稍加生姜、竹茹止呕。虽B超提示正常。但未到既往滑胎天数，所以仍然需要服药治疗，保证胎儿发育。

五诊时，患者已基本稳定。再用汤药隔日服用，巩固疗效。

高老认为，胎萎不长虽有多种病因病机，但根据现代人的生活情况来看，应以寒凝血瘀型为多。现代妇女多喜食冷饮、夏季多用空调，冬季亦多穿薄衣。故多导致寒邪内蕴；患者均以胎停育并流产后就诊，易致瘀血停留胞宫；患者舌质暗淡苔薄白，脉沉，且无明显不适。因寒凝血瘀，冲任损伤，气血失和，最终导致胎元失养、胎萎不长。

《景岳全书·妇人规》曰“妊娠胎气本乎血气，胎不长者，亦惟血气之不足耳”，王清任在《医林改错》中指出少腹逐瘀汤是治疗瘀血停留胞宫致小产的良方，其具有祛疾、种子、安胎的功效，故被誉为种子安胎第一方。高老取用王清任的安胎思想，以少腹逐瘀汤为治疗胎萎不长的主方，采用温经益气安胎、活血行气化瘀法治疗该病，取得了良好的治疗效果。

有人会问，妇女妊娠期用药历来都非常谨慎，活血破气之品多为妊娠禁忌药。而高老用少腹逐瘀汤，里面当归、川芎、赤芍、官桂等皆为活血之品；香附、延胡索又为行气之药，如何敢用？有何道理？

回答此问题，仍然要从该病的病因病机来分析。因患者寒凝胞宫，瘀血阻滞。故受孕后胎儿的生长环境并不理想，因其寒凝，则阳气不足；因其瘀滞，则气血运行代谢不良。寒气凝滞，无血以生，无气以运，则胎儿无以滋养成活。所以运用血府逐瘀汤,正是很好的针对了这一病因病机。《黄帝内经》曰:“有故无陨,亦无陨也。”有是病而用是药,只要药证合拍,用量适宜,则对母体和胎儿都无影响。用黄芪以补气以养胎,且能助行血之药更好的行于子宫之中。而且,妊娠妇女因多次胚胎停止发育,往往心中纠结担心,害怕再有是症,故肝郁气滞也是常有的兼症。然诸多疏肝解郁之品中,高老唯独选用香附,既有疏肝理气之用,而且能养血和血,散寒暖宫,与上药配伍,诚然见功。

2. 乳腺增生

李某,女,32 岁,榆林人。2011 年 8 月 5 日初诊。

主诉:反复双乳胀痛 7 年,加重 1 个月。

现病史:双乳胀痛为主,时而刺痛,双腋下胀痛抽掣不适,自扪有块,大小不等。每于行经前 10 天开始疼痛,月经来潮则疼痛减轻。近 1 个月因生气后乳痛明显,经外院诊治,服用“乳癖舒胶囊”“桂枝茯苓丸胶囊”等药,效果不明显,故来求治。平素经量可,色暗红,有血块,经期 7 天,周期正常。现月经 7 ~ 8 日即潮,心烦急躁,纳食可,二便调,余无不适。

既往史:既往有乳腺增生病史 7 年。

过敏史:无。

体格检查:舌黯淡苔薄白,脉沉弦。

乳腺 B 超显示:双侧乳腺腺体增厚,右侧 1.2 厘米,左侧 1.0 厘米,内部回声不均匀,呈蜂窝状改变。

中医诊断:乳癖。

西医诊断:乳腺增生。

证型:肝郁气滞,痰瘀内阻。

治则:疏肝理气,活血止痛。

处方:

陈皮 30 克	当归 10 克	炒白芍 10 克	醋柴胡 12 克
夏枯草 15 克	丹参 15 克	王不留 20 克	醋延胡索 15 克
生牡蛎 20 克	莪术 15 克	炒白术 10 克	茯苓 10 克

生甘草 10 克　　山慈姑 15 克　　昆布 15 克　　川楝子 18 克

7 剂,水煎服,每日 1 剂,每日 2 次。

嘱其若月经来潮则停药,经后来复诊。

二诊(8 月 20 日):药后乳痛明显缓解。现经后 1 天,双乳稍不适,结块明显,推之可移。舌淡红苔薄白,脉沉弦滑。遂用上方去川楝子,加浙贝 15 克,5 剂,隔日服。并嘱下月经前 7 天继续治疗。

经过 2 个月经周期治疗后,乳痛基本消失,双乳肿块亦缩小。后又坚持治疗 2 个月,乳痛再未复发,肿块亦基本消失,遂以上方加减 4 剂制水丸善后。半年后随访无不适。查 B 超示双侧乳腺未见异常。

按语:乳腺增生属中医"乳癖"范畴。临床主要以乳房结块,大小不等,质地柔软,活动性好,胀痛刺痛,随月经周期及情绪变化而变化为主要症状。其病因为现代女性工作生活压力较大,情志不畅,气滞血瘀,凝结乳络;生活水平提高,饮食肥甘厚味,助湿生痰,结聚成块。其病机为肝气郁滞,瘀血阻络,或脾失健运,痰湿内生,从而导致气血痰瘀互结成癖。其治则取《素问·至真要大论》"坚者削之""结者散之"之意。其治法为理气疏肝,活血通络,化痰散结。高老拟定的乳癖方为治疗本病的基础方剂。

乳癖方方解:全方以逍遥汤为基本方,重用陈皮为君,取其理气疏肝、通络行瘀、健脾化痰散结之效。《外科医案汇编》言:"若治乳从一气字著笔,无论虚实新久,温凉攻补,各方之中,挟理气疏络之品,使其乳络疏通。……自然壅者易通,郁者易达,结者易散,坚者易软。"如此重用陈皮,理气则郁解,郁解则气畅,气畅则血行,血行则络通,并寓有"治痰先治气"的含义。《新修本草》言陈皮"功同补药则补,同泻药则泻,同升药则升,同降药则降"。故与他药伍用,可发挥巨大功效。取醋柴胡、夏枯草、炒白芍、当归疏肝柔肝,助君行气解郁散结为臣。延胡索、丹参活血止痛,牡蛎、莪术、王不留通络散结,茯苓、白术健脾化痰,并有"见肝之病,知肝传脾,当先实脾"的含义,此三组药物配合共为佐药。甘草为诸药使。纵观本方,以理气疏肝为主,并合化瘀、散结、通络、健脾、止痛之法。是故气机得畅,瘀血能行,痰湿以清,经脉可通,疼痛可除,痞块可消。随证加减：气滞甚者，加香附、青皮以行其气；血瘀甚者，加川芎、水蛭以化其瘀；痰湿甚者，加栝楼、浙贝以化其痰；痛甚者，加川楝子、白芷以止其痛；结块甚者，加山慈姑、昆布以散其结；老年冲任失调者，加仙茅、淫羊藿以调其冲任。

沈金鳌之《妇科玉尺》曰："妇人之疾，关系最钜者，则莫若乳。"中医对于人体各个脏腑器官的认识在《黄帝内经》中早已详述，而唯独对乳房描述甚少，甚至无脏腑隶属之说。后世医家胡公弼总结："男子乳头属肝，乳房属肾；女子乳头属肝，乳房属胃。"然此从经络角度阐述乳房归属，究竟未能从根本上、从中医五脏一体观上说明乳房的脏腑从属关系。高老仔细研读经典，并结合临床实际，大胆提出乳房应属"奇恒之腑"。五脏主藏精，满而不能实；六腑主传化，实而不能满。脑、髓、骨、脉、胆、女子胞六者功似脏而形似腑，且大多无表里脏腑，故名奇恒之腑。高老认为："乳房从形态方面，由乳晕、乳络和肌肉构成，其眼如网，虚若蜂窝，故形似腑；功能方面，哺乳期乳房内藏乳汁，哺育婴儿，故功似脏。形似腑而功似脏，是故将其归属为'奇恒之腑'。"既然认定乳房属奇恒之腑，那么治疗乳腺增生，就应抓住奇恒之腑以通为用，以行为主，又不失其藏精的特点。纵观高老治疗乳癖的方法，总以理气疏肝为主，而又不失柔肝健脾之意；以通络散结为辅，却又不离养血益气之法。治疗之时，遵循乳腺的疏泄与封藏的变化规律（即随月经周期变化），动静结合，疏藏有度，缓急相辅，灵活应用，故能取得良好疗效。

3. 女性性欲低下

胡某，女，36岁，榆林人。2013年6月10日初诊。

主诉：性欲低下2年。

现病史：性欲低下，勉强同房，毫无兴趣，厌恶房事。同房后少腹下坠不适，腰困。带下量少，阴道干涩。月经量少，色暗，有小块，经期2~3天，周期40~50天。现月经延期13天未潮。心烦，纳食可，二便调，余无不适。

既往史：既往体健。

过敏史：无。

体格检查：面色黧黑，舌暗红苔薄白，脉沉。

辅助检查：无。

中医诊断：阴痿。

西医诊断：性欲低下。

证型：肾虚血瘀。

治则：补肾助阳，理气活血。

处方：

熟地黄 15 克	当归 15 克	川芎 12 克	赤芍 10 克
三棱 12 克	莪术 12 克	炒枳实 15 克	土元 10 克
炒王不留 15 克	海藻 15 克	香附 15 克	炒桃仁 15 克
红花 10 克	柴胡 12 克	枳壳 12 克	水蛭 10 克

5 剂，水煎服，每日 1 剂，每日 2 次。

嘱患者，若月经来潮则停服，经后复诊。

二诊（6 月 20 日）：服上药 3 剂后月经来潮，经量较平时增加，色暗红，有块，经期 3 天。现经后 3 天，余无其他不适。舌脉同前。处方守前方去水蛭，加巴戟天 15 克，淫羊藿 30 克，菟丝子 30 克，锁阳 15 克，7 剂，水煎服，每日 1 剂，每日 2 次。

三诊（6 月 28 日）：服上药后，自觉性欲较前稍强，同房稍有反应，带液增多，阴道干涩有所缓解。现经后 11 天，纳可，二便调。舌淡红，苔薄白，脉沉。继予前方 10 剂，水煎服，每日 1 剂，每日 2 次。

四诊（7 月 8 日）：药后上症缓解，月经 5 日即潮，稍腰困，余无不适。舌淡红，苔薄白，脉沉。

处方：

熟地黄 15 克	当归 15 克	川芎 12 克	赤芍 10 克
炒桃仁 15 克	红花 15 克	川牛膝 15 克	阿胶珠 15 克
三棱 12 克	莪术 12 克	水蛭 10 克	香附 15 克
醋柴胡 12 克	炙甘草 15 克		

7 剂，水煎服，每日 1 剂，每日 2 次。

嘱患者，若月经来潮则观察血量多少，血量正常或偏少，则连服汤药;若月经来潮过多,则停服;若药后月经愆期未潮,则再来就诊。

五诊(7 月 17 日):服药之后,月经按期来潮,经量可,色暗红,有少量块,经期 4 天。行经腰困腿软,小腹稍不适。现经后 2 天,余无其他不适。舌淡红苔薄白,脉沉滑。

处方:

熟地黄 15 克	当归 15 克	川芎 12 克	赤芍 10 克
三棱 12 克	莪术 12 克	炒枳实 15 克	土元 10 克
炒王不留 15 克	海藻 15 克	香附 15 克	柴胡 12 克
枳壳 12 克	巴戟天 15 克	桂枝 12 克	黑附子 10 克
小茴香 10 克	淫羊藿 30 克		

10 剂,水煎服,每日 1 剂,每日 2 次。

六诊(7 月 27 日):药后性欲增强,同房反应较明显,带下正常。经后 12 天,无不适症状。舌脉同前。遂继服前方 10 剂,水煎服,每日 1 剂,每日 2 次。

继服此方加减调整治疗 3 个月后,性欲明显增强,同房反应正常,月经已能按月来潮,经量正常。半年后随访性生活和谐。

按语:女性性欲低下,系指女性对性生活缺乏欲望,同房无快感,甚至厌倦房事。该病属于中医"阴冷""阴痿"的范畴。《黄帝内经》云:"肾者,作强之官,伎巧出焉。"其病因病机为肾精不足,作强失司;或肾阳虚损,命门火衰;或肾阴亏虚,冲任不调;或肝郁气滞,气机失调;此外,忧思伤脾,痰湿内盛,瘀阻血脉也是本病的重要原因。

本案患者中年妇女,性事淡漠,反感厌恶,同房后少腹下坠不适。伴见腰困、月经量少、月经愆期、带下量少、阴道干涩等症。皆由肾阳不足,鼓舞蒸化失司所致。再观其舌脉,有瘀血阻滞之象,故治法当在温肾补火的基础上,佐以活血化瘀,理气行滞。当其月经愆期,应活血通经,故处方以桃红四物汤加三棱、莪术、土元、水蛭活血通经;以柴胡、香附、枳壳、枳实疏肝行气;炒王不留、海藻利水活血,使其气血水湿通利,以达到通经之效。

二诊用此药后,取效甚捷,月经很快来潮,经量也稍增加。此时当

“缓则治本”，在原方基础上加入淫羊藿、巴戟天、菟丝子、锁阳壮肾阳、益肾精，共奏活血化瘀，调理气机，益肾壮阳之功。

三诊来看，采用温肾助阳治法初见其效，性欲低下稍见缓解。故继服前方，以观其效。

四诊在温肾活血大法之下，再次调整用药，重点在活血通经，使其月经按月来潮，量色质均可。

此后调整过程中，仍按照月经周期规律，调整用药，3 个月后诸症全消，取得满意疗效。

高老认为，女性性欲低下，为妇人之隐曲，若见此病，必定日久病深。如单用补肾填精之法，补而不活，则取效必定漫长。而用活血化瘀之法，合益肾助阳之品，其效方能迅速。故其治法，以补肾壮阳为主，兼顾肾阴，阴阳同补，有阴中求阳之意。补肾之中而兼用活血化瘀之品，使其补而不滞，补而能行，补而能化，活血而不伤正，行气而不伤阴。

4. 阴吹

李某，女，28 岁，榆林人。2014 年 3 月 22 日初诊。

主诉：阴吹半年。

现病史：阴中排气频频，簌簌作响，甚则响声明显，如同放屁。常于改变体位、起坐转身时发生。小腹时觉坠困发凉，腰困。8 个月前顺产一胎，正值哺乳期，月经尚未来潮。纳食可，二便调，余无其他不适。

既往史：既往体健。

过敏史：无。

体格检查：面色㿠白，舌淡红苔薄白，脉沉。

辅助检查：无。

中医诊断：阴吹。

西医诊断：阴道出气。

证型：寒凝气滞。

治则：温经散寒，活血行气。

处方：

小茴香 10 克　　延胡索 10 克　　没药 10 克　　当归 10 克

赤芍 10 克　　川芎 10 克　　桂枝 10 克　　干姜 10 克
川楝子 10 克　　吴茱萸 10 克　　乌药 15 克　　枳壳 12 克
香附 15 克　　生甘草 10 克

7 剂,水煎服,每日 1 剂,每日 2 次。

嘱患者,服药期间,禁食生冷油腻之品,睡觉多侧卧位。

二诊(3 月 30 日):服上药后,阴吹一症较前缓解,次数减少,响声亦不明显。舌脉同前。处方守前方加炮附子 8 克,7 剂,水煎服,每日 1 剂,每日 2 次。

3 个月后随访,上症再未复发。

按语:阴吹一症,系指妇女阴道的异常排气反应,有时伴有响声。中医学对该病早有认识,《金匮要略》曰:“胃气下泄,阴吹而正喧,此谷气之实也,膏发煎导之。”后世医家经过临床实践,对此多有发挥。该病的病因病机多为阴虚内燥,不能濡养;中气下陷,气从阴出;气血不足,气失统摄。本病多发生于 40 岁以上的经产、体弱的妇女。因为病家多隐而不宣,故临床也不常见,古代医籍之中也描述较少。正如张璐所言:“阴吹正喧,乃妇人恒有之疾,然隐忍不言,故方中不载。”

本案患者产后 8 个月,阴吹现象已半年。身体基本无大碍,唯阴吹如矢气,细诊其少腹发凉、坠困,当为寒邪凝固所致。故拟用少腹逐瘀汤加味治之。取少腹逐瘀汤之小茴香、延胡索、没药、当归、赤芍、川芎以温经散寒,暖宫行血。易肉桂为桂枝,加强其温通经脉之用;选干姜代炮姜,加强其温经暖宫之能。吴茱萸暖肝散寒。乌药、枳壳、香附、川楝子暖下焦、行肝气,促使郁结之寒邪得以排除。甘草调和诸药。

二诊药证合拍,症状明显缓解,故在此基础上,再加炮附子以加强温经散寒之效。此后病已痊愈。

古代医家治疗阴吹之病,有各家之言。吴谦认为,阴吹乃是胃气实而肾气虚,治当以诃黎勒丸;若气血大虚、中气下陷者,用十全大补汤加升麻、柴胡;吴鞠通认为,阴吹乃是“痰饮蟠居中焦”所致,当用橘半桂苓枳姜汤主之。

高老在研究古人的文献基础上,结合多年临证经验得出:阴吹多由寒邪凝聚于阴中所致。其原因为妇女产后外阴松弛，养护不当，寒邪乘虚而入，凝聚于此，导致该病。寒邪凝滞少腹，气机紊乱，升降失常，谷气不循常道，别走旁窍，则阴吹有声。

故治疗当以温经散寒，活血行气为大法。一方面用辛热之品以散其寒，一方面用行气活血之法，导其寒邪外达肌体。服药过程中，当禁服生冷之品，并多以侧卧睡眠，以避免内寒中生或外寒由阴户侵入人体。

5. 经前头痛

庞某，女，32 岁，延安人。2017 年 12 月 22 日初诊。

主诉：经前头痛 5 ~ 6 年。

现病史：无明显诱因出现经前头痛，并逐年加重，每月经前 3 ~ 4 天开始全头胀痛、头晕，伴视物旋转、双乳胀痛、自扪有块，颜面痤疮加重。经行则上症消失，余无其他不适。现月经 6 日即潮，月经情况基本正常。

既往史：既往体健。

过敏史：无。

体格检查：心肺腹未见异常，舌淡红苔薄白，脉沉。

中医诊断：经前头痛。

西医诊断：神经性头痛。

证型：肝郁化火。

治则：凉血活血，化瘀止痛。

处方：

熟地黄 15 克	当归 15 克	川芎 15 克	赤芍 15 克
生地黄 15 克	白芷 12 克	柴胡 12 克	牛膝 15 克
水蛭 10 克	九香虫 10 克		

6 剂，水煎服，每日 1 剂，每日 2 次。

复诊（2018 年 1 月 19 日）：服上药后，经前头痛、头晕消失，仅双乳胀，痤疮。因家中有事，停药 20 天。现经后 16 天，无不适。继予前方 5 剂，嘱经前 5 日开始服用，巩固疗效。

按语：本案头痛，由肝郁化火引起，处方用两地汤凉血活血，柴胡疏肝，白芷、九香虫止痛，牛膝、水蛭引血下行。肝郁化热，上冲头目，血随气上,故头胀痛而晕,乳胀、痤疮亦可证明。

以往高老治疗肝郁化火证,一般选用加味逍遥汤加菊花、黄芩、天麻等。此案病久,热瘀在血分多,在气分少,故以凉血、活血、引血下行为法。6剂药而能愈5年之病,效如桴鼓,其立法之理,制方之妙,仍未可尽详也。

六、内科杂病

1. 头痛

郑某,女,30岁,榆林大柳塔人。2018年1月10日初诊。

主诉:反复头痛4~5年。

现病史:无明显诱因出现头痛,左侧偏头痛、头闷不清,双眼胀,时发时止,时轻时重。时劳累后有所加重,经后4天,经事调。饮食可,二便调。

既往史:既往体健。

过敏史:无。

体格检查:体型正常,心肺腹未见异常,舌暗淡苔白稍厚,脉沉。

中医诊断:头痛。

西医诊断:神经性头痛。

证型:肝阳上扰,络脉不通。

治则:清肝祛湿,活血通络止痛。

处方:

川芎15克	熟地黄15克	赤芍15克	当归15克
鸡血藤15克	川牛膝15克	草豆蔻10克	佩兰15克
薏苡仁30克	钩藤10克	菊花15克	乳香10克
延胡索15克	炙甘草10克	白芷10克	蔓荆子10克
焦三仙各15克	鸡内金15克	枳实15克	

10剂,水煎服,每日1剂,每日2次。

复诊(1月19日):药后头痛消失,继予前方10剂,连服5剂,后5

剂隔日服。

按语：高老常言："左芎右白芷。"即左侧偏头痛属厥阴肝气不疏，右侧偏头痛属阳明胃气不降，符合"左升右降""肝升胃降"之理。临床当中，二者常并见。该方以清肝祛湿、活血止痛为主，对于内伤头痛中，肝阳上扰，湿困脾胃导致头痛者有良效。本案中加蔓荆子疏风清利头目，焦三仙、鸡内金、枳实等和胃降浊。清浊自分，浊者自降，清者自升，头痛即止。

内伤头痛中，还有瘀阻脑络、肾虚精亏等证型。前者亦可用四物汤加鸡血藤、炙乳香、炙没药、延胡索等治疗；若症状严重，迁延日久，可用血府逐瘀汤治之。肾虚精亏而头痛者，以六味丸加味治疗。

现代人常营养过剩，脾胃痰湿者居多，脾虚痰湿盛，有碍肝阳升发；肝气旺盛，克伐脾土，二者常互为因果。此外，使用活血和血通络之法相伍，有助于运脾湿、疏肝气，用量适宜，事半功倍。

2. 耳鸣

张某，女，50 岁，榆林人。2017 年 11 月 15 日初诊。

主诉：耳鸣 3 个月，加重 1 周。

现病史：患者是职业教师，3 个月前佩戴扩音器之后，右耳出现耳鸣，耳鸣如潮，时发时止。近一周加重，左耳亦开始耳鸣，每日发作 3 ~ 5 次，可自行缓解。缓解后双耳听力正常。余无其他不适症状。

既往史：既往体健。

过敏史：无。

体格检查：心肺腹未见异常，舌淡红苔薄白，脉沉弦。

中医诊断：耳鸣。

西医诊断：神经性耳鸣。

证型：肝火上炎。

治则：清肝泻火。

处方：

柴胡 10 克	黄芩 10 克	清半夏 10 克	炒白芍 10 克
炙甘草 10 克	焦栀子 10 克	车前子 15 克（包煎）	泽泻 10 克

木通10克	当归15克	远志6克	石菖蒲20克
川芎10克			

7剂,水煎服,每日1剂,每日2次。

复诊(2017年11月24日)服上药后,左耳再未耳鸣,右耳耳鸣音降低。余无其他不适。继予前方10剂连服。

三诊(12月10日):近一周上课较多,不能避免使用扩音器,右耳耳鸣稍加重。眠较差,每夜可睡5~6个小时,梦多。舌淡红苔白,脉沉。调整处方如下:

柴胡24克	黄芩10克	清半夏10克	炒白芍10克
炙甘草10克	远志6克	石菖蒲10克	白芷10克
煅牡蛎30克(先煎)	川芎10克	丹参30克	桔梗15克
煅龙骨30克(先煎)	炒酸枣仁15克		

10剂,水煎服,每日1剂,每日2次。

四诊(12月22日):药后耳鸣音明显降低,发作次数减少,两到三日发作一次。舌淡苔薄白,脉沉。继服前方10剂。3个月后随访耳鸣已消失。

按语:耳鸣一病,临床多分虚实二证。实者肝胆火旺,虚者肝肾阴虚。本案耳鸣音高,又为外因引发的新病,故以实证治之。先以龙胆泻肝汤加通窍活血之品,效果立见。后随症加减逐渐消失。临床耳鸣患者,常夜间明显,越是耳鸣,睡眠越差;睡眠越差,耳鸣又转而加重,形成恶性循环。以炒酸枣仁、煅龙骨、煅牡蛎安心神助睡眠,又可侧面帮助耳鸣恢复。此外,耳鸣又有肝气郁滞者,以王清任之通气散(柴胡30克,香附30克,川芎15克研末服)治之,其效亦佳。

3. 咳嗽

马某,男,65岁,榆林人。2017年12月9日初诊。

主诉:咳嗽10余年,加重1个月。

现病史:10年前感冒后引起咳嗽,此后咳嗽反复,并逐渐加重,天气变化时较为明显。近1个月咳嗽又加重,干咳无痰,咽干,声音嘶哑,时咽痛,气憋不适。纳食可,二便调。

既往史：既往有慢性支气管炎病史 10 年。

过敏史：无。

体格检查：体态肥胖，桶状胸，舌淡苔薄白少津有裂纹，脉沉。

中医诊断：咳嗽。

西医诊断：①咳嗽；②支气管哮喘。

证型：肺热咳嗽。

治则：清肺止咳。

处方：

桑白皮 15 克	地骨皮 10 克	桔梗 10 克	黄芩 10 克
生甘草 10 克	知母 10 克	浙贝母 15 克	款冬花 15 克
焦三仙各 15 克	连翘 15 克	葶苈子 30 克（另炒）	大枣 10 枚

7 剂，水煎服，每日 1 剂，每日 2 次。

复诊（2017 年 12 月 20 日）：服上药期间，咳嗽明显缓解，余症亦有所减轻。近 3 日受凉后，咳嗽又有所加重。调整处方：陈皮 15 克，法半夏 12 克，茯苓 15 克，炙甘草 10 克，桑叶 15 克，菊花 15 克，杏仁 15 克，连翘 15 克，薄荷 10 克，芦根 15 克，桔梗 15 克，蜜百部 10 克，5 剂，水煎服，每日 1 剂，每日 2 次。

三诊（2018 年 1 月 24 日）：服上药后诸症缓解，因家中有事停药。近一周夜间咳嗽，有少量白痰。舌淡苔白厚，脉沉。继予前方加苏子 10 克，莱菔子 15 克，前胡 10 克，10 剂，水煎服，每日 1 剂，每日 2 次。

四诊（2018 年 2 月 7 日）药后夜间仅轻微咳嗽，白天无任何不适，舌淡苔白厚，脉沉。继予前方加焦三仙各 15 克，鸡内金 15 克巩固。3 个月后随访咳嗽再未发作。

按语：内伤咳嗽，病机主要有肺肾阴虚、痰湿内蕴、痰热伏肺等。本案患者体态肥胖，口干咽干，舌有裂纹少津，考虑肺热上壅，耗伤肺津，痰湿内盛津液不能上乘之故。初诊用泻白散加味，清肺止咳。葶苈子为方中要药，为清肺热祛痰饮，止咳降逆之猛将。《开宝本草》曰："疗肺壅上气咳嗽，定喘促，除胸中痰饮。"高老用葶苈子时，重用 30 克，必另包炒至微黄。一防生用伤正，二防过量而引起腹泻，故再加大枣 10 枚，合仲景之风。复诊症状缓解，患者受凉复感外邪，以桑菊饮合二陈汤加减治疗。五脏六腑皆令人咳，高老认为，夜间咳嗽，系由痰湿困脾，食积内停所致，故后加消痰利肺、健脾消导之品，其咳即止。

4. 痹证

姬某，女，33岁，榆林人。2017年12月12日初诊。

主诉：四肢关节、肌肉疼痛困重4年，加重1周。

现病史：患者4年前顺产1胎，自产后半年开始出现四肢疼痛困重，未予重视。2年前间断口服中、西药治疗，症状时发时止，时轻时重，每于受凉后、劳累后较为明显。近1周受凉后症状复发。现症：四肢关节，肩、肘、指、膝、踝关节疼痛困重，双腿轻度浮肿，关节无僵硬变形。周身乏困，精神不振。月经正常，现经后15天。带下可，食纳二便均可，余无不适。

诊查：舌黯淡，苔薄白，脉沉涩。外院化验血常规、风湿因子、C反应蛋白、尿常规未见明显异常。

诊断：痹证。

证型：血虚络阻。

治则：养血活血，化瘀通络止痛。

处方：

熟地黄15克	当归30克	川芎15克	赤芍15克
炒桃仁15克	红花15克	川牛膝15克	桑枝12克
炒枳壳12克	桔梗15克	柴胡12克	生甘草10克
鸡血藤15克	乳香10克	延胡索15克	

7剂，水煎服，每日1剂，每日2次。

复诊（2017年12月20日）：服上药后，关节疼痛明显缓解，四肢困重、乏力亦有所减轻，余无不适。继予前方加生黄芪20克，7剂，水煎服。

三诊（2018年1月5日）：服药之后，关节疼痛基本消失，近期家中有事，劳累之后，仅觉四肢轻微困乏不适，双下肢再未见浮肿。余皆正常。予前方7剂，水煎隔日服。

按语:患者周身关节疼痛困重,询问病情,乃是产后所得。妇女生产时失血伤津,气血两虚;产后百脉空虚,易感外邪,寒邪乘虚入体,血为寒凝。故治当以养血活血为本,通络止痛为标。方用血府逐瘀汤养血活血化瘀,重用当归补血和血,乳香、延胡索行痹止痛,桑枝、鸡血藤通络。后加生黄芪扶正固表,以绝寒邪伤人。高老擅用血府逐瘀汤加减治疗血瘀型痹证、头痛、神经官能症,以及多种年长日久的难病、怪病。其辨证核心就在于抓住"瘀血"这一关键因素。

5. 鼻渊

杨某,男,27 岁。2017 年 9 月 12 日初诊。

主诉:过敏性鼻炎 5 年余,加重 7 天。

现病史:患者 5 年前发现过敏性鼻炎,每遇春、秋换季时复发。出现鼻塞、流清涕、喷嚏、流泪等症状平素体弱易感冒喜饮酒,酒后鼻炎加重,遂在当地医院就诊,予以西医抗过敏治疗,效果不明显。为求进一步诊治,今来我院诊治。现症:鼻塞、流清涕、喷嚏、流泪、头目不清、颜面浮肿。诊查:舌淡,苔薄白,脉沉。

检查:双肺听诊未见明显异常。血常规示:血生化未见明显异常。

诊断:过敏性鼻炎。

证型:脾肺气虚。

处方:

辛夷 30 克	牡丹皮 10 克	当归 15 克	薄荷 10 克(后下)
麸炒白术 10 克	黄芪 20 克	防风 10 克	川贝 10 克
炒栀子 10 克	玄参 10 克	柴胡 12 克	炒苍耳子 20 克

7 剂,水煎服,每日 1 剂,每日 2 次。

二诊(2017 年 9 月 20 日):服上药 7 剂后,自觉症状明显减轻,稍有鼻塞,余无不适。方药如下:

辛夷 30 克	牡丹皮 10 克	当归 15 克	薄荷 10 克(后下)
麸炒白术 10 克	黄芪 20 克	防风 10 克	川贝 10 克
炒栀子 10 克	炒苍耳子 20 克	玄参 10 克	石首鱼脑骨 10 克
柴胡 12 克			

10剂,水煎服,每日1剂,每日2次。

嘱其继服上方。服药后,全身症状消失。

按语:陕甘蒙地区鼻炎肆虐,其一因沙蒿过敏,其二因饮酒太过,加之气候干燥,温差较大。临风而卧,风如胆中,若多饮酒则胆不胜酒,火毒存于胆,人卧,胆气不行,又加之风寒入侵内热愈甚。胆之热不能外泄,遂移其热于胸中,而胸得热毒之气不能久藏,上走于脑,胆属阳而头亦属阳,脑在头之中,头无可藏热之处必遇穴而出,从鼻窍而出矣。但概用清胆之物则会损伤肺气,肺气虚寒则流涕愈烈。

高老因地制宜,认为陕甘蒙地区鼻渊患者的病位主要在胆,其次在肺。因此,当先清胆之热再温补肺之气。辛夷最能入胆,加柴胡、栀子以舒胆中之热,当归、川贝等驱邪,苍耳子因为有毒副作用可逐渐加量,石首鱼脑骨寒热鼻渊皆可用之,方中加入玉屏风散,意在益气固表。

6. 眩晕

(1)痰湿困脾证。

蔺某,女,61岁,府谷人。2017年12月13日初诊。

主诉:头晕4~5年,加重5天。

现病史:4~5年前无明显诱因出现头晕目眩,头胀痛、头闷,时发时止,时轻时重,常于午后较为明显,余无其他不适。

既往史:既往体健。

过敏史:无。

体格检查:心肺腹未见异常,舌淡红苔薄白,脉沉弦有力。血压140/100毫米汞柱。

中医诊断:眩晕。

西医诊断:①眩晕待查;②高血压病。

证型:痰湿困脾,肝风内动。

治则:祛痰除湿,平肝祛风。

处方:

生白术15克	茯苓15克	陈皮15克	法半夏12克
生白芍15克	钩藤15克	草决明30克	怀牛膝15克

天麻 15 克　　夏枯草 30 克　香附 15 克　　炙甘草 10 克

10 剂,水煎服,每日 1 剂,每日 2 次。

复诊(2017 年 12 月 22 日):服上药后,头晕明显缓解,头胀痛亦减轻。余无其他不适。血压 130/90 毫米汞柱,继予前方 10 剂连服。

半年后随访,头晕再未复发,头胀痛也随之消失。

按语:病人体态偏胖,素有痰湿内停,主方用半夏白术天麻汤加味,健脾去湿,化痰熄风。《医学从众录》云:“风生挟木势而克土,土病则聚液而成痰。故仲景以痰饮而立论也。”高老用方精准,有血压稍高,脉弦有力,辅以平肝祛风之品。病情较为单纯,故处方亦精练对症。效如桴鼓,亦在情理之中。

(2)阴阳两虚证。

高某,女,68 岁。2009 年 7 月 6 日初诊。

主诉:发现血压升高 10 余年。

现病史:患者 10 年前出现头晕,头痛,血压持续在 180~200/110~120 毫米汞柱,无恶心、呕吐、胸闷、气短等症状,遂在当地医院诊断为高血压 3 级,收住院治疗,出院后持续服用中药及西药降压治疗,效不明显。为求进一步治疗,今来我院诊治。现症:头晕,耳鸣耳聋,心悸健忘,身倦神疲,少寐或者嗜睡不定,多梦易醒,下肢浮肿,大便难而稍干,小便不利。诊查:舌淡、苔白,脉沉细。

检查:①心电图检查示:偶发性房性期前收缩,室性期前收缩呈二联律,心肌缺血。②头颅 CT 检查示:未见明显异常。

中医诊断:眩晕。

西医诊断:高血压 3 级。

证型:肾精不足,阴阳两虚。

治则:平补阴阳,化生肾气。

处方:

熟地黄 15 克　　山茱萸 9 克　　山药 12 克　　泽泻 15 克

牡丹皮 9 克　　肉桂 6 克(炮)　　附子 6 克　　车前子 15 克

牛膝 12 克(炒)　　酸枣仁 18 克　　葛根 30 克　　天麻 15 克

5 剂，水煎服，每日 1 剂，每日 2 次。

二诊（2009 年 7 月 12 日）：服上药 5 剂后，自觉症状明显减轻，但测血压未降，仍持续在 180～200/110～120 毫米汞柱。方药如下：

熟地黄 15 克	山茱萸 9 克	山药 12 克	泽泻 15 克
牡丹皮 9 克	肉桂 6 克（炮）	附子 6 克	车前子 15 克
牛膝 12 克（炒）	酸枣仁 18 克	葛根 30 克	天麻 15 克

10 剂，水煎服，每日 1 剂，每日 2 次。

嘱其继服上方。服至 2 个月时，全身症状消失，房性期前收缩、室性早搏亦消失，测血压 160/90 毫米汞柱。将上方制成丸药，嘱其服药半年，现随访患者血压始终维持在 140～150/85～95 毫米汞柱。

按语：高血压病老年患者按照中医常法，如滋阴潜阳、凉肝息风等，效果常不理想。因为老年高血压患者，其血压大多随年龄的增长，脏腑阴阳气血的衰退而逐渐增高，加之年老多病，如不从整体虚衰的角度着手治疗，而单从肝阴肝阳方面考虑，多无效。治疗老年高血压的有效方法是补益气血、燮理阴阳的整体疗法，即使出现实证，也是因虚致实，主张以补为通或通补兼施。

中药治疗老年高血压，大多先有症状减轻，然后随着继续服药，血压才得以逐渐下降。因此，在服药过程中，只要患者无不良反应，不可轻易改方换法，长期服用始见后效。高血压临床常见肝阳上亢或阴虚阳亢之证，故滋阴潜阳之法，尤其是平肝降逆之法临床常用，此犹如西医之降压药，一是需长期使用，二是停药后有血压复升之情。在辨治高血压时，不单纯看到血压增高之表象，更看到导致血压升高的本虚实质，故立补益气血、燮理阴阳的整体疗法，且从乙癸同源、肝肾同治出发，据肾为肝母之理，从肾论治，更在治肾诸方中择取济生肾气汤为主方，实乃选方遣药之精专。盖济生肾气汤，不仅有肾气丸之补肾之力，更添牛膝、车前子利水消肿之力，对高血压而言，并无水肿之症状，在此择用牛膝、车前子实富有内消痰浊、通利脉络之用；因高血压患者常有动脉硬化，以此通补兼施，又具软化血管之意，实是一举两得，也可谓是辨病与辨证相结合的妙用。临床以济生肾气汤降压者并不乏其数，当深悟其降压之机制。在此案中，药后先有症状减轻，随后血压逐渐下降，在此也告诫医患双方要善于守方，勿操之过急，实是治疗慢性病之基本准则。

(3)眩晕(肝阳上亢证)。

闫某，男，38 岁，2010 年 9 月 20 日初诊。

主诉：发现血压升高 2 年。

现病史：患者平时因工作关系，饭局较多，喝酒多，2 年前发现血压增高，收缩压最高到过 180 毫米汞柱，血脂也偏高，曾间断服用硝苯地平、卡托普利等西药，血压控制不理想；今来诊治。当时测血压为 150/110 毫米汞柱，除稍有头晕外，无其他不适，面色发红，尤其印堂部位红赤，舌质红，苔白，脉弦细滑。

中医诊断：眩晕。

西医诊断：高血压。

证型：肝阳上亢。

治则：平肝熄风、滋养肝肾、活血利水。

处方：

石决明 30 克	钩藤 20 克	丹参 30 克	菊花 12 克
生白芍 15 克	山茱萸 20 克	葛根 15 克	夏枯草 20 克
益母草 30 克	川芎 10 克	黄芩 10 克	生地 20 克
泽泻 10 克	生山楂 15 克	枸杞 15 克	红花 6 克

5 剂，水煎服，每日 1 剂，每日 2 次。

二诊(2010 年 9 月 26 日)：病人自述，服完 5 剂，测血压为 130/90 毫米汞柱，服了中药后，头脑特别清凉，已无头晕的感觉。原方继服 5 剂。

10 剂服完后，自己在家中测血压为 110/80 毫米汞柱，他和他爱人都有点疑惑，是不是自己家里的血压计出故障了，遂到医院来测，当时也是 110/80 毫米汞柱，夫妻二人甚是惊喜，想不到中药疗效如此显著，遂又以原方开了 10 剂，制丸药，带药回家，以巩固疗效。

按语：高血压乃现代医学病名。中医学并无血压这一概念，故在传统的中医文献中也没有“高血压”这个病名。但没有这个病名，并不等于说中医学对高血压病丝毫没有认识。事实上，与高血压有关的各种临床症状及相应的治疗方法，中医学文献中均早有记载。高血压的主要临床症候、病程和转归，以及其并发症，均属祖国医学中的“头痛”“眩晕”“中风”等范畴。早在《黄帝内经》中就有“诸风掉眩，皆属于肝”“髓海不足，则脑转身鸣”的记载，认为本病的眩晕与肝肾有关。《丹溪心法·头眩六十七》提出“无痰不眩”“无火不晕”，认为“痰”与“火”是引起眩晕的另一种原因，以上这些论述，与高血压均有一定关系。

中医学认为高血压与情志失调，饮食失节，内伤虚损等因素有关。①情志失调长期精神紧张或恼怒忧思，可使肝气内郁，郁久化火，耗损肝阴，阴不敛阳，使肝阳偏亢，肝阳上扰于头目。肝肾两脏的关系甚为密切，故肝火也能灼伤肝肾之阴，形成肝肾两虚，肝阳偏亢。②饮食失节过于肥甘厚味，或饮酒过度，以至湿浊内生，湿浊久蕴可以化热化火，火灼津液成痰，痰浊阻塞脉络，上扰清窍，因而头痛、头晕发生此病。③内伤虚损劳伤过度或年老肾亏，肾阴不足，肝失所养，阴不敛阳，肝阳偏亢，内风易动。在以上各种因素的综合作用下，人体的阴阳失调，特别是肝、肾两脏的阴阳失调。由于肝肾阴虚，肝阳上亢，形成下虚上实的现象，故出现头痛，头晕，耳鸣，失眠等症；而肾阴亏损，不能上济心阴，故见心悸，健忘，不寐等；若病久不愈，则可导致肾阳虚衰，此时常兼有畏寒，肢体乏力，阳痿，夜尿等症候；阳盛可以化火、化风，可见面红目赤、烦躁多怒；肝风入络，则见四肢麻木；若肝阳暴亢，便阳亢风动，血随气逆，挟痰经火，横窜经络，扰动心神，蒙蔽清窍，从而发生中风昏厥等严重后果。由此可见，高血压病之本为阴阳失调，病之标乃内生风、痰及瘀血。从实用、方便的角度出发，高血压病分为肝阳偏亢、肝肾阴虚、阴阳两虚三型及痰阻、血瘀、内风三个兼证。

高血压的中药治疗须在按中医辨证分型后方可进行，如龙胆泻肝汤适用于肝阳上亢型，六味地黄汤适用于肝肾阴虚型等等，高血压的中药治疗具有症状疗效和降压疗效好，尤其是症状疗效明显、疗效稳定、无副作用等优点，是中医学在防治高血压病领域里一大优势，但由于中药药性温和，起效慢，为此，上海市中药制药三厂、上海市高血压研究所等单位研制出中西药复合制剂珍菊降压片，它既服用量小，降压快而平稳，又长期服用无副作用，故成为高血压患者的常备常服药。此治法有如此好的效果，我认为一是辨证准确，二是各味中药的剂量恰到好处，中医界不是有这么句话："中医不传之秘在于剂量"吗？方中以石决明、钩藤、白芍平肝熄风为主药，菊花、夏枯草、黄芩清肝热为臣药，枸杞、生地、山茱萸滋养肝肾，益母草、川芎、生山楂、红花活血利水为佐使。

(4)眩晕（阳虚湿盛证）。

周某，女，28岁，2012年7月19日初诊。

主诉：头晕4年。

现病史：患者4年前出现头晕、头疼、胸闷、气短等症状，血压为(140～190)/(90～120)毫米汞柱。某医院诊断为：①高血压；②冠状动脉粥样硬化性心脏病。给予住院治疗，好转出院，出院后持续口服药物治疗，为进一步诊治，来我院诊治。现头晕、头疼、胸闷心慌，眠差多梦，虚烦懊侬，形体渐胖，腰部酸痛，四肢发胀，腿软沉重，小便频短，舌质正常，后根苔薄黄腻，脉沉迟，血压168/98毫米汞柱。

检查：心电图报告为ST－T改变，心脏超声报告为冠状动脉粥样硬化性心血管改变。

中医诊断：眩晕。

西医诊断：①高血压；②冠心病。

证型：阳虚湿胜。

治则：温阳利湿，佐以潜阳。

处方：

党参6克	生白术6克	白芍6克	茯苓6克
熟附子4.5克(先煎)	桑寄生9克	炮狗脊9克	杜仲9克
龙骨9克	牡蛎12克	栝楼10克	薤白15克

5剂，水煎服，每日1剂，每日2次。

二诊（2012年7月25日）：服上方5剂后腰痛止，上午头晕减轻，下午尚晕，晚间少腹隐痛，舌黯红无苔。辩证为阳虚湿胜，阴亦不足。治宜阴阳兼顾，温阳益阴。处方如下：

党参6克	白芍6克	茯苓6克	川楝子5克

熟附子15克(先煎) 桑寄生9克 炮狗脊9克 杜仲9克
龙骨9克 牡蛎12克 栝楼10克 薤白15克

5剂,水煎服,每日1剂,每日2次。

三诊(2012年7月30日):又服上方5剂后,头晕减轻,虚烦、少腹痛俱好转,纳可,睡眠仍不佳,血压118/78毫米汞柱,舌质正常无苔,脉弦缓。病势已减,仍宜温阳益阴。处方:上方去狗脊,加熟地6克,枸杞子6克,附子减量至4.5克。

又5剂后,头晕心烦未发作,血压正常,但胸憋闷,睡眠欠佳,时在睡眠中憋气惊醒,尿次数多,舌正常无苔,脉左沉微弦滑,右沉迟。乃胸阳不足,痰湿阻滞,心气不足,法更疏调心气,温化痰湿。十味温胆汤,服5剂(隔日1剂)诸症消失。

按语:中医古籍中无冠心病的名称,但对冠心病的临床症状,《黄帝内经》及历代中医文献多有描述。例如:“邪在心,则病心痛。”“真心痛,手足青至节,心痛甚,旦发夕死,夕发旦死。”还记载有“暴卒心痛”“久心痛”“厥心痛”“胸痹心病”“胃心痛”“真心痛”等病症的症候。“胸痹心痛短气病”的名称为汉代张仲景《金匮要略》所正式提出。《圣济总录·痹门》中说:“胸痛者,胸痹痛之类也……胸膺两乳间刺痛,甚则引背胛或彻背膂。”显然,胸痹心痛病类似冠心病心绞痛。胸痹心痛的病因病机:胸痹心痛的发生多与寒邪内侵,饮食不当,情志失调,年老体虚等因素有关。其病机有虚实两方面:实为寒凝、气滞、血瘀、痰阻、痹遏胸阳阻滞心脉;虚为心脾肝肾亏虚,功能失调。其发病机制综合论之,或因各脏腑气血阴阳失调,导致胸阳不振,心脉气滞血瘀;或因心脉自身原因而气血瘀阻,“不通则痛”。胸痹心痛的主要特征是胸部憋闷疼痛,甚则胸痛彻背,短气喘息不得安卧。其病位主要在心,但与脾肾也有一定关系。一般地说,胸痹总属本虚标实之证,辨证首先当掌握虚实,分清标本,标实应区别阴寒、痰浊、血瘀的不同;本虚又应区别阴阳气血亏虚的不同。

治疗原则:应先治其标后顾其本,必要时可根据虚实标本的主次,兼顾同治。祛邪治标常以活血化瘀辛温通阳,泄浊豁痰为主,扶正固本常以温阳补气,益气养阴,滋阴益肾为主。

近代中医对冠心病的研究,最早临床文章见于1955年,提出本病相当于中医之“胸痹”“真心痛”。20世纪50年代以个案介绍为主,临床探讨及基础研究极少。60年代临床资料逐渐增多,对本病的病因病机、治疗法则、辨证分型、治疗方药等有所阐述,并取得了初步疗效,但基础研究仍很少;至70年代临床资料及理论探讨明显增多,全国性学术会议的不断召开,促进了研究工作的发展,使疗效不断提高。

本例患者胸闷,心悸,胸阳不振,形体渐胖,四肢发肿胀,腿软沉重,小便频短,苔薄黄腻,皆一派湿盛之象;头晕,心烦,系虚阳扰动;苔薄黄腻,似热、湿之证,但其脉沉迟,当舍舌从脉,属阳虚阴寒较盛。断然径投附子汤,以附子配党参,温补元阳,直祛寒邪;党参、白术、茯苓为补气祖方四君子汤之主药;党参、白芍同用,敛阴和营;加龙骨、牡蛎镇潜摄纳浮阳;加桑寄生、杜仲配合附子以强肾而固根本。仅5剂而初战告捷。二诊附子加量至15克,意在加强温阳;加川楝子调肝气;去狗脊加枸杞子、熟地黄滋肾,阴中求阳,而竟获全功。若摒弃辨证,沿袭世俗说法,投以清肝降火之剂,独犹如雪上添霜矣!

7. 心悸(气阴两虚证)

乔某,男,17岁。2012年7月19日初诊。

主诉:间断发热,胸闷、气短1月,加重3天。

现病史:1月前患者感冒发热40℃,伴有咽痛,经治疗1周后热退,咽痛消失,伴有乏力、胸闷、头晕、恶心,上楼时气短。入院前3天因体育活动后胸闷,乏力加剧,胸痛,心慌,出汗来院门诊,收入病房。症见形体消瘦,面色㿠白,气短声弱,头晕乏力,纳呆食少,夜寐盗汗,口干,心悸心慌,胸部闷痛,舌质红,舌苔白腻,脉细数结代。

查体:体温36.5℃,心率104次/分,呼吸30次/分,血压90/60毫米汞柱。发育营养欠佳,形体瘦弱,面色㿠白,颈两侧触及黄豆大小淋巴结,咽红,扁桃体Ⅰ度肿大,心率104次/分,第一心音低钝,心律不齐,心前区闻及2~3级收缩期杂音,肺部阴性,腹平软,肝肋下2厘米,脾肋下1厘米。

实验室检查:血沉6毫米/时,抗“O”625单位,黏蛋白5.50毫克,咽拭培养阴性,CDH435 单位,GOT 44 单位,诊断:心悸(病毒性心肌炎)。心电图示:窦性心律不齐,频发室性期前收缩。

中医诊断:心悸。

西医诊断:病毒性心肌炎。

证型:气阴亏虚。

治则:益气养阴,宁心安神。

处方:

黄芪 20 克	党参 10 克	五味子 3 克	炙甘草 6 克
当归 10 克	丹参 12 克	白芍 10 克	栝楼 12 克
葛根 15 克	郁金 10 克	薤白 10 克	

7 剂,水煎服,每日 1 剂,每日 2 次。

1 周后患者精神好转,面色稍红润,胸闷,心悸心慌,乏力减轻,食稍增加,胸痛消失。心电图示:窦性心律不齐,偶发室性期前收缩。GOT 40 单位,CPK 56.7 毫克。原方加减继续服用。4 周后体征消失,实验室检查阴性,心电图恢复正常。出院后继续服用原方加减,以巩固疗效。门诊随访 1 年余,病情稳定,未再复发。

按语:病毒性心肌炎是一种由病毒感染引起的以心肌炎症病变为主的疾病。正常成年人发病率约为 5%,一般传染病包括感冒等病毒性感染,在其病程中或恢复期,出现明显的心电图改变而疑有心肌损害的发病率可达 10% ~40%。本病多发于青少年,近年来有逐渐增多的趋势,已成为危害青少年健康的常见病。虽然大多数患者经治疗可恢复健康,但有大约 12.5% 的急性病毒性心肌炎可以转化为扩张性心肌病,部分病人可死亡。

病毒性心肌炎主要临床表现:病毒性心肌炎多发生于感冒、腹泻 2 ~3 周以后,是由于多种病毒侵犯心肌引起的局灶性或弥漫性心肌细胞变性、坏死,间质性炎性细胞浸润、纤维渗出等病理改变,从而导致心肌损伤、心功能不全和(或)心律失常的一种疾病。本病常可引起心包、心内膜及其他脏器的炎性改变,因此本病可同时存在心包炎或心内膜炎,称之为病毒性心肌心包炎或全心炎。轻者可无明显的自觉症状而于体检中偶尔发现，或有轻微不适症状，如乏力、多汗、心悸、头晕、胸闷、心短或喘气等，心电图检查可见期前收缩、ST－T改变等，较重者起病急，可有明显乏力、心悸、气短、心前区不适或疼痛、恶心、呕吐、腹泻等，检查时可见心脏稍扩大、心律失常、奔马律以及其他心功能不全表现，极重者则可在发病数小时甚至1～2天内暴发、出现心力衰竭或严重心律失常，心脏呈进行性扩大，可发展为扩张性心肌病，最终导致死亡。此外，发病同时或发病前2～3周内多有呼吸道、肠道及其他系统病毒感染史，病程中常有心肌酶谱升高，抗心肌炎抗体阳性等，如出现上述症状，请速到医院就诊。

由于本病属病毒性疾病，西医尚无特效疗法，主要是对症治疗、休息等。中医认为是机体正气亏虚，邪毒内侵所致。而本着急则治标，缓则治本的原则，根据患者不同情况进行辨证施治，采取祛邪安正，扶正除邪等方法治疗。目前西医无特效疗法，而在中医辨证施治的基础上，严格遵循"证"的变化去灵活运用，使中药复方的整体性、复杂性、灵活性在治疗本病上能更充分发挥优势。

对病毒性心肌炎的急性期，中医主要采用清热解毒、益气养阴的方法，常用的药物有金银花、连翘、大青叶、麦冬、沙参、黄芪等，常用方剂有银翘散、桑菊饮、白虎汤、生脉饮等。常用的中成药有黄芪注射液、清开灵注射液、穿琥宁注射液、生脉注射液等。慢性期主要采用益气养阴，佐以活血解毒的方法，常用药物有黄芪、西洋参、麦冬、五味子、丹参、赤芍、苦参等，方剂有炙甘草汤、生脉饮、清心莲子饮、保元汤等。现代药理研究证明，黄芪、西洋参、麦冬、五味子、苦参等药物有明显抗病毒、改善心肌供血、抗心律失常等作用，应用以中药为主西药为辅的方法治疗心肌炎，不论是急性期还是慢性期均有较好的疗效，并且中医药有疗效持久、毒副作用较小、价格相对便宜等优点，一些实验证明，用中西医结合的方法治疗病毒性心肌炎其效果明显优于单纯应用西药。本案辨证为气阴两虚，治宜益气养阴，宁心安神，佐以活血化瘀。方用炙甘草汤合生脉散加减。方中炙甘草、党参、黄芪补益心气；当归、白芍、五味子敛津养阴；葛根、栝楼、郁金、薤白宣痹通络；丹参、当归养血通脉，活血化瘀。现代中药药理研究证明,活血化瘀药物能扩张血管,减少阻力,增加血流量,从而改善心肌缺血供氧,并能促进心肌的修复。

8. 汗证(胃热内迫证)

伊某,男,22 岁,2012 年 8 月 22 日初诊。

主诉:自汗 10 余年。

现病史:患者自幼自汗较多,受热后周身汗出,动辄汗出不止,尤以头部、后背汗出为甚。口干渴,有口气,纳尚可,食后时腹胀,大便稍干,2~3 日一解,小便黄,颜面痤疮较多。

既往史:既往体健。

过敏史:无。

体格检查:舌稍红苔白厚,脉沉滑。

辅助检查:无。

中医诊断:汗证。

西医诊断:自主神经紊乱。

证型:胃热内迫。

治则:清胃热,泻火,止汗。

处方:

生石膏 30 克	黄芩 10 克	麦冬 10 克	知母 10 克
熟地 15 克	桑白皮 10 克	桔梗 10 克	连翘 15 克
焦三仙各 15 克	鸡内金 15 克	炒枳实 15 克	炒白术 15 克
莱菔子 12 克	生甘草 10 克		

7 剂,水煎服,每日 1 剂,每日 2 次。

二诊(8 月 29 日):汗出缓解,活动后或饭后汗出较之前减少。口干便秘亦有所减轻,舌淡红苔白厚,脉沉滑。效不更方,继服前方 10 剂。

三诊(9 月 9 日):药后汗出基本消失。仅剧烈活动后有少量汗出。颜面痤疮未再新出,纳可,二便调。舌淡红苔薄白,脉沉。继服上方 7 剂,水煎服,隔日 1 剂,每日 2 次。

按语:汗证是指由于阴阳失调,腠理不固,而导致汗液外泄失常的病症。其白昼时出汗,动辄益甚者,称为自汗;寐中汗出,醒来自止者,称为盗汗。《名医掌指·自汗盗汗心汗证》曰:“夫自汗者,朝夕汗自出也,盗汗者,睡而出,觉而收,如寇盗然,故以名之。”自张景岳以来,历代医家多承其说,认为自汗多属阳虚,盗汗多属阴虚。而高老临床治疗汗证,往往能越此篱障,另辟蹊径,取得良好效果。

本案乃是胃热内迫导致汗液外出之证,汗出于阳位(头背),多为实证,得热则甚,必为热证。口干渴,有口气,小便黄,大便干,时腹胀,舌红苔白厚,必为胃热内甚者。手太阴肺经“环循胃口,上膈属肺”,胃中有热,随经上行,以致肺经蕴热,而生痤疮。《黄帝内经》曰:“饮食下胃,其气未定,汗则出,或出于面,或出于背,或出于半身。”方用玉女煎加减甚是合拍,取石膏、连翘、知母清胃泻火,以治其本,黄芩、桑皮、桔梗兼清其肺,并寓有“泄肺以通其大肠”,助君药泄其胃热。枳术汤、焦三仙、莱菔子以消其食积,食积一消,胃热何以由生?佐以麦冬、熟地兼补其已伤之阴,防其苦燥太过,甚妙!

二诊药证合拍,疗效明显。由于病程较长,不可更进攻伐,故继服前方以观察。

三诊时病已基本痊愈,用上方隔日服用,以善其后。

此外,自汗、盗汗作为临床常见疾病,其证候有虚有实,临床须得详辨。古人多以“自汗阳虚,盗汗阴虚”统称之,盖此为多数也。当今之人,以酒为浆,以妄为常,嗜食辛辣,故属实证者亦不少。本案以清胃泻热为治疗大法,而未见汗止汗,妄用补涩收敛之品。是故临证必须循病之因,知其何犯,对证施药,才能取得良好效果。

《黄帝内经》曰:“阳加于阴谓之汗。”出汗是阴阳相互作用的结果,汗多伤人阴液;而阴液又承载阳气,依靠阳气的推动,才可出于人体。所以,多汗最终必定会导致阴阳两损的结果。在辨证的过程中,除循因辨证、分别脏腑之外,一定要把握好阴阳虚损的程度和阴阳亢衰的变化规律。然后确立标本缓急,三因治宜,才能够重新恢复人体阴阳平衡,做到“阳病治阴,阴病治阳”。高老认为,业医者读书宜信古而不泥古,扎实掌握古人留下来的知识、经验,而又不拘泥于此。见汗勿急止汗,恐有敛邪之蔽;清利勿忘滋润,免其攻邪伤正。临证之时不可漫无定见,盲人摸象;又不可执方寻病,按图索骥。处方用药,贵在选方,妙在加减,才能丝丝入扣,得心应手。

9. 口糜(心火炽盛证)

高某,男,38岁,2004年6月14日初诊。

主诉:发热、口腔糜烂7天。

现病史:患者于1周前出现发热,最高体温达38.9℃,伴有舌面、两颊、上腭部溃疡、口干喜饮,不能进食,夜间烦躁不安,小便黄而臭,大便硬。遂在当地诊所给予口服西药及口腔溃疡膜治疗,效不佳,今来我院治疗。

查体:舌面、两颊、上腭溃疡融合成片,白色腐状物显现,咽喉部充血(+++),双侧乳核肿大,舌质红,脉数。

中医诊断:口糜。

西医诊断:口腔溃疡。

证型:心火炽盛。

治则:清心解毒,泄热利咽。

处方:

生石膏30克(先煎)	灯芯草10克	乌梅15克	板蓝根10克
甘草3克	黄芩8克	黄连5克	赤芍8克
金银花15克	生大黄3克(后下)	知母8克	川牛膝6克

3剂。水煎服,每日1剂。外用冰硼散温开水调和搽口腔,日数次。

二诊(2004年6月17日):药后热退,症状大减,大便1天3次,小便清,守原方去大黄、黄连,石膏调整为15克,加蒲公英10克,再进3剂而愈,随访半年未复发。

按语:中医认为口腔溃疡属于"口疮"范畴,口疮病因一由胃火,一由脾热,胃火为实火,脾热为虚火。

临床上常见"胃火型"口腔溃疡,伴牙痛、口气热臭,口干舌燥,甚或牙龈出血,或牙龈红肿溃烂,或唇红腮颊肿痛,或便秘,舌红苔黄,脉滑数。病机特点为胃有积热,火郁血热,循经上攻。常用方清胃散,方中黄连苦寒直清胃火;升麻升散消肿、散郁热;生地、丹皮清热养阴;当归活血消肿；加石膏可增强清胃之力。同时可予冰硼散含片缓解口腔疼痛。

“脾热型”口腔溃疡可见口腔溃疡时发时愈，常历时较久未愈，可伴便溏，量多而臭，食欲不佳，不知味，口渴喜热饮，小便正常，形体清瘦，口唇红，尺脉沉细，舌质红，微有黄腻苔。病机为中虚脾热，治宜益气清脾，方宗封髓丹：黄柏主泻相火而清湿热，又是治疗口疮的要药；砂仁养胃醒脾，除咽喉及口齿浮热；甘草补脾胃、清热解毒。封髓丹虽主治相火旺、肾精不固，实践证明，封髓丹乃补土服火之方，土虚则虚火上炎，常用于多年反复发生的口疮，脉虚者屡效。由此可见，封髓丹不仅泻相火而固精，且能治虚火上炎。平时“胃火型”口腔溃疡较常见，属于实火，予清热降火通便药物症状可缓解；“脾热型”口腔溃疡患者易误认为实火用大量苦寒药物而至病程迁延，实为虚火，宜予益气清脾。

口疮虽生于口，但与内脏有密切关系。脾开窍于口，心开窍于舌，肾脉连咽系舌本，两颊与齿龈属胃与大肠，任脉、督脉均上络口腔唇舌，表明口疮的发生与五脏关系密切。《素问·至真要大论》曰：“诸痛痒疮，皆属于心。”口疮之火，不独责之于心。平时忧思恼怒，嗜好烟酒咖啡，过食肥甘厚腻，均可致心脾积热、肺胃郁热、肝胆蕴热，发为口疮多为实证；肾阴不足，虚火上炎，发为口疮多为虚证；年老体弱，劳倦内伤，损伤脾胃，可致中焦枢纽失司，上下气机不通，上焦之阳不能下降，下焦之阴不能上行，心火独盛，循经上炎，也可发为口疮，此多为虚证。正如李东垣在《脾胃论》中所说：“既脾胃气衰，元气不足，而心火独盛，心火者，阴火也，起于下焦，其系于心，心不主令，相火代之”“胃病则气短，精神少而生大热，有时胃火上行独燎其面”治疗可以选择中药治疗方法，清疡散是治疗口腔溃疡的中药粉末。《外科正宗·鹅口疮》曰：“鹅口疮皆心脾二经胎热上攻，致满口皆生白斑雪片，甚则咽间叠叠肿起，致卫生哺乳，多生啼叫。”对本病症状做了较详细的描述，并提出了治疗方法：“以冰硼散搽之，内服凉膈之药。”《幼幼集成》曰：“口疮者，满口赤烂，此因胎禀本厚。内服沆瀣丹。”此案口腔溃疡以舌面、两颊、上腭为主，舌乃心之苗窍，手少阴之经通于舌。心火炽盛，邪热循经而上，故发为口糜合并双侧乳核肿大，又见白色腐状物，此时必须加入乌梅、板蓝根、赤芍等清热利咽,川牛膝引火下行。

10. 痢疾(湿热痢)

张某,男,34岁。2008年9月20日初诊。

主诉:发热、脓血便3天。

现病史:患者于3天前无明显诱因出现发热,最高体温达39.2℃,伴有黏液脓血便,发病后日泻5~15次,西医诊断为痢疾,予以抗炎、支持治疗3天,泻下次数稍减,但仍有粉红色黏液便,且较臭秽,伴午后发热,纳差,口苦,舌尖红、苔厚而黄腻。故来我院就诊。

中医诊断:痢疾。

西医诊断:痢疾。

证型:湿热痢。

治则:因势利导、泻下利湿。

处方:

大黄10克	厚朴10克	枳实10克	黄连6克
白头翁15克	黄柏12克	秦皮15克	地榆20克
甘草10克			

3剂,水煎服,每日1剂,每日2次。

连服3天,泻利止,诸症皆消,饮食正常。

按语:细菌性痢疾是由痢疾杆菌引起的肠道传染病,全年均有发病,以夏秋季发病率为高。基本病理改变为结肠的化脓性溃疡性炎症,临床以发热、腹痛、黏液和脓血便、里急后重及腹部压痛为特征。本病的传染源为患者及带菌者,病菌随大便排出,通过污染水源、手、食物、苍蝇及用具传播,而经口感染。本病根据起病缓急和病情轻重可分为急性细菌性痢疾、中毒性细菌性痢疾和慢性细菌性痢疾。急性细菌性痢疾起病急,高热、畏寒、恶心、呕吐,脓血便,数小时后出现阵发性腹痛、腹泻,一日大便3~5次,呈糊状或水样,混有少许黏液,里急后重不明显,数日自愈。重者可有黏液脓血便,四肢发凉,血压降低,甚至发生酸中毒、电解质紊乱。中毒性细菌性痢疾多见于2~7岁儿童,起病急,突然高热,惊厥,面色表青灰,四肢厥冷,血压降低,意识障碍,呼吸不规则,瞳孔两侧不等大，早期腹泻不严重，大便亦可不出现黏液脓血。慢性细菌性痢疾病程超过2个月，仍有腹部隐痛，腹泻、便秘交替，大便间歇出现黏液、脓血，左下腹可触及呈条索状的乙状结肠。预防本病要注意饮水、饮食卫生，养成饭前便后洗手的习惯。患者宜进食清淡之食，禁食荤腥油腻之物。

细菌性痢疾属于中医学“肠僻”“滞下”范畴。其病是因外感时邪疫毒及内伤饮食，湿热邪毒积滞肠道与肠内正气相搏，肠道脉络受损，气滞血瘀，邪毒内郁，气机壅滞，肠失传导而致，继可邪入心包扰及神明及风火相煽引动肝风。临床常见的证型有：①湿热痢：证见腹痛，里急后重，痢下赤白脓血，便次增多，肛门灼热，小便短赤，舌质红，苔黄腻，脉象滑数。②疫毒痢：证见起病急骤，突发高热，恶心呕吐，腹痛胀满，下痢脓血，神昏谵语甚则昏聩不语，或四肢厥冷，舌质红，苔黄，脉滑数或细数。③虚寒痢：证见痢下赤白，白多显少或纯为白冻便，腹痛，里急后重，饮食无味，中脘饱闷，倦怠，舌质淡，苔白腻，脉沉细而弱。④休息痢：证见疾病时发时止，缠绵不愈，本例虽病已3日，但湿热之邪仍积聚于胃畅，患者尚存正气，若进收敛之剂，则为误治。虽用承气之剂，药力稍猛，但正所谓“邪去一分，便能保存正气一分”，及时荡涤腑气，导毒下行，且有急下存阴之功。若彷徨不定，用药失误，可致邪毒鸱张，致正不胜邪而产生严重变证。承气汤类是张仲景在《伤寒杂病论》中为阳明腑实证而设，属苦寒泻下之剂，主要功用为散结通腑，消除痞满。痢疾虽表现为泻利而非便结，但其病机仍为湿热毒邪壅阻中下焦，为邪实之证，故因势利导，用承气汤类可取得良效，但应中病即止。

在医疗条件不发达的时代，痢疾为常见病、多发病。如治疗不及时，而出现中毒、脱水后，愈后大多不良，高老先祖，用此方加减，治疗本病，活人无算。

七、呼吸系统疾病

1. 咳嗽（痰热困肺证）

张某，男，35岁。2012年8月22日初诊。

主诉:发热,咳嗽2天。

现病史:患者1天前出现发热,最高体温达38.9℃,自行口服退热药后降至正常,但体温不稳定,持续在38.0~38.9℃,随后出现咳嗽,咳痰稠黏而黄,伴有喘息、气短,口干咽红,纳差,大便干,未予治疗,故来我院就诊。舌质红,苔黄,脉数。

现症:发热,咳嗽,咳痰稠黏而黄,喘息、气短,口干咽红,纳差,大便干,舌质红,苔黄,脉数。

检查:查胸片示两肺纹理增多、增粗,血常规、血生化未见明显异常。

中医诊断:咳嗽。

西医诊断:急性支气管炎。

证型:痰热困肺。

治则:清热化痰。

处方:

石膏30克	陈皮6克	杏仁6克	荆芥9克
紫苏叶10克	黄芩10克	桔梗9克	炙旋覆花15克(包煎)
炙款冬花12克	炙前胡12克	炙百部12克	炒谷芽15克
炒麦芽15			

2剂,水煎服,每日1剂,每日2次。

二诊(2012年8月24日):患者自诉体温正常,咳嗽,咳痰次数减少,纳可,大便稍干。口干咽红症状消失。舌质红,苔黄,脉数。方药:石膏30克,陈皮6克,杏仁6克,荆芥9克,紫苏叶10克,黄芩10克,桔梗9克,炙旋覆花15克,炙款冬花12克,炙前胡12克,炙百部12克,炒谷芽15克,炒麦芽15。2剂,水煎服,每日1剂,每日2次。

三诊(2012年8月26日):患者自诉咳嗽,咳痰偶有,饮食增加,大便正常。舌质红,苔黄,脉数。方药:陈皮6克,杏仁6克,荆芥9克,紫苏叶,10克,黄芩10克,桔梗9克,炙旋覆花15克,炙款冬花12克,炙前胡12克,炙百部12克。3剂,水煎服,每日1剂,每日2次,病治愈。

按语:张介宾在《景岳全书》言:“咳嗽之要,止惟二证,何为二证?一曰外感,一曰内伤,而尽之矣。”把咳嗽分为外感和内伤,而治疗尤以前者为急务。因为外感不治,延久必致内伤,内伤复外感,又会加重病情,故医者绝不能轻视之。外感咳嗽一般多为邪实,治疗当以宣畅肺气,疏散外邪为主。因“上焦如羽,非轻不举”,故用药宜轻清灵动之品以开达之,不留有一份邪气。高老不主张药量过大,应避免过早妄用酸敛收涩镇咳,闭门留寇。若外邪未消,也不过可投养阴润肺之品,以免病邪恋肺,咳嗽缠绵难愈。例如浙贝和川贝,两者都有清肺、润肺止咳之功,但浙贝性味偏辛,有宣散之功,故多用于外感咳嗽。川贝偏润而多用于燥咳、久咳,若过早使用川贝治疗外感咳嗽,会使风邪郁闭,反不能驱邪外出。高老说:如今大有医者惑于西医诊断上的支气管炎的“炎”字,望文生义,认为“炎”者火也,“火”者热也,于是把“消炎”“清火”作为治疗气管炎的不二法则,结果久治不愈,变生他病。其原因在于,同样的炎症因个人体质、起病原因的不同而各异,绝非清一色的火热证。若是风寒入客,肺气为风寒所束,气逆而咳,遂用寒凉之品,只会加重对肺气的遏抑,使痰稀难出,咳嗽增剧。即使是风热咳嗽的支气管炎,出现一系列热性证候者,也需配合辛散宣肺之品。不然单用大剂量寒凉的药物,亦可使肺气被抑,邪热不得宣散,咳亦难愈。本病是一种阵发性、痉挛性的咳嗽,本案患者发热后咳嗽不止,为外感热病后余热未尽,肺热化火,炼液成痰,痰浊内阻,气道壅遏,气逆于上所致。处方选用荆芥、紫苏叶、旋覆花宣肺,石膏、前胡清热化痰,陈皮、炒谷芽、炒麦芽健脾化痰。全方有宣有降,寒温并用,以清热为主,佐以宣肺,对痰热咳嗽有较好的疗效。

2. 咳嗽(痰浊蕴肺证)

白某,男,67岁。2013年2月16日初诊。

主诉:咳嗽反复发作1月余。

现病史:1月前患者无明显诱因出现咳嗽,咳痰,无发热,咳嗽夜间为甚,咳甚则呕吐痰涎,每因气候骤变或饮食生冷,肥甘油腻之物而诱发或加剧。多次口服抗生素、止咳药,并雾化等多种治疗,效果不佳。故来求治。

现症:阵发性咳嗽,咳声重浊,喉中痰鸣,咳痰不爽,偶咳出黄白黏痰,纳可,大小便如常。舌质淡红,苔白厚腻,脉滑有力。

检查:查胸片示两肺纹理增多、增粗,血常规、血生化未见明显异常。

中医诊断:咳嗽。

西医诊断:急性支气管炎。

证型:痰浊蕴肺。

治则:健脾化痰,止咳。

处方:

陈皮10克	茯苓10克	姜半夏6克	杏仁10克
紫苏子10克	川贝母10克	炙枇杷叶10克	枳壳6克
桔梗6克	炙甘草4克		

3剂,水煎服,每日1剂,每日2次。

二诊(2013年2月19日):患者自诉咳嗽、咳痰次数减少,咳声清爽,纳差,乏力,质淡红,苔白腻,脉滑。处方:党参10克,白术8克,陈皮10克,茯苓10克,姜半夏6克,杏仁10克,紫苏子10克,川贝母10克,炙枇杷叶10克,栝楼6克,竹茹6克,炙甘草4克,炒谷芽15克,炒麦芽15。3剂,水煎服,每日1剂,每日2次。

三诊(2013年2月22日):患者自诉咳嗽,咳痰偶有,饮食增加,二便正常。质淡红,苔白,脉细滑。处方:党参10克,白术8克,陈皮10克,茯苓10克,姜半夏6克,杏仁10克,紫苏子10克,川贝母10克,炙枇杷叶10克,栝楼6克,竹茹6克,炙甘草4克,炒谷芽15克,炒麦芽15。5剂,水煎服,每日1剂,每日2次。病治愈。

按语:治疗咳嗽的组方原则有二:一是选用轻苦微辛之品以宣通肺气,而复肃降功能;二是选用有疏解作用的药物以解表发汗,使邪气外达。咳嗽不论新旧,未有不涉及痰者。痰液留滞气道,需咳嗽才能排于外,故不可见咳治咳,过早使用镇咳止嗽的药物。咳嗽属保护性反射,镇咳药会抑制这种行为而不能及时把积贮的痰液清除出去,咳虽暂缓,终因痰未化而感觉胸闷难受。故凡属痰滞而引起的咳嗽,当以化痰为先。清痰讲究动静结合。“动”指宣肺祛痰类药物,有温宣与清宣之分。温宣多用紫菀、桔梗、杏仁、细辛等,清宣多用桑叶、竹茹、重楼、浙贝等。“静”多指柔润甘淡之品,用于健脾化痰。所谓“脾为生痰之源”,“咳嗽谓有痰而有声,盖因伤于肺气,动于脾湿”等。凡此种种,俱以说明多痰之症多重在脾，脾失健运，津停化痰，故常加入健脾化湿之方剂，如二陈汤之类。肺与大肠相表里，肺气的肃降有利于大肠的传导，相反，大肠的通畅也有利于肺气的肃降。在咳嗽的辨证治疗中，有时一味使用清肺化痰平喘的药物，往往收效不大。这时若配伍通腑泻下药，常可收效明显。其通腑之法，不光可以泄肺止咳，还可涤除痰液，故适用于痰浊壅塞气道，肺失清肃而喘嗽多痰者，使壅盛之痰饮得以消除，逆乱之气血得以平复，则急性症状可以缓解。

古人对治疗咳嗽多存戒惧之心。张三锡言："百病为咳嗽难医。"徐灵胎亦有《咳嗽难治论》的著述。究其原因，肺为娇脏，太寒则邪气凝而不散；太热则火刑金而动血；太润则生痰饮；太燥则耗津液；太泄则汗出而阳虚；太涩则气闭而邪结。肺为清虚之脏，空阔无尘好比太虚之境，所以治法一或有差，动辄得咎。然则治咳之法奈何？曰：随其阴阳表里寒热虚实而治之，则得之矣。本证以痰浊蕴肺，肺失宣降所致，但咳嗽日久，亦现脾虚之象。以二陈汤化痰降浊治咳嗽之标，后宗"肺为贮痰之器，脾为生痰之源"，继以六君子健脾化痰收功。治疗由常达变，切中病机，层次井然，故每获良效。

3. 咳嗽（痰热闭肺证）

李某，男，10 岁。2011 年 7 月 10 日初诊。

主诉：发热、咳嗽 3 天。

现病史：患儿 3 天前无明显诱因出现发热、咳嗽、喘促，最高体温达 39.0℃，遂在当地门诊使用青霉素输液治疗 3 天后无效，故来我院就诊。

现症：发热，体温 38.5℃，咳嗽，喘促，气短，恶心，呕吐，纳差，精神差，二便正常，舌苔白厚，脉数有力。

查体：双肺听诊可闻及中小水泡音。

检查：查胸片示可见炎性改变；血常规示白细胞 15.0×10^{9}/升，血生化未见明显异常。

中医诊断：喘嗽。

西医诊断：支气管肺炎。

证型：痰热闭肺。

治则：泻肺定喘，解毒化痰。

处方：

石膏20克	知母8克	紫苏子10克	黄芩10克
枳实10克	栝楼10克	射干10克	柴胡10克
僵蚕10克	大青叶5克	地龙10克	砂仁5克
竹茹6克。			

3剂，水煎服，每日1剂，每日2次。

二诊（2011年7月14日）：患者家属代诉，服药2日，体温降至37.5℃左右，咳嗽、喘促、气短较前明显缓解，恶心、呕吐消失，纳可，精神可。舌苔白厚，脉数有力。处方：石膏20克，知母8克，紫苏子10克，黄芩10克，枳实10克，栝楼10克，射干10克，柴胡10克，僵蚕10克，大青叶5克，地龙10克。3剂，水煎服，每日1剂，每日2次。

三诊（2011年7月17日）：患者家属代诉体温降至正常，咳嗽、喘促、气短偶有，以夜间明显，伴有出汗，乏力，精神可。舌苔红，脉细数。处方：沙参10克，知母8克，麦冬10克，五味子10克，地骨皮10克，栝楼10克，地黄10克，玄参8克，川贝母6克，牡丹皮6克，白芍6克，甘草3克。5剂，水煎服，每日1剂，每日2次。

药服完后，临床症状消失，病已痊愈。

按语：喘嗽的形成，主要因外邪侵犯于肺，肺气失宣，郁而化热，灼津为痰，痰阻肺络，壅塞气道，不得宣通，故证见发热、咳嗽、气急、鼻煽、痰鸣。其病位主要在肺，常累及脾，亦可内窜心肝。若正气不足，邪毒内陷，便可出现阳气衰脱，或气阴两伤之证。病重体弱，正虚邪恋，常致病情缠绵不愈。辨证应首辨常证与变证，次辨证之寒热虚实。风寒闭肺，风热闭肺为疾病之早期，病症较轻，邪多在卫分，痰热闭肺为疾病之中期，病症较重，邪多在气分或气血分，这三者均为常证。痰火内窜，心肝之昏迷抽搐，及心阳不振，心阳虚脱之神萎，呼吸浅促，唇周青紫，肢冷脉微，均属变证。基本治疗原则是以宣肺定喘、清热化痰为主。痰多者首应涤痰，喘甚者应予平喘，肺热者宜清肺泄热，病久气阴耗伤者则宜补气养阴。本病为感受风邪所致，初起可分风热、风寒。但儿童为纯阳之体，感受风寒后也易化热,故喘嗽以热证居多。而热证之中,痰热互结证又最为常见。治疗以清肺化痰,止咳为法,黄芩、大青叶、栝楼、射干清热化痰;僵蚕、地龙清热解痉定喘;枳实、紫苏子降气平喘。疾病后期,肺热阴伤,予养阴清肺法,清肺润肺化痰,以善其后。

4. 哮喘(热哮证)

张某,男,16 岁。2009 年 3 月 10 日初诊。

主诉:反复咳嗽、喘息 2 年。

现病史:2 年前患者出现咳嗽、咳痰、喘息、气短,活动后症状加重,曾多次在当地医院住院治疗,诊断为支气管哮喘,经治疗 2 年未愈。今为求进一步诊治,随来我院。

现症:咳嗽气喘,呷呀作声响,面色无华,形体瘦小,纳可,大小便如常。舌质深红,苔黄腻,脉沉弦细,兼有滑象。

检查:查胸片示两肺纹理增多、增粗;血常规、血生化未见明显异常。

中医诊断:哮喘。

西医诊断:支气管哮喘。

证型:热哮。

治则:疏风清肺,化痰定喘。

处方:

桑白皮 10 克	地骨皮 10 克	麻黄 5 克	杏仁 12 克
紫苏子 10 克	栝楼子 10 克	川贝母 10 克	法半夏 10 克
茯苓 15 克	橘皮 3 克	白果肉 12 克	地龙 10 克
钩藤 10 克	黄芩 10 克	甘草 5 克	梨皮 10 克

3 剂,水煎服,每日 1 剂,每日 2 次。

二诊(2009 年 3 月 14 日):服药后咳喘大减,未诉其他不适,舌质红,苔黄,脉沉弦细。处方:麻黄 5 克,杏仁 12 克,紫苏子 10 克,栝楼子 10 克,川贝母 10 克,法半夏 10 克,茯苓 15 克,橘皮 3 克,白果肉 12 克,地龙 10 克,钩藤 10 克,甘草 5 克,梨皮 10 克,沙参 15 克,玄参 15 克,蛤壳 15 克。3 剂,水煎服,每日 1 剂,每日 2 次。

三诊(2009 年 3 月 17 日):咳喘已平,未诉其他不适。舌淡,苔白,脉细。善后之法,复以食疗,体质渐佳,其间偶因功课烦劳,或天气变化而致哮喘发作,但病情较轻。处方:党参10克,白术10克,茯苓10克,杏仁12克,栝楼子10克,川贝母10克,法半夏10克,钩藤10克,甘草5克,梨皮10克,蛤壳15克。10剂,水煎服,每日1剂,每日2次。

按语:中医学的“哮喘”是广义的,它泛指呼吸喘急,历代医书对本病的论述和记载很多,《黄帝内经》有“喘鸣”“喘喝”之称;汉代张仲景《金匮要略》又名“上气”,并有“咳而上气,喉中水鸡声”的记载;古代朱丹溪《症因脉治》首创“哮喘”之名,后世医家又将哮和喘分而为二,明代虞抟的《医学正传》中指出:“喘以气息言,哮以声响名。”认为呼吸急促,张口抬肩为喘证,而喘气出入,喉间有声为哮证,哮证必兼喘,而喘证未必兼哮。这样区别对辨证论治有一定意义,但临床上喘和哮常不易区别,即使同一病人也可发作轻时似喘,而发作加重时则成哮。

哮喘的主要病理环节是宿疾内伏,因感受外邪或其他因素而诱发,元代朱丹溪《症因脉治》指出:“哮病之因,痰饮留伏,结成窠臼,潜伏于内,偶有七情之犯,饮食之伤,或外有时令之风寒,束其肌表,则哮喘之证作矣。”导致宿疾内伏的原因大凡有以下几种:寒邪伤肺痰饮内停气道;饮食不当,酸甘肥太过,酿痰蒸热,上干于肺;脾肾阳虚,气不化津,痰浊壅肺等原因。但造成哮喘发病必定兼有各种诱因,如风寒、饮食、情感、劳倦等引发其痰,以致痰气交阻,痰道气升,气因痰阻,相互搏结,阻塞气道,肺管因而狭窄,肺气升降不利,而致呼吸困难,气息喘促;同时气体的出入,又复引触停积之痰,产生哮鸣之声。清代李用粹在《证治汇补》中指出:“哮为痰喘之久而常发音,因而内有壅塞之气,外有非时之感,膈有胶固之痰,三者相合,闭拒气道,搏击有声,发为哮病。”扼要地说明了壅塞之气,非时之感,胶固之痰为哮喘发作的三大主要环节。历代医家认为,本病病理变化的主要脏器以肺为主,涉及脾、肾,后期累及心脏。因此,哮喘一证,大多病在肺,以邪实为主,久病及肾,正气不足。但本病由于反复发作,病程较长,临床上常常出现肺、脾、肾三脏俱虚的现象,病人再感受诱因,新邪引动伏饮,痰气交阻,上壅于肺,以致哮喘发作时表现为邪实正虚的错杂现象。治疗原则:“实喘宜祛邪,虚喘宜培补;冷哮宜温化或宣散，热哮宜除痰肃肺。”此为治标之大法，但不能杜其根本。哮喘患者往往非单一的虚实寒热，而大多表现为本虚标实，虚实夹杂，因此邪正虚实的辨别，标本先后的不同是治疗哮喘的关键。元代朱丹溪的《丹溪心法》主张：“凡久喘之症，未发时宜扶正气为主，已发用攻邪为主。”为后世医家指出了治疗的原则。临床上一般宜先祛邪后扶正，但不能只顾标而不顾本，或者只扶正而不及标，由于本病多为本虚标实，因此治疗必须标本兼顾。至于祛邪与扶正孰多孰少则须因人而异。青少年患者一般以偏实偏热为多，以肺经证候为主；中老年患者则以虚喘为多见，常见上实下虚的证候。新病多邪实，宿疾多正虚。临床只有辨证确切，治疗中正确掌握虚实标本的兼顾，才能取得到比较理想的预期效果。本方治疗功在缓通肺窍，祛风除痰，主治风痰人肺证。梨指梨汁，性甘寒入肺，可吐风痰。因风痰遏于气道，肃降失司，方以苏杏二陈降气化痰，清肃肺气；风痰郁久，易于化热，以栝楼仁、贝母清化热痰。全方寒温并用，祛风除痰效佳，但解痉平喘之力稍嫌不足，故加用地龙、钩藤镇痉，白果定喘，辨证处方精当，获得疗效。后期考虑肺热伤阴、伤气，虚证为本，故加用玄参、党参等以滋润肺阴，补气益肺，痰浊得消，肺气得降，则喘平体健。

八、消渴

1. 阴虚热盛证

赵某，女，53 岁。2018 年 2 月 2 日初诊。

主诉：发现血糖升高 3 年。

现病史：患者 3 年前因体检时发现血糖升高，当时测空腹血糖 10.2 毫摩/升，并多次测血糖达到糖尿病诊断标准，在当地医院诊断为 2 型糖尿病，给予口服二甲双胍 0.5 克，3 次/日治疗至今，其间未监测餐后血糖，现患者出现牙痛、口干、口渴、多饮、多尿、体重减轻，多食易饥，急躁易怒，五心烦热，溲赤便秘，舌红苔黄，脉弦数或滑数。今来诊治。

现症：口干、口渴、多饮、多尿、体重减轻，多食易饥，急躁易怒，五心烦热，溲赤便秘，舌红苔黄，脉弦数。

检查:查空腹血糖10.0毫摩/升,空腹尿糖(+),餐后尿糖(+++ +)。糖化血红蛋白9.5%。

血常规、血生化未见明显异常。

中医诊断:消渴。

西医诊断:2型糖尿病。

证型:阴虚热盛。

治法:清泄肺胃,生津止渴,疏肝健脾。

处方:(1)中药。

当归15克	生白芍15克	柴胡12克	薄荷6克(后下)
丹皮15克	焦栀子10克	炒川连3克	百合30克
天花粉15克	肉苁蓉30克	麸炒枳实15克	丹参30克
甘草6克			

10剂,水煎服,每日1剂,每日2次。

(2)二甲双胍继续口服,每次0.5克,每日3次。

二诊(2018年3月12日):患者自诉牙痛、口干、多饮、多尿较前明显缓解,口渴缓解不明显,仍有急躁易怒,五心烦热,溲赤便秘,舌红苔黄,脉弦数。查空腹血糖8.6毫摩/升,空腹尿糖(-),餐后尿糖(++)。处方:二甲双胍继续口服,每次0.5克,每日3次。中药:当归15克,生白芍15克,柴胡12克,薄荷6克(后下),丹皮15克,焦栀子10克,炒川连3克,百合30克,天花粉15克,肉苁蓉20克,麸炒枳实15克,丹参30克,甘草6克,猪苓10克。10剂,水煎服,每日1剂,每日2次,煎时加生姜3片,大枣3枚。

三诊(2018年3月23日):患者自诉3天前因情绪波动,饮食无节制,致使牙痛、脑后疼痛复发,余症同前。舌红苔薄黄,脉细数。查空腹血糖7.5毫摩/升,空腹尿糖(-),餐后尿糖(+)。处方:二甲双胍继续口服,每次0.5克,每日3次。中药:当归15克,生白芍15克,柴胡12克,薄荷6克(后下),丹皮15克,焦栀子10克,炒川连3克,百合30克,天花粉15克,肉苁蓉20克,麸炒枳实15克,丹参30克,甘草6克,猪苓10克,石斛15克。10剂,水煎服,每日1剂,每日2次。

四诊(2018 年 4 月 2 日):患者自诉口干、口渴、多饮、多尿、多食易饥偶有,急躁易怒,五心烦热,溲赤便秘较前明显改善,舌红苔薄白,脉细数。查空腹血糖 6.9 毫摩/升,空腹尿糖(-),餐后尿糖(-)。处方:二甲双胍继续口服,每次 0.5 克,每日 3 次。中药如下:当归 15 克,生白芍 15 克,柴胡 12 克,薄荷 6 克(后下),丹皮 15 克,焦栀子 10 克,炒川连 3 克,百合 30 克,天花粉 15 克,肉苁蓉 20 克,麸炒枳实 15 克,丹参 30 克,甘草 6 克,猪苓 10 克,石斛 15 克。7 剂,制水丸,10 克/次,每日 3 次,口服。

五诊(2018 年 4 月 20 日):患者自诉口干、口渴、多饮、多尿、多食易饥、急躁易怒,五心烦热,溲赤便秘等症状消失,空腹血糖为 6.5~7.5 毫摩/升。尿常规正常。舌红苔薄白,脉细数。方药:二甲双胍继续口服,每次 0.5 克,每日 4 次。中药:继上方制水丸,10 克/次,每日 3 次,口服。

按语:糖尿病按其临床表现,隶属于祖国医学“消渴”范畴,但消渴并不等于糖尿病,因消渴的含义较广,如甲状腺功能亢进、尿崩症等有消渴症候,也属消渴之列。中医历代医家,在千百年的临床实践中,对消渴的病因,从宏观上进行深入探讨,形成了较为完整的理论体系,在糖尿病的预防及临床实践上具有指导意义。随着临证不断深入,中医理论日趋完善,从情志、饮食、劳伤、外感等方面认识病因,认识到阴虚与燥热是消渴(糖尿病)的主旋律,两者互为因果。本证以口渴引饮,多食善饥,五心烦热等为突出表现。多因恣食肥甘厚味,且情志郁结,日久化火,而生内热,热灼肺经。医师多以清热生津、滋阴补肾之法治之。然高老认为,糖尿病的始末与血液密切相关:以其为载体,为机体供能、存储、代谢。而肝主血,具有疏泄和藏血的功能,时调畅人体气机、推动血液运行的重要环节,且凡十二经之气化,皆必借肝胆之气化以鼓舞之。因此,治疗要点非肾而肝。本方以丹栀逍遥散为主方,意在疏肝解郁,清热养血,佐川连、丹参、百合、石斛等,以求清虚中之火。不温不火,不轻不重,四两拨千斤。

2. 气阴两伤证

王某,女,52 岁。2010 年 6 月 12 日初诊。

主诉:发现血糖升高 1 年。

现病史:患者 1 年前发现血糖升高,当时测空腹血糖 8.5 毫摩/升,并多次测空腹血糖为8.5～10.5毫摩/升。达到糖尿病诊断标准，伴有三多一少症状，当地医院诊断为2型糖尿病，给予口服二甲双胍每次0.5克，每日3次，阿卡波糖每次50毫克，每日3次，治疗至今，其间空腹血糖波动在8.0毫摩/升，未监测餐后血糖，现患者三多一少症状加重，伴有倦怠乏力，盗汗，气短懒言，五心烦热，心悸失眠，溲赤便秘，舌黯淡，舌下静脉怒张，脉弦细。今来诊治。

现症：口干、口渴、多饮、多尿、体重减轻，倦怠乏力，盗汗，气短懒言，五心烦热，心悸失眠，溲赤便秘，舌黯淡，舌下静脉怒张，脉弦细。

检查：查空腹血糖12.50毫摩/升，空腹尿糖（+ + +），餐后尿糖（+ + + + +）。糖化血红蛋白10.5%。

血常规、血生化、心电图未见明显异常。

中医诊断：消渴。

西医诊断：2型糖尿病。

证型：气阴两伤，兼有血瘀。

治法：疏肝养阴，活血化瘀。

处方：（1）继续口服二甲双胍，每次0.5克，每日3次，阿卡波糖每次50毫克，每日3次。（2）中药如下：

当归15克	生白芍15克	柴胡12克	薄荷6克（后下）
丹皮15克	山栀子10克	茯苓15克	熟地18克
山药12克	山茱萸12克	泽泻10克	川芎10克
百合30克	天花粉15克	石膏30克	党参15克
五味子12克	西洋参15克	乌梅15克	红花10克
丹参15克	甘草10克		

5剂，水煎服，每日1剂，每日2次。

二诊（2010年6月17日）：患者自诉口干、多饮、多尿、多食易饥较前明显缓解，倦怠乏力，盗汗，气短懒言，五心烦热，心悸失眠，溲赤便秘有所改善。舌黯淡，舌下静脉怒张，脉弦细，查空腹血糖10.0毫摩/升，空腹尿糖（+ +），餐后尿糖（+ + +）。方药：继续口服二甲双胍每次0.5克，每日3次，阿卡波糖50毫克，3次/日。中药如下：当归15克，生白芍 15 克，柴胡 12 克，薄荷 6 克（后下），丹皮 15 克，山栀子 10 克，茯苓 15 克，熟地 18 克，山药 12 克，山茱萸 12 克，泽泻 10 克，川芎 10 克，百合 30 克，天花粉 15 克，石膏 30 克，党参 15 克，五味子 12 克，西洋参15 克，黄芪 30 克，乌梅 15 克，丹参 15 克，甘草 10 克，红花 10 克。5 剂，水煎服，每日 1 剂，每日 2 次。

三诊（2010 年 6 月 24 日）：患者自诉临床症状明显缓解，舌黯淡，舌下静脉怒张减轻，脉弦细。查空腹血糖 8.6 毫摩/升，空腹尿糖（ – ），餐后尿糖（ + + ）。方药：继续口服二甲双胍每次 0.5 克，每日 3 次，阿卡波糖每次 50 毫克，每日 3 次。中药如下：当归 15 克，生白芍 15 克，柴胡 12 克，薄荷 6 克（后下），丹皮 15 克，山栀子 10 克，茯苓 15 克，熟地 18 克，山药 12 克，山茱萸 12 克，泽泻 10 克，川芎 10 克 百合 30 克，天花粉 15 克，石膏 30 克，党参 15 克，五味子 12 克，西洋参 15 克，黄芪 30 克，乌梅 15 克，丹参 15 克，甘草 10 克，红花 10 克。10 剂，水煎服，每日 1 剂，每日 2 次。

四诊（2010 年 7 月 4 日）：患者自诉临床症状偶有，舌黯淡，脉弦细。查空腹血糖 8.6 毫摩/升，查空腹血糖 7.9 毫摩/升，空腹尿糖（ – ），餐后尿糖（ – ）。方药：继续口服二甲双胍每次 0.5 克，每日 3 次，阿卡波糖每次 50 毫克，每日 3 次。中药如下：当归 15 克，生白芍 15 克，柴胡 12 克，薄荷 6 克（后下），丹皮 15 克，山栀子 10 克，茯苓 15 克，熟地 18 克，山药 12 克，山茱萸 12 克，泽泻 10 克，川芎 10 克，百合 30 克，天花粉 15 克，石膏 30 克，党参 15 克，五味子 12 克，西洋参 15 克，黄芪 30 克，乌梅 15 克，丹参 15 克，甘草 10 克，红花 10 克。10 剂，水煎服，每日 1 剂，每日 2 次。

随症加减治疗 3 个月，服药 90 剂。于服药第 40 剂后餐后血糖 10.0 毫摩/升，即停用西药，空腹血糖 8.6 毫摩/升，诸症逐渐好转，90 剂后，“三多”症状基本消失，先后复查 5 次空腹血糖为 6.2 ~ 7.1 毫摩/升，餐后 2 小时血糖 10.2 毫摩/升，改用水丸巩固治疗。

按语：瘀血是糖尿病最常见的兼挟之症，见于糖尿病的多种并发症。“气为血之帅，气行血亦行”，气虚或气滞不能推动血液正常运行则可成为瘀血。

高老认为，糖尿病多以阴虚为本，阴虚则生内热，热邪灼津成痰，痰瘀互阻为患；糖尿病以气阴两虚证居多，极易因虚致瘀；后期阴阳两虚，可因阳虚寒凝致血脉瘀阻。随其瘀阻的部位不同，而有不同的临床表现。瘀阻心脉，并发冠心病可出现烦躁不安，胸闷憋气，心悸气短，甚则心痛彻背，背痛彻心；痰瘀阻于脉络，血不荣筋而出现半身不遂，口眼歪斜，可见于合并脑血管病变；瘀阻经脉，血不归经，见于合并视网膜病眼底出血；瘀血阻滞，经脉失养，不通则痛，见于并发神经病变等。可见血瘀是导致糖尿病并发症的主要原因。糖尿病血瘀证的治疗原则为“行血”，即“活血化瘀”是本证的治疗大法。当然活血化瘀必须辨证，气血相关，不可分离。气虚血瘀则益气活血；气滞血瘀则行气活血；阴虚血瘀则养血活血，随证变通则取效满意。总而言之，在治疗糖尿病兼血瘀时，宜益气养阴治其本；活血化瘀、祛瘀生新治其标。二者相辅相成，标本兼顾，探索治疗不同并发症的系列规范处方，以提高疗效。患者肝失疏泄，化火而灼阴，致使阴虚、血瘀，迁延肺脾肾元气不足，津液不能承、水谷无以布、肾关失其固。故有口渴多饮，能食易饥饿，尿频量多等症。舌黯淡，舌下静脉怒张，脉弦细为气阴两虚兼有瘀血之证。高老认为，养肝意在养血，养血即为行气，疏肝意在行气，行气则能消瘀，兼用滋阴、活血化瘀之品则锦上添花。故本方以疏肝养血为主，佐以六味地黄汤滋阴补肾，丹参、红花、川芎活血化瘀，取得满意疗效。

3. 阴阳两虚证

艾某，男，69 岁。2016 年 2 月 22 日初诊。

主诉：发现血糖升高 7 年。

现病史：患者 7 年前发现血糖升高，当时测空腹血糖不详，并多次测空腹血糖达到糖尿病诊断标准，给予口服二甲双胍每次 0.5 克，每日 3 次，阿卡波糖每次 50 毫克，每日 3 次，联用胰岛素治疗至今，现患者空腹血糖 12.7 毫摩/升，并出现形寒怯冷，面白无华，耳鸣腰酸，时有潮热盗汗，四肢欠温，大便溏薄，小便清长等症状，故今来诊治。

现症：形寒怯冷，面白无华，耳鸣腰酸，时有潮热盗汗，四肢欠温，大便溏薄，小便清长，舌质淡红，舌体胖嫩，边有齿痕，苔薄白，脉沉细无力。

检查：查空腹血糖 12.70 毫摩/升，空腹尿糖（++），餐后尿糖（+

+ + + +)。尿蛋白(+),糖化血红蛋白13.5%。血常规、血生化、心电图未见明显异常。

中医诊断:消渴。

西医诊断:2型糖尿病。

证型:阴阳两虚。

治则:滋阴温阳,生津止渴。

处方:

熟地18克	丹皮10克	茯苓10克	山药12克
山茱萸12克	泽泻10克	百合30克	天花粉15克
党参15克	五味子12克	西洋参15克	红参10克
附子5克	丹参15克	甘草10克	

5剂,水煎服,每日1剂,每日2次。

西药继续原方案治疗。

二诊(2016年2月28日):患者自诉形寒怯冷,面白无华,耳鸣腰酸,时有潮热盗汗,四肢欠温,大便溏薄,小便清长等症状有所缓解,舌质淡红,舌体胖嫩,边有齿痕,苔薄白,脉沉细无力。查空腹血糖11.0毫摩/升,空腹尿糖(+ +),餐后尿糖(+ + +)。方药:西药继续原方案治疗;中药如下:熟地18克,丹皮10克,茯苓10克,山药12克,山茱萸12克,泽泻10克,百合30克,天花粉15克,党参15克,五味子12克,西洋参15克,红参10克,附子5克,肉桂10克,丹参15克,甘草10克。10剂,水煎服,每日1剂,每日2次。

三诊(2013年3月8日):患者自诉临床症状明显缓解,舌苔薄白,脉沉细无力。查空腹血糖9.4毫摩/升,空腹尿糖(-),餐后尿糖(+ +)。方药:西药继续原方案治疗;中药如下:熟地18克,丹皮10克,茯苓10克,山药12克,山茱萸12克,泽泻10克,百合30克,天花粉15克,党参15克,五味子12克,西洋参15克,乌梅15克,附子5克,肉桂10克,丹参15克,甘草10克。10剂,水煎服,每日1剂,每日2次。

四诊(2016年3月18日):患者自诉临床症状偶有,舌苔薄白,脉沉细。查空腹血糖8.5毫摩/升,查空腹尿糖(-),餐后尿糖(-)。方药:

西药继续原方案治疗；中药如下：熟地 18 克，丹皮 10 克，茯苓 10 克，山药 12 克，山茱萸 12 克，泽泻 10 克，百合 30 克，天花粉 15 克，党参 15 克，五味子 12 克，西洋参 15 克，乌梅 15 克，附子 5 克，肉桂 10 克，丹参 15 克，甘草 10 克。10 剂，水煎服，每日 1 剂，每日 2 次。

随症加减治疗 2 个月，服药 60 剂。诸症逐渐好转，70 剂后症状基本消失，空腹及餐后血糖达标，改用水丸巩固治疗。

按语：气阴两虚系机体元气、真阴不足，既有脾肺肾三脏元气亏虚之症，又有五脏阴液内耗之候。方中以六味地黄丸滋阴补肾，并用附子、肉桂以温补肾阳。本方以温阳药和滋阴药并用，正如《景岳全书·新方八略》所说："善补阳者，必于阴中求阳，则阳得阴助，而生化无穷；善补阴者，必于阳中求阴，则阴得阳长，而泉源不竭。"而《医贯·消渴论》更对本方在消渴中的应用做了较详细的阐述："盖因命门火衰，不能蒸腐水谷，水谷之气，不能熏蒸上润乎肺，如釜底无薪，锅盖干燥，故渴。至于肺亦无所禀，不能四布水津，并行五经，其所饮之水，未经火化，直入膀胱，正谓饮一升溲一升，饮一斗溲一斗，试尝其味，甘而不咸可知矣。故用附子、肉桂之辛热，壮其少火，灶底加薪，枯笼蒸溽，槁禾得雨，生意维新。"对消渴而症见阳虚畏寒的患者，可酌加鹿茸粉 0.5 克，以启动元阳，助全身阳气之气化。本证见阴阳气血俱虚者，则可选用鹿茸丸以温肾滋阴，补益气血。上述两方均可酌加覆盆子、桑螵蛸、金樱子等以补肾固摄。消渴多伴有瘀血的病变，故对于上述各种证型，尤其是对于舌质紫暗，或有瘀点瘀斑，脉涩或结或代，及兼见其他瘀血证候者，均可酌加活血化瘀的方药。如丹参、川芎、郁金、红花、山楂等，或配用降糖活血方。方中用丹参、川芎活血化瘀，葛根生津止渴。消渴容易发生多种并发症，应在治疗本病的同时，积极治疗并发症。白内障、雀盲、耳聋，主要病机为肝肾精血不足，不能上承耳目所致，宜滋补肝肾，益精补血，可用杞菊地黄丸或明目地黄丸。对于并发疮毒痈疽者，则治宜清热解毒，消散痈肿，用五味消毒饮。在痈疽的恢复阶段，则治疗上要重视托毒生肌。

附篇　师徒对话

一、妇科类

徒弟:月经病如何辨治?

师傅:中医学倡导“天人相应”,自然界有四季更迭,月有盈亏,海有潮汐变化,周而复始,循环不止。女子月经的周期变化,正如《本草纲目》卷五十二中说:“女子……以血为主。其血上应太阴,下有海潮,月有盈亏,潮有朝夕,月事一月一行,与之相符……经者常也,有常轨也。”任何因素如干扰了这种周期变化,均会引起疾病的发生。因此,针对女性这种特殊的生理现象,在治疗时,顺应周期,变化用药。

例如在月经病的治疗中,尤其能体现动静结合,阴阳转换的特点。原则上,对有出血倾向者,经后补益不宜用温燥、动血、伤阴之品,以免加重出血;于月经将至之时,不宜用酸涩收敛之品,以免留瘀。如月经量多,但周期正常者,于月经周期第二天晚上服用固冲止血的方药,即可调整经量,又不干扰周期,常用生牡蛎、益母草、阿胶珠、地骨皮、侧柏炭,以达到止血不留瘀的目的;若因瘀而至月经量少,而周期正常者,宜于经前5天用养血活血之药至月经周期第2天,使经血畅通,而不致过分鼓动造成经期延长;若周期正常,而行经日久者,如先淋漓数日后有正常月经者,应于出血前5天即开始服用固冲敛阴的方药;若经后淋漓,应于月经周期第3天晚服用养血固冲止血的方药。

治疗闭经、不孕等因排卵障碍引起的疾病时,首先,补肾健脾,养血调肝,促使卵泡发育成熟;然后,与排卵期将至时,加用淫羊藿、巴戟天、三棱、夏枯草、川芎、草薢等温肾助阳,降泄通利之品,促使周期由阴转阳而排卵;继之,应用养血补肾固冲之品,如覆盆子、菟丝子、枸杞子、山药、椿皮等维持黄体期的稳定。若无生育要求,则可与月经将至之时配以杜仲、川芎、当归、香附等促使月经顺畅来潮。

徒弟:妇女产后乳痈较多见,我在随您出诊过程中,经常见您应用丹陈消气汤几剂药就会收到满意疗效,其中可有玄机?

师傅:乳痈虽是乳房疾患的一种,但它的病因病机、病理特点,反映并能代表整个乳房病变的全过程。我在长期临床中发现,人体各器官在中医理论中均有归属,唯独乳房没有,遂提出了乳房应属“奇恒之腑”的理论,乳房其生理功能符合“功似脏,形似腑”的特征。《黄帝内经》云“六腑者,传化物而不藏”,治疗当以行气为主,以通为用。在正常情况下,哺乳期,乳房分泌乳汁,哺育婴儿;而异常情况下,如情志改变,外邪内侵,则乳汁蕴结,阻滞乳络,轻则形成乳痈,重则变生其他乳疾。《灵枢·经脉篇》曰“胃足阳明之脉,其直者,从缺盆下乳内廉”,即经过乳中,又曰:“肝足厥阴之脉,其支者,复从肝,别贯膈,上注于肺。”即通过乳房,说明乳房与肝脏有密切联系。肝藏血、主疏泄、性喜条达、体阴而用阳。乳房为肝经所过之处,肝气郁滞、郁怒伤肝,必然殃及乳房而引发本病。治以疏肝理气、通络散结。处方中重用陈皮,取疏理之功、通络之能、散结之效、升补之用而为君。《新修本草》陈皮条曰“疗妇人乳痈……其功同补药则补,同泻药则泻,同升药则升,同降药则降”;臣以芍药、甘草酸甘化阴,当归养血;佐柴胡加强疏肝理气之功,薄荷散肝之邪热;使以土茯苓、金银花、连翘清热解毒,软坚散结。配合外用药加强清热解毒,软坚散结之效。内服外用共施,达到治疗目的,也证明了乳房就属奇恒之腑这一新理论。既有理论根据,又有临床实用价值,开创了对乳房疾病治疗的新思路、新方法。

徒弟:妇人子宫肌瘤、幼稚子宫如何治疗?

师傅:妇女子宫肌瘤属中医“癥”疾范围。此病每影响生育,患者在精神和肉体上很是痛苦。本病病程长,治疗棘手。现代医学以手术根治,然弊端难免,病者实难接受,非为全策。我在临床中辨证论治,痊愈颇多。我的经验是,该病多因情志不畅,气血凝滞胞宫所致。治疗宜疏肝解郁,活血化瘀,软坚散结。基本方药味组成:夏枯草、海藻、昆布、龙胆草、青皮、郁金、木香、丹参、大戟、元参、贝母、柴胡、黄芪、海蛤粉、生牡蛎、半枝莲。是方具有清热化痰、疏肝行气、软坚散结之功,与是病相合。

临证参以辨病，加减化裁，能除顽疾。

“幼稚子宫”，《千金要方》称之为“全不产”，《脉经》谓之“无子”，所致原因殊多，六淫七情之邪损伤冲任，或子脏虚冷，脾胃虚损，不能荣养冲任以及先天肾气不充，下元虚寒等等。然因气血亏虚为要。《医部全录》曰：“今妇人无子者，率由血少不足，难以摄精也。”基于“血少不足”及“女子之病以温为贵”的说法，我临证常以补益气血、温经散寒为法，经反复实践研究，选定八珍益母汤、温经汤二方为治“幼稚子宫”的基本方。并体会到小茴香、菟丝子、巴戟天、香附、益母草，为治疗本病的佳品。特予提出，以供参考。

徒弟：活血化瘀法在妇科病中如何应用？

师傅：瘀血一证，可泛见于临床各科不同疾病发生发展的各个阶段。近年来常见各地同道用活血化瘀法治疗各种不同疾病取得可观效果的报道，妇科也不例外。女子以血为主，如受到七情、六淫的侵袭就很容易造成瘀血证。活血化瘀的治法初见于《金匮要略》中，如桂枝茯苓丸、下瘀汤、土瓜根散、抵当汤等。瘀血证与气化机能有密切关系，无论先圣前贤还是近现代医学家，其审证处方无不以气血相依为根据。血之瘀不离气滞，血之活也随之气行，因此，气与血在生理上相辅相依，病理上也常相兼为病。《医宗金鉴》云：“血之凝结为瘀，必先由于气。”《诸病源候论》云：“血之在身，随气而行，常无停积。”《血证论》曰：“血之与气本不相离，内有瘀血故气不得通。”可见气靠血生，血靠气行。

1）血瘀的症状和活血化瘀法的临床意义。

（1）疼痛闷胀。因瘀血内阻则气流不周，故“不通则痛”。有不同程度的隐痛、胀痛、刺痛、剧痛等明显感觉。用此法可流通气化，活血行血，而有止痛作用。

（2）潮热骨蒸。在妇科瘀血证中，常有不同程度的发热、骨蒸潮热或局部有热感等，皆为瘀血阻滞，血脉失养而产生。用此法能调畅气机，疏通经络，清散郁热，改善瘀滞之病理状态。

（3）有形积块。以瘀血凝滞造成有形之积块而气滞血虚。用此法可调气化瘀，攻坚荡积。

（4）出血淋漓。妇科瘀血证也可见出血症候，以瘀血留滞，影响血液之正常循行而外溢横行。用此法能祛瘀生新，寓止血于化瘀之中。

2）活血化瘀法治临床举例。

（1）平肝化瘀消乳癖。乳癖证（乳腺增生）指隐癖在乳房之内，按之疼痛，或觉乳中有物时大时小的病证。正如《医宗金鉴》云："乳房结核坚硬，小者如梅，大者如李，按之不动，推之不移，时时隐痛，皮色如常，此由肝脾气积郁而成，病势虽小不可忽视，如耽延日久轻则为痨，重则为岩，慎之又慎。"余用活血化瘀法治疗本病每获显效。如患者刘某，女，工人。主诉两乳内积块数月，有痛胀感，且逐渐增大，牵引胸胁亦痛，每于情志不畅则痛甚。检查：乳房内积块按之坚硬，左乳房有核 3 枚，右乳房有核 2 枚，大小不一，按之有痛感，皮核不相粘连，表面光滑，皮色不变，亦不发热，腋下无肿块。诊断：乳癖。以乳房为肝脉循行分野，因肝郁气结阻滞经络之畅通而形成。应及时治疗救其萌芽，用平肝消瘀法。药用柴胡、黄芩、半夏、丹参、枳实、当归、赤芍、甲珠、夏枯草、青皮、三七、浙贝、白芷、麦芽等。服 6 剂而癖形化小，按之稍软仍守原方去枳实加枳壳、牡蛎，又服 6 剂而病情大减，继用原方加太子参、生芪，鹿角霜改为散剂，月余而愈。

（2）理气化瘀除癥瘕。宫外孕是西医名词，属于中医"癥瘕"范畴。其见症是闭经后一侧少腹肿块、疼痛，阴道出血等。余治疗本病，亦施于理气化瘀法。如患者王某，女，农民，39 岁。闭经 50 余天，并觉左侧少腹部疼痛，阴道有少量出血。于 1974 年 4 月住院，经妇科确证为"宫外孕"。患者欲避免手术，要求用中药治疗。见其面色晦暗，舌苔厚腻，舌边有瘀点，脉沉弦滑。既往有痛经史。此属肝郁血结、冲任阻滞之癥瘕，予理气化瘀之桃红四物汤加丹参、醋川军、醋延胡索、山楂、益母草、川朴。服 3 剂后大便数次，腹剧痛，下血块，腹内积块缩小。去川军，加枳壳、制香附、乳香，继服 3 剂后痛止血止，但觉心慌气短，此因气随血虚，故在原方中去茯苓、桃仁、红花、延胡索，加茯神、白术、太子参、龙齿、麦芽，连服数剂，诸症消失出院。

（3）温经活血疗痛经。妇女因于寒血交滞之痛经证，用温经活血法。如患者靳某，女，19 岁，学生。其母代诉，于冬月经后，因用凉水洗衣服，而后每值经行即觉腹痛较甚，昨晚经来，量少色暗，小腹剧痛，恶心，泄泻。诊见其面色苍白，四肢不温，怕冷，舌苔厚腻，脉象沉紧。此为寒凝血滞之痛经证，治用温经活血法：厚朴、枳实、酒川军、当归、赤芍、川芎、丹参、炒延胡索、红花、桂枝、茯苓、五灵脂、益母草，于经前后各服 3 剂。平时以女金丹、艾附暖宫丸轮服。连治 3 个月，经行正常，痛止腹和。

(4)活血除热调产痢。如张某，女，25 岁，工人。初胎。引产后数日恶露未止，又兼痢下赤白来诊。自诉因分娩后与其家人生气，且正当夏季而又饮食不慎，致高热腹痛，吐泻交作，服过正气丸及四物汤加山楂、建曲、麦芽等后，高热腹痛仍然如前，不思饮食，汗出，发冷发热，头痛，失眠，舌苔白腻，脉弦虚而滑。余考虑产后多虚，但恶露时下兼食滞为患。如积滞不去而热不能除，痛不能去，瘀血不能消，食积不能化。遂予生化汤加减：当归、川芎、桃仁、炙甘草、山楂、酒川军、川朴、建曲、香薷、生姜，连服 2 剂即热除痢止，痛减血少，遂以养气血，和脾胃善后治疗。有病则病当之，邪不去则正难安。此以攻为手段，而扶正是其目的。

(5)泻肝祛瘀化乳痈。有瘀热火毒内积之乳痈为病。《医宗金鉴》云："内吹者怀胎六七月，胸痞气上，乳房结肿疼痛……外吹者乳母肝胃气浊更兼婴儿吮乳熟睡，鼻孔凉气吸入乳房与乳凝结肿痛。"丹溪云："乳子之母不知调养，忿怒所逆，抑郁所遇，厚味所酿，致厥阴之气不行，故窍不通汁不得出，阳明之血沸腾，故热化为脓。"我用泻肝祛瘀法治疗本病而获显效。如患者吴某，女，34 岁，干部。于产后 7 月，自觉左乳局部微肿，先予复元通气散无显效。而乳房络脉时有跳痛，有溃疡之兆，继则红肿焮痛，时冷热感，头痛体困，四肢无力，用针刺破后而脓泄盈碗，面赤，舌苔白腻，乳房灼热红肿，脉洪数。以泻肝祛瘀法，药用柴胡、酒黄芩、清半夏、丹参、生甘草、酒川军、当归、赤芍、栝楼、土贝、青皮、白芷、蒲公英、甲珠，数剂而愈。

(6)柔肝化瘀治崩漏。崩漏属现代医学之功能性子宫出血症。有多种病因，于瘀血证之崩漏，用柔肝化瘀法。如患者陈某，女，34 岁，农民。正值经期而打井推泥，干重体力劳动，引起闪挫而经血暴下，夹有血块，住院治疗，终未痊愈。后则时轻时重，腹刺痛拒按，触诊有硬块如拳，头眩，心烦，多梦欲哭，面色黄白，舌少津，有瘀点，脉涩。《黄帝内经》中有“阴虚阳搏谓之崩……阴络伤则血内溢”的论述。此即阴虚阳盛，迫血妄行而成，用四物汤去川芎，加生黄芪、醋延胡索、丹参、醋川军、龟板、棕榈炭、女贞子、茜根、寄生、三七、神曲，连服6剂后崩漏即止。即用逍遥丸、归脾丸等交替服用，综合营养调配，月余而神复痊愈。

徒弟：如何理解水血互病？

师傅：余每览仲师之书，不禁为其精湛之医理叫绝，亘古迄今，至长沙堂室者代有贤人，然出其右者，未之见也，惶惶然垂千古之律，遗教后世，厥功甚伟。其论水病，穷《黄帝内经》之理，示论治大发，归属五脏，分列五水，所论水分、血分，开水血互病之先河。大论云“血不利则病水”，寓意深刻，盖血为水谷精微所化，滋养周身，而水必带游溢才得以化津，敷布四旁。溢散则为津，聚则为水，菀陈莝积，血脉不行，则水病积血，血流不畅，或瘀血阻滞，机窍为止不利，则水湿不行，为血病及水。由是观之，水可病血，血可病水。仲景之：“血不利则病水。”示人在治水之时毋忘理血。唐容川《血证论》曾云“水病则累血”，“瘀血化水亦发水肿，是血病而兼水也”。深得仲师心法。愚临证中，每对水病之人施其法多能或捷效。1973年曾治一妇子肿，怀孕数月，肢体肿胀，按之不起，行动受限，脘腹憋闷胀满，不欲饮食，小溲频而量少，舌苔薄白，舌质淡青，六脉沉浮不显。遍服诸方，其肿不消，乃求余诊。余据症诊断为水血互病，选仲景当归芍药散服之，3剂未尽，水肿消退。其方为妊娠、腹中痛所设，功善养血疏肝，健脾利湿，方中当归、川芎、芍药理血，泽泻、白术、茯苓治湿（水），当归、川芎能养血行血，芍药调肝和营，茯苓、泽泻利水消肿，白术健脾燥湿，水血并治，养渗同施实集四物、五苓之治于一方，无熟地之腻，无肉桂之辛，药性平和，渗湿利水而不伤正，补血调血而不恋邪，实乃水血互病之佳方也，凡病机相合者，皆可施之。

徒弟：有故无殒亦无殒怎样理解？

师傅：《周礼》云：“聚毒药以供医事。”药岂无毒哉？补偏救弊，匡正祛邪，皆药之效。而病体有羸腴，禀赋有厚薄，地域有南北，耐毒有多寡，有怀孕重身者，有正气将脱者，然非此药而不能愈此病，用此药而虑伤此身，进退维谷，取舍两难，困于定夺，或与权衡，此时当力排众虑，兴利除弊，启用斯药斯剂，中病即止，有病则病当之，药弗为害，即有故无殒亦无殒也。

曾治一胎黄者杨氏，35 岁，怀孕四月而患黄疸，一身面目悉黄，小便黄赤，大便不爽，泛泛欲吐，头目昏眩，鲜进饮食，舌苔黄腻，脉滑数。证属湿热蕴结，熏蒸肝胆，治黄则有虑伤胎，姑息则母病及子，乃以安胎治黄并举，有故无殒亦无殒。予茵陈汤合黄芪、白术，调治月余，黄疸退去。至足月顺产一男婴，体健无恙。又曾治一怀孕者，将近临产，患蛔厥（胆道蛔虫症），胁下痛甚，牵及肩背，少有缓解，迭经安蛔，中西杂治，其痛不衰。察其腹满便结，舌黄口干，断为腑气不通，浊气不降，非通腹泻热不足以济事。将产之妇，恐致早产，然病不除，则母子俱危，权衡利弊，乃处以大承气汤加当归下之。一剂下咽，腹气即通，痛势顿减，竟母子俱安，至期方娩。

二、不孕不育类

徒弟：不孕症该怎么辨治？

师傅：朱丹溪《格致余论》曰："阳精之施也，阴精能摄之，精成其子，血成其胞，胎孕乃成。"妇人不孕为命火不足，胞宫失于温煦，或精血不足，子脏失于濡养。正如《圣经总录》所云："妇人所以无子，由于冲任不固，肾气虚寒故也。"此外，妇人多郁，气血不和，或湿邪下注，胞宫阻滞，亦为不孕的重要原因，其治法多为补肝肾，益气血，化痰湿，疏肝气，视症情不同而施治。不孕之病多端，症情复杂，但多数可见月经不调。故在治疗上多为调经为要，除药物治疗外，必须情绪舒畅，房事有节，起居劳逸有度。

多年来遵循温通经脉以活血，补养气血以固本的法则。选用温经汤，千金种育汤，加味毓麟珠等方，治疗不孕症，疗效很好。①温经汤用

《金匮要略》方：吴茱萸、当归、川芎、白芍、党参、桂枝、阿胶、丹皮、生姜、半夏、麦冬、生甘草。每次经期服，每日1剂，经行几天，服药几剂。若经血逾期不来，去麦冬、甘草加茯苓、陈皮、香附、醋艾叶。经水量少，色暗黑挟块，行经腹痛者，加延胡索、没药。行径小腹胀痛，四肢厥冷，得热则减者加细辛。②千金种育汤：熟地12克，川芎5克，当归9克，白芍9克，桂枝9克，丹皮6克，香附9克，茯苓9克，陈皮6克，山茱萸12克，醋艾叶15克。每次行经后服3剂。若月经先期加黄芩5克。月经后期，经色淡红加肉桂、干姜，白带量多加乌贼骨。③加味毓麟珠：党参15克，白术9克，川芎3克，当归10克，熟地10克，菟丝子12克，炒杜仲6克，鹿角胶9克，川椒3克，炙甘草3克。服千金种育汤后服本方3~5剂，亦可将本方制成丸剂。每日早晚各1丸，长期服用，一般连服3月即可获效。若带下较甚者，可同时配服完带易黄汤加味。若脾胃虚寒，纳差腹胀者，可用桂枝草寇吴萸二陈汤加味，调理脾胃。

徒弟：中药在避孕方面应如何辨证？

师傅：中药避孕目前尚未推广，家父行医期间曾治疗多例，病案仅存两则。祖国医学认为“女子二七天癸至，任脉通，太冲脉盛，月事以时下，故有子”。反之督脉受损，胞脉失养，形成不孕。因条件所限不能进行药理及病理研究，本方选自《傅青主女科》方名为节育生化汤，方中川芎、当归行血活血；桃仁、红花、芸苔子活血化瘀；炮姜温经止痛；甘草调和诸药，确有化瘀生新之功。中医认为妇女不孕，与肾和冲任二脉关系最大。古人所云：“要使不孕，需肾气衰，精气清冷，不能摄精。”而本方通过活血使精亏气少，冲任胞脉失养而不孕，故不可去之。

徒弟：在不孕不症因中，免疫性因素近年逐渐增多，比如抗精子抗体阳性，我们在临床中应怎么辨证治疗？

师傅：近年来，免疫性不孕不育症颇受关注，研究证实抗精子抗体阳性是免疫性不孕不育症的主要致病因素之一，女性较男性更易产生抗精子抗体，临床中将女性抗精子抗体阳性归属于中医“不孕症”范畴。根据临床观察发现抗精子抗体阳性的女性患者多伴有妇科炎症，支原体、衣原体的感染居多，支原体和衣原体的混合感染可能更有利于抗精子抗体的产生；现代生活节奏加快，工作压力增大，易造成女性心情不畅，肝气郁结。张景岳《妇人规·子嗣类》指出："情怀不畅，则冲任不充，冲任不充则胎孕不受。"指出肝郁对不孕的影响；《灵枢·五音五味》指出："妇人之生，有余于气，不足于血。"高度概括了女性的体质特点，气有余而血不足。我在长期临床经验的基础上总结认为，女性抗精子抗体阳性多由血虚肝郁，邪毒内侵所致，治疗时应以疏肝补血，清解邪毒为基本，用四物汤补血，柴胡、香附、郁金、陈皮等疏肝理气解郁，用白花蛇舌草、重楼和虎杖等清解邪毒；白花蛇舌草性味微苦、甘、寒，具有清热解毒，利湿通淋的功效，并且据现代研究证实白花蛇舌草具有抗感染作用，可用来治疗慢性盆腔炎；重楼性味苦、微寒，具有清热解毒，消肿止痛，凉肝定惊之功效，现代研究证实重楼具有抗菌、消炎作用，可以用于治疗女性支原体感染；虎杖具有清热解毒，活血祛瘀，祛痰止咳等功效，现代研究表明虎杖具有抑菌、抗病毒作用，亦可用来治疗慢性盆腔炎，此药既有抗菌作用，又有一定的活血功能，适宜用来治疗妇科炎症。

同时，特别强调注重张景岳提出的"种子之方，本无定轨，因人而药，各有所宜。"随证应灵活运用。如患者年龄偏大，有流产史，初诊时多以肾阳虚症状明显，治疗时应注意病情的轻重缓急，宜以温补肾阳为先，兼以疏肝补血，以桑寄生为君，补肝肾、养血、固冲任，臣以菟丝子、巴戟天、鹿角霜等温补肾阳，陈皮、郁金理气解郁，四物汤补血和血，佐以桃仁、丹参活血祛瘀，肾阳亏虚不能温化水湿，加茵陈利湿，黄芩燥湿，同时避免温补太过伤阴。如患者年轻，体质较好，病情单纯，治疗以清解邪毒，疏肝补血为宜，君以柴胡疏肝解郁，臣以白花蛇舌草清热解毒，香附疏肝理气，四物汤补血和血，佐以重楼、虎杖增强解毒之功，山药益气养阴止带，蜈蚣性善走窜，载药到达全身各处，甘草调和诸药。在临床中，只有辨证与辨病合参，中西医结合，取长补短，才会效如桴鼓。

徒弟：近年来随着经济、科技的发展，环境水源等污染也逐步严重，胚胎停止发育的病人逐年增多，您对该病有何认识？治疗该病又有何特别之处？

师傅：胚胎停止发育（简称胎停育）是指妊娠早期胚胎因某种原因

停止发育，是自然流产的一种形式，B超检查可表现为妊娠囊内胎芽或胎儿形态不整，无胎心搏动，或表现为空囊。近几年来本病的发生呈上升趋势，据报道本病的发病率为14.1%。

本病在古代医籍中并无记载，应属“胎漏”“胎动不安”“堕胎”“滑胎”之范畴。西医研究认为本病的发生可能与染色体异常、环境因素、母体因素、感染因素、内分泌因素、免疫因素等有关；亦有认为抗精子抗体（ASA）、抗子宫内膜抗体（EMA）、抗心磷脂抗体（ACL）、抗卵巢抗体（AOA）、抗人绒毛膜促性腺激素抗体（AhCGA）、抗弓形虫抗体（Tox-Ab），对胎停育具有特异性，是与胎停育呈正相关的一个免疫学指标；研究报道认为血清黄体酮（P）、血管内皮生长因子（VEGF）对胚胎停止发育诊断阳性率达94.12%，特异性为88.2%，血清P、VEGF联合检测敏感性高，对胚胎停育的早期诊断和预测有一定价值。

研究认为随着孕妇年龄的增加，胚胎停止发育率呈上升趋势，35岁以上的孕妇属高危孕妇，且受孕月份与胚胎停止发育亦有明显关系，如1年中胚胎停止发育率最低的受孕月份是5月、11月和8月，胚胎停止发育率最高的受孕月份是12月、2月和10月；亦有病例对照研究，发现妊娠期母体游离叶酸水平与胎儿神经管缺陷呈负相关；另外，叶酸还参与造血过程，增加免疫能力，叶酸缺乏可发生贫血，并限制妊娠早期胎儿及胎盘的迅速发育，导致流产、胎停育或胎儿畸形。

胚胎停止发育在早期流产可分两大类：①全胚胎发育异常；②特殊发育缺陷，常见为神经管缺陷与肢体发育缺陷。本病在治疗上有人在给胚胎停止发育的妇女补充叶酸（0.4毫克/日）后，再次妊娠的成功率达到98.3%。但经过临床统计观察再次妊娠并成功分娩的成功率低于50%。

我在多年治疗本病的临床经验上结合现代人的起居变化，提出了“寒凝血瘀”的病机假说。认为：①现代妇女多喜吃冷饮、穿薄衣、吹空调等，为寒邪内停创造了条件；②患者均于胎停育并流产后就诊，多为瘀血停留胞宫创造了条件；③患者舌质多暗苔薄白，脉多沉，且多无明显不适；④《景岳全书·妇人规》曰“妊娠胎气本乎血气，胎不长者，亦惟血气之不足耳”;《胎产心法》曰“血气寒而不长,阳气衰生气少”,亦从气血不足、寒凝血瘀方面阐述了胚胎停止发育的病因病机;⑤王清任在《医林改错》中提出了少腹逐瘀汤是治疗瘀血停留胞宫致小产的良方,其具有祛疾、种子、安胎的功用,而被誉为种子安胎第一方。

基于以上五点,我提出了寒凝血瘀,冲任损伤,气血失和,胎元失养的病机假说,并以少腹逐瘀汤为治疗的主方。但在临床治疗上强调治分先后,对有胎停史患者,妊娠前先以八珍汤加桑寄生、杜仲、狗脊、菟丝子、炙黄芪,以调摄冲任、益气补血,为种子做准备;妊娠后再以少腹逐瘀汤为主方,加入黄芪、香附,以达到温经益气安胎、活血行气化瘀之功。并随证加减,每获良效。

现代药理研究认为,少腹逐瘀汤能明显降低正常雌性大鼠离体子宫自发运动的收缩和舒张强度,抑制缩宫素诱发的离体大鼠子宫收缩频率加快,延长“痛经”小鼠扭体反应潜伏期,明显减少扭体反应次数,从而具有良好的子宫解痉、镇痛和抗炎作用。本方加减治疗在临床上取得了满意的疗效。

徒弟:在男性不育中,精液不液化是常见病因,我们在临床中应该如何认识及遣方用药?

师傅:精液不液化是男性不育症的常见原因,其机制目前尚不清楚。西医一般认为精液中起液化作用的因子由前列腺分泌,而抗液化作用的因子主要来源于精囊。认为精浆中的透明质酸酶、胰蛋白酶和柠檬酶等与精液的液化有关。慢性前列腺炎患者液化因子减少,加上细菌本身对精液所产生的凝集作用,从而导致精液不液化或液化时间延长。

中医认为本病类似于“精浊”,大致与淋浊、精寒、精热等有关,多从命门火衰、脾肾阳虚、湿热内蕴、寒凝血瘀、阴虚火旺等方面论治。

我在多年治疗本病的临床经验上,认为湿邪内蕴,阳气不足为本病的主要病机。由于本病病位偏下且缠绵难愈,湿邪久留不去,影响厥阴疏泄,导致血脉瘀阻,与湿性趋下的致病特点颇为一致。而深究其湿邪形成的主要原因为阳气不足,气不化水,内停为湿,故在治疗上以温阳化湿佐以活血通络为大法,以二陈汤合苓桂术甘汤为主方。方中重用茯苓意在健脾渗湿，健脾可杜绝生湿之源；肉桂、制附子辛热，助命门以温阳化气；萆薢苦，微寒，能利湿而分清利浊；车前子清热渗湿于下，给湿邪以出路；丹参、川芎行气活血，通络；久病易入络，故用蜈蚣解毒通络。诸药合用，使阳气足，湿邪除，精液化，共奏温阳化气、活血化湿之功。若精液化验有白细胞者，加金银花 15 克，土茯苓 30 克，白花蛇舌草 15 克以清热解毒、利湿；在临床应用本方治疗精液不液化症疗效确切、安全易行。

徒弟：无精子症为什么治在补肾？

师傅：引起男性不育的原因很多，"无精子症"是致使男性不育的因素之一。"无精子症"属中医"肾精不足""虚劳""不育症"范畴，是中西医治疗棘手之疾。

精是构成人体和维持人体生命活动的基本物质。《素问·金匮真言论》曰："夫精者，身之本也。"《灵枢·决气》中说："两神相搏，合而成形，常先身生，是谓精。"东汉王充《论衡·论死》曰："人之所以生者，精气也。"精气之来源，一是禀受于父母，二是后天水谷精微所化生。肾为藏精之脏，有"肾藏精""肾主生殖"之说。我认为治疗"无精子症"重在补肾，其次健脾。脾为后天之本，气血精液生化之源气，健脾则后天之精有源，补肾则先天精气得充。先天与后天之精互相联系，互相依存，互相促进，才能生生不息。以此自拟十子汤加六君子汤以治疗该病。十子汤是由《医学入门》卷六方五子衍宗丸加蛇床子、金樱子、破故子、桑椹子、女贞子而成。蛇床子强阳益阴补肾；金樱子固精，收摄精气，破故纸壮元阳；桑椹子滋阴补血；女贞子益肝肾，强五脏。临症中用此以子补子，治愈"无精子症"，同时也可适量加些温补肾阳之品，或可奏效。

三、内科类

徒弟：在临床中治疗胃脘痛时应该注意什么？

师傅：本病病机关键是中焦气机阻滞，升降失职。中焦脾气不升，则胃失温养；中焦胃气不降，则水谷之物滞留中焦湿热之邪丛生，中焦气机不利，血行不畅则发为血瘀；中焦气机失和，则肝失疏泄而为肝郁等。所以这些病理变化形成了本病复杂的病因病机。"调畅中焦气机"也是本病的重要治疗原则。

徒弟：糖尿病肾病的病机是肾气亏虚吗？

师傅：本病是由于消渴日久迁延不愈而致，病机特点为本虚标实，以肾元不足为基，伤阴耗气、阴损及阳是基本发展趋势。在病症发展不同阶段，病机重点有所不同。早期燥热阴虚，日久耗气而致气阴两虚、肾气不固、经脉失养及气虚血瘀。随着病情发展或治疗不当，肾元进一步受损。因气属阳，气虚日久阳亦不足；阴阳互根，阴损及阳，阴虚极则阳亦伤，所以阴阳具虚，气血两亏。阳虚的发生是气阴两虚发展的必然结果，亦是糖尿病肾病病机发展过程中非常重要的阶段。

本病气阴两伤，阴损及阳，缠绵经久，久病多虚，久病入络，"瘀""虚"两字终贯本病始终。初期阴虚，津血不足，肠道不濡，血行涩滞而瘀；久病气虚，气为血之帅，气虚乏力，推动血液运行不畅必致瘀；病久阳伤，阳气不足，温煦不力，凝滞而成瘀。血瘀一成，渐血脉瘀阻，积聚日久，瘀阻脉络。血瘀则气化运生更难，气虚则血瘀更重，形成恶性循环，加重病情，因此血瘀气虚贯穿本病始终。

徒弟：口疮临证时应如何辨治？

师傅：口疮类似于西医的口腔溃疡，本病脾胃湿热证在临床上非常多见。因为"脾开窍于口"而"舌为脾之外候"，体现了生理上口腔与脾胃之间的密切关系。《诸病源候论·口舌候》曰"足太阴脾经也，脾气通于口，脏腑热盛，热乘脾气冲与口舌，故而口舌生疮也"；《圣济总录》曰"口疮者，由心脾有热，气冲上焦，熏发口舌，故作疮也"，《医学摘萃·七窍病类·口病》曰"土者，水火之中气；水泛于土则湿生，火郁于土则热作，湿热熏蒸，则口气腐秽而恶臭"等，明确指出口疮不仅由心脾积热所致，还与湿热蕴脾胃密切相关。

而现代人饮食偏于肥甘辛辣、煎炒炙煿、嗜酒过多，易使脾失健运，湿浊中阻，郁而化热；且随着现代社会竞争的日趋明显，心理压力的逐渐增大以及全球气温的不断升高，其体质往往偏于阳热，一旦内外之湿热相引，脾胃运化功能失调，湿热口疮便可随之而生。因此，在临床上，往往采取健脾清热祛湿法治疗脾胃湿热型口腔溃疡,多能取得良好的疗效。

提出未病先防对于口腔溃疡尤为重要,因为口腔溃疡在很大程度上与个人身体素质有关,尽量避免诱发因素,可降低发生率。在生活中应注意以下几个方面:①注意口腔卫生,避免损伤口腔黏膜。②保证充足的睡眠时间,避免过度疲劳。③尽量保持心情舒畅,乐观开朗,避免急躁、生气。④养成生活起居具有规律性和营养的均衡性,戒烟酒,坚持体育锻炼,清淡饮食,多吃蔬菜、水果,保持大便通畅,防止便秘。在临床治疗时,在辨证论治的基础上,重用百合,以减少口疮发生的机会。

徒弟:过敏性紫癜辨证时以血热多见吗?

师傅:过敏性紫癜发病中,以风、热、湿、毒、瘀、积、虚为其病理特征。卫气营血及三焦传变为其发病过程。疏风清热,凉血止血,清热利湿,消积导滞,通腑化瘀,为其常用之法。但在治病过程中,应特别注重正邪双方的力量强弱,或扶正以祛邪,或祛邪不伤正,药物治疗的同时,可多饮莲子、薏苡仁粥,总以顾护正气为本。

徒弟:黄褐斑临床中如何辨治?

师傅:根据中医五色归五脏的藏象理论,脾主黄,肾主黑,肝主青,认为黄褐斑的发生与肝、脾、肾的关系密切。肝藏血,主疏泄条达,若肝郁不舒,则气血郁结;脾统血,主运化升清,乃后天之本,若脾虚失摄,则血不循常道而下溢亡失,若脾失健运,则水谷精微不能上输,气血生化乏源。肾为先天之本,精、血、津之源,若肾阴不足,则虚火上炎,肝失肾水滋养而失条达;若肾阳不足则阴寒内盛,气血不得温煦而滞涩不畅,脾失温煦水谷不得气化而生化乏源。因此肝、脾、肾三脏的功能失常,均会导致气血悖逆、气血瘀滞,或气虚血亏、运行滞涩。气血不能上荣与面,颜面失于荣养是发生本病的病机关键。

在治疗上根据中医脏腑辨证的理论,将黄褐斑分为五个证型加以辨证论治。在此基础上强调“有斑必有瘀,无瘀不成斑”,同时根据“久病入络”的中医理论认为“久病必瘀”,重视气血瘀滞的病机加以治疗,无论病在何脏,都注意运用活血化瘀的方法,强调“治斑不离血”。在辨证论治的基础上，常用当归、川芎、红花、桃仁、赤芍、泽兰、益母草、莪术、香附、郁金等行气活血化瘀消斑的中药。亦可用白芷、白果、珍珠粉、薏苡仁外敷做面膜。

徒弟：慢性溃疡性结肠炎为临床多发病，常病情反复、缠绵难愈，您有什么好的经验？

师傅：慢性溃疡性结肠炎多由急性肠炎治疗不当，病情迁延，毒邪久羁所致，为本虚标实之证。因此治宜扶正固本，兼以清利，临证时我常用党参、杭芍、黄连、木香为基本方随症加减。党参不燥不腻，补气而养血生精。现代研究发现该药有强壮、补血作用。白芍补中兼收，有益气养血、缓急止痛作用。现代研究发现白芍中含有的芍药苷有较好的解痉止痛及镇静作用，白芍煎剂还具有抑菌作用。黄连治疗湿热蕴结的泄泻效果显著，其中活性成分小檗碱（黄连素）现已广泛地应用于肠炎的治疗。木香为行气止痛的要药，尤长于行肠胃之气，且该药的应用可防止黄连寒凉过度。上述 4 味中药合用，共奏补气养血、导滞清毒之功，高老黄连多用土炒黄连，用量为 5 ~8 克。

徒弟：痹证应怎样辨治？

师傅：痹证在《黄帝内经》中被称为“肢节痛”，在《金匮要略》中被称为“历节”，后世称其为“痛风。”风寒湿邪痹阻经络引起的肢体疼痛最为常见，即所谓痹证。痹者，闭也，闭阻不通则痛。上肢与下肢乃手足十二经循行所过，风寒湿最易侵袭。《济生方·诸痹门》曰：“皆因体虚腠理空疏，受风寒湿气而成痹也。”然因病邪偏盛不同，临床表现亦不同。

《黄帝内经·痹论》曰：“风寒湿三气杂至，合而为痹。”风气胜者为行痹，湿气胜者为着痹，寒气胜者为痛痹。风痹一证，可归属于今人所谓之痛风也。盖痹者也，以血气为邪所闭，不得通行而病也。凡此三者则痹之大则也。若欲辨之轻重，则多热者为阳证，无热者便是阴证。然痹本阴邪，故为寒者多而热者少。王清任认为痹证若采用祛寒祛风祛湿之法久治不愈，是瘀血所致。以上这些理论创立了中医治疗痹证的一套理论。历代诸医家均根据这些理论治疗痹证收到良好的效果，高老多年来也是根据古人的经验治疗此种类型的疾病，效果也很好，但是此类病人，病程长，治疗一定要有耐心。热痹、湿痹类患者一般来讲早期多采用清热利湿之法，因为多为湿热之邪侵犯关节所致，生石膏是常用药。一旦热象消失，寒象渐至，则应采用温经散寒之药，如川乌、草乌、附子之类必不可少，虫类药物佐之。然到后期，肝肾亏损之象出现，则应多选用养阴生津及滋补肝肾之品，多用如生地、龟板、续断、杜仲、狗脊之类药物，而且需配用活血化瘀之药，如赤芍、乳香、没药、汉三七等。

徒弟：痤疮应该如何辨治？

师傅：①辨脏腑：痤疮与肺、脾、心、肝四脏关系密切。《黄帝内经》有云"诸痛痒疮，皆属于心"，因此，清心火是本病的重要治疗原则。②辨体质：人体存在着形态结构、身体心理的差异，这种差异必然影响疾病的发生发展。《灵枢·逆顺肥瘦》及《灵枢·卫气失常》就以有关与体质内容的记载。元代朱丹溪的《格致余论》进一步将体质与疾病联系在一起，提出了"肥人多痰，瘦人多火"的著名观点。因此，辨体质可以很好地指导疾病的治疗。根据中医理论，应注意不同体质的阴阳之别、强弱之分、偏寒偏热之异。③辨皮损：皮损辨证是皮肤科治疗的基础。粉刺辨证为湿邪阻滞；炎性丘疹多辨证为热在腠理；脓包多为湿热瘀滞，腐肉为脓；结节、囊肿多是湿热阻滞并与瘀血互结；瘢痕为气滞血瘀；疾病后期的炎性红斑是余热未清，气滞血瘀；皮脂分泌较多属湿热内蕴。④辨兼症：本病常与患者的胃肠功能、情志及女性的月经情况等相关，因此对口干口苦，便秘或便溏，急躁，或抑郁及月经的提前错后、痛经与否、经血形态等伴随症状，也要仔细分析原因，辨明性质，正确施治。也可用前面治疗黄褐斑的外用方加大黄，做面膜治疗。

徒弟：中医对西医的糖皮质激素有何认识？

师傅：中医认为肾上腺皮质激素为助阳之品，对于阳虚患者适宜应用，但长期大量服用，可导致损耗真阴、取代真阳。故临床应用首先出现一系列阴虚阳亢现象，如心悸、烦躁起急、失眠多梦、血压升高等，继而形体肥胖、满月脸、后背脂肪堆积等，或者出现食欲亢进、肤深纹皱、消化不良等现象，系脾胃功能失调所致。

故中医辨证施治配合激素治疗时，初起用滋阴健脾补肾法，以减轻激素的副作用。长期应用外援性激素，由于负反馈作用，使肾上腺皮质功能受到抑制，体内皮质醇含量降低，在激素撤减的过程中出现自汗、怕冷、无力等气虚阳虚证候。根据阴阳互补的原则，适当加以温补肾阳之品，如附子、淫羊藿等，能促进血浆皮质醇提早回升，防止复发，巩固疗效。同时在减少激素用量的同时用中药山茱萸加量代替。激素骤停所出现的肾上腺皮质功能不全之危象，就是因为激素取代真阳所致。

徒弟：骨性关节炎为退行性疾病，中医药如何辨治？

师傅：骨性关节炎为老年常见病，主要病因病机为肝肾不足，气血亏虚，筋骨失养；外邪侵袭，痰瘀互结，流注关节，气血凝滞，脉络痹阻。肾阴已亏，肝肾同源，肾阴不足导致肝阴不足，水不涵木，肝失疏泄，久郁化热，气血凝滞，筋骨脉络关节失养，导致关节疼痛。以柴胡加龙骨牡蛎汤疏肝健脾，理气解郁，熟地、山茱萸、骨碎补、牛膝滋补肝肾，强筋壮骨，益水以制火。诸药相合，共奏奇效。同时建议减少运动，多喝牛奶和骨头汤，药疗和食疗相结合。

徒弟：我在随您上门诊时，注意到您治疗感冒时经常使用藿香散，不知道其中的原因，请您指教？

师傅：感冒是临床常见的外感疾病，一年之中均可发病。据有关资料显示，普通人一生最少要患100次感冒，而100多种疾病的发生，又都多因感冒所致或诱发。所以，历代医家都很重视感冒的预防与治疗。其中东汉医圣张仲景、清代叶天士、吴鞠通等都是各时期杰出的代表人物，但先贤对感冒的辨证，只论风寒、风热、气虚感冒三型，唯有挟食感冒论述较少。

近年来，随着人民物质、文化生活的提高，气候温室效应的改变，以及空气、水源、食品污染的加重，使挟食感冒的发病率剧升。所谓挟食感冒，既不同于风寒感冒，又别于风热感冒，像似夹有湿邪，又非同气虚、阴虚感冒，其主要临床表现为：恶寒头重身痛，周身乏力，恶心厌食，口淡无味，大便干，小便黄，舌淡苔白腻或白黄相间，脉浮滑或浮数。其病因病机为：过食肥甘辛辣，嗜烟好酒，活动少，而使食滞于胃，损伤脾胃，内热招致外感。本方用藿香伍以麦芽、山楂、白术芳香健脾消食，使邪不留于内;伍以秦艽、紫苏解表化湿,使以黄芩、茵陈、茯苓、滑石、甘草清热利湿,引邪下行,诸药共奏解表化湿、清热消食之功,达到表里内外皆治,上下并行,给邪以出路,治外感宜快,故用汤剂以荡之。在我多年临床中,应用藿香散治疗感冒无数,无不应手取效。

徒弟:湿疹在临床中缠绵难愈,患者痛苦不已,您在治疗上可有良方?

师傅:中医对湿疹的认识,其治疗当分内治和外治两种方法,内治不外乎清热、祛风、利湿;外治则以解毒、祛风、止痒为主。在内治当中,临床常根据不同的兼证而佐以疏风、养血、凉血诸法。我根据本病邪热毒盛,易入络而大量应用虫类药品,以毒攻毒,收到满意疗效。全虫、蜈蚣辛平有毒,其性走窜、祛风舒筋,开气血之凝滞,用治湿疹疮毒,以毒攻毒,疗效最捷。特别是蜈蚣,张锡纯认为:“走窜之力最速,内而脏腑,外而经络,凡血气凝聚之处皆能行之,性有微毒,而善解毒,凡一切疮疡诸毒皆能消之。”配合活血之品,一入血分,一入气分,气血之毒皆除,合苍术、苍耳子、山药健脾燥湿,使湿毒自消而病愈。

治疗湿疹及其他皮肤病,高氏家传先服防风通圣丸3天后,再用上方,特别对牛皮癣等易复发性疾病,在每年立春第一天服防风通圣丸以清表里内外脏腑之邪热,每收良效,如王旭高曰:“此为表里气血三焦通治之剂,解不伤表,下不伤里。”本方是以清热为主,解表为辅,虽有硝、黄之攻下,其意仍在清热,可先用本方,将三焦、气血、表里、脏腑之热毒荡除,为今后治疗起到铺路石的作用。外治则用三黄等量为细末,和凡士林外涂即可。

徒弟:在治疗脂溢性脱发时,您为什么经常使用大量的茯苓?

师傅:脂溢性脱发多见于嗜食肥甘厚味之人,此类人少动多食。我在临证中使用大量的茯苓,是取象比类,俗话说“水汪满满发不生”,犹如种庄稼,庄稼浸泡在水中岂有存活之理,故使用大量的茯苓,取其渗湿利水、健脾之功。

徒弟:现在肥胖之人越来越多,多导致代谢紊乱而增加心脑心血管疾病的风险,中医药可有好的办法?

师傅：随着社会经济的飞速发展，生活节奏的加快，人们的餐饮习惯有向着高热量、高脂肪发展的趋势，车辆的普及使得人们运动减少，这种肥食少动的生活方式，为代谢性疾病孕育了基础。现代医学研究显示肥胖的发生与多基因遗传、多环境因素作用、遗传和环境共同作用等有关，以肥胖为中心，血糖、血脂和血压异常为主要表现，是心血管疾病的高危因子，使心血管疾病和2型糖尿病的患病危险性明显上升，同时也是致残、死亡的主要原因之一。

在传统的中医学中虽未提及代谢综合征，但根据其临床表现及患者体质特点，本病应属消渴、脾瘅、湿浊、中满等范畴。病机为饮食不节，过食膏粱厚味，损伤脾胃；或久坐少动，脾气呆滞，升降失常，水湿不化，津液不布，形成痰湿脂浊，痰浊阻滞络脉；气机不畅，瘀血内阻，血行艰涩，痰瘀互为因果，两者互结，使脏腑调摄功能失调，而致变证百出。其中以脾失健运，肝失条达为本，痰浊瘀血壅滞为标。故治以疏肝健脾、活血化痰之剂，应用自拟降脂颗粒治疗。降脂颗粒由柴胡、陈皮、半夏、茯苓、山楂、泽泻、丹参、川芎、黄芪、莱菔子等组成。方中柴胡疏肝理气，使肝气得以条达，茯苓健脾渗湿，渗湿以助化痰之力，健脾以杜生痰之源，柴胡、茯苓调和肝脾共为君药；陈皮、半夏、莱菔子、泽泻理气行滞，燥湿化痰，以泄湿浊，丹参、山楂、川芎活血行气，气血并治，活血通脉，共为臣药；黄芪补中益气，可使攻不伤正，邪去正安，为佐药；炙甘草健脾益气，调和诸药，为使药。综观全方，疏肝郁，健脾气，行血滞，化痰浊，使肝脾调和，痰瘀得去，则诸症自除。经过长期临床观察本方具有降脂、降糖、减重等多重功效。

徒弟：慢性肾炎是临床常见病，治疗时尿蛋白多且久治难消，您有何高见？

师傅：慢性肾炎是慢性肾小球肾炎的简称。其临床表现以水肿、有蛋白尿、管型、红细胞等为主，常伴有高血压和不同程度的肾功能损害。其中蛋白尿则贯穿于慢性肾炎始终，它出现数量的多少，既能反应病变的轻重程度，又能揭示患者预后的好坏。

慢性肾炎，属中医“水肿”“虚劳”“腰痛”等病的范畴。此病由外邪侵袭、内伤脾肾引起，在上为肺，中则为脾，下则为肾，又因“肺布精、脾散精、肾藏精”是其特点，故治疗虽有宣肺健脾、温肾利水等方法，但均应祛邪而不伤其正。这里的正，即是指精，扶正也可谓固精。

1)“精”的含义。

(1)“精”的含义有二：一是指生殖之精，即先天之精；二是指五脏六腑之精，由饮食水谷而来，即后天之精。先天之精，禀受父母，是形成人体的原始物质。后天之精，是营养五脏六腑、四肢百骸的重要物质。《灵枢·决气》曰：“两神相搏，合而成形，常先身生，是谓精。”《灵枢·本神》曰：“故生之来谓之精。”《灵枢·经脉》曰：“人始生，先成精，精成而脑髓生，骨为干，脉为营，筋为刚，肉为墙，皮肤坚而毛发长。”揭示了人体孕育的原始阶段，最先生成的是精，以后才有脑、髓、骨、脉、肉、皮肤、毛发的生长，也就是说精是参与人体生命活动中最基本的物质基础。

(2)尿蛋白的含义：用常规尿蛋白定性试验，呈阳性反应者，称为蛋白尿。正常成人尿中含微量蛋白质约(80 ± 24)毫克/24 小时尿(ISD)、95%以上的正常人尿蛋白含量 <150 毫克/24 小时尿。正常尿蛋白的组成主要包括有：血浆蛋白(从肾小球滤过，经肾小管重吸收而漏出)、肾组织蛋白(由肾小管细胞损伤而渗出)和尿路分泌的蛋白质(由膀胱、前列腺或尿道分泌或因尿路组织损伤或炎症而渗出)。

2)“精”与尿蛋白的关系。

慢性肾炎，在临床上表现主要是水肿与尿蛋白。而尿蛋白与祖国医学中所述的“精”，有无共同之处？关系如何？带着这些问题，我们先看现代医学中对蛋白的认识，“蛋白质是组成动物和植物细胞中的一种很重要的物质，在生命活动的整个过程中，蛋白质的作用是极为重要的，几乎细胞的一切活动都在蛋白质的参与下完成，是生命的物质基础”。再看哲学家、思想家恩格斯所言：“生命是蛋白体的存在方式，这种存在方式，本质上就在于这些蛋白体的化学组成部分的不断的自我更新。”此说与《黄帝内经》“人始生，先成精”的理论是何等相似，可谓不谋而合。但由于历史条件和科学技术水平的局限，以及民族文化的各异，中医没把“精”说为“蛋白”，而现代医学也没把“蛋白”叫为“精”。当然我们也不能简单地随便把“精”与“蛋白”二者画等号，只是说它们之间有很多相似或是相同之处。相似是指它们都是参与人体生命活动的组成部分；相同是指它们都是组成生命中最原始的基本物质。既有相同，一定也有它的不同之处，这就符合辨证法中所说的“任何一件事物既没有绝对的相同，也没有绝对的不同”观点。

3）病理关系。

从现代医学理论讲，慢性肾炎疾病过程中，蛋白的丢失，是从小便排出的。如蛋白丢失过多，会引起血浆蛋白降低而合并贫血甚至出现肾衰竭。而中医认为水肿一病，主要病位在肾，肾藏精，肾主二便，司开阖，水肿日久，五脏六腑之精外泄，引起脾肾阳虚，精不固藏，而出现气血阴阳俱亏之虚证。

4）治疗及预后关系。

现代医学治疗慢性肾炎，以消炎→利尿→激素→支持循序进行。而病情轻重预后好坏是根据镜检、尿蛋白、管型、红细胞计数的数量而定，数量越多，病情越重，预后不佳；反之则病情较轻，预后较好。中医治疗水肿，虽有风水、皮水、正水、石水、黄水等五水之别，但治则不外乎宣肺利水，温肾健脾，其中健脾温肾是治疗水肿的关键。生理上，脾主运化水谷精微，肾主藏精，二者是先天与后天，相互资生，互相促进的。病理上，也常互相影响，互为因果，脾肾虚损，阳气不化，水湿内停，则病程迁延，预后不良。为此，后世提出的脾肾同治和前贤所指温阳利水治法相同。如张介宾所说“命门元气之根，为水火之宅，五脏六腑之阴气，非此不能滋，五脏六腑之阳气，非此不能发”，以及仲景的金匮肾气汤，也都与现代医学治疗慢性肾炎、持续蛋白尿的方法虽异，但思路大抵相同，一为防精外泄，一为防治蛋白流失。

综上所述，精与慢性肾炎中的尿蛋白，如出一辙，临床上很有指导意义，如慢性肾炎患者，持续出现蛋白尿，很多西医同道都会把金匮肾气丸、补中益气丸作为首选用药。同样中医大夫也常在此时，给患者用中药的同时，也给患者输以蛋白、血浆蛋白等支持疗法治疗本病，难道这不就用事实证明我们的理论，在实践中已达成了某种共识吗？此外，在治疗慢性肾炎尿蛋白撤激素后，应用山茱萸取代激素，掌握好用量，疗效满意，此时山茱萸既可代激素之功能，又有益肾固精之双重疗效，来佐证前论，可谓有理有据。

徒弟：坐骨神经痛中医如何辨治？

师傅：坐骨神经痛乃现代医学病名，分原发性与继发性两种，前者以神经炎为主，后者是由于神经根附近组织病变影响所致。根据其发病过程和临床表现属于中医"腰腿痛""痹证"范畴，痹者，闭也，闭阻不通，顽痹不仁之谓。《素问·痹论》云："风寒湿三气杂至，合而为痹。"外邪客于人体，气血不能通畅，因而引发疼痛、麻木、抽掣、酸楚，如有闪搓。其疼痛区域分布在坐骨神经通路及其分布区内，且常呈放射性，抽掣相连，腰连腿痛，腿连腰痛，缠绵难愈。临床观察此证，肾虚者十居七八，实证仅十之一二，且多虚实夹杂。《黄帝内经》云："正气存内，邪不可干；邪之所凑，其气必虚。"而腰为肾府，肾虚则闪搓、湿热、寒湿、瘀滞接踵而至，故肾虚为此病之端。在治疗上，注重补肾之虚，通瘀之滞，祛邪之实，拟治坐骨神经痛十法，施之临床，多能获效，现予介绍。

1）滋补肾阴法。

本法用于肾阴不足之患者，症见臀髀部抽掣疼痛，憋胀酸麻，甚则下连小腿，劳动后加重，休息时减轻，兼见腰膝酸软，或见腰痛，头晕目眩，耳鸣耳聋，遗精，盗汗，五心烦热，舌质红，脉细数等。《素问·刺热论》云："肾热病者，先腰痛胻酸。"《类经附翼》亦云："真阴肾水不足，不能滋溉营卫，渐至衰羸……或腰酸腿软。凡精髓内竭，津液枯涸，俱宜壮水之主，以培左肾之元阴。"治用六味地黄汤加续断、牛膝、骨碎补、木瓜，少佐土元。伴遗精甚者加菟丝子、金樱子，小便多者去泽泻、茯苓，口渴甚者用生地易熟地。

2）温补肾阳法。

此法用于肾阳虚者，此型症见腰胯疼痛，腘窝部拘急不舒，得温则减，喜揉喜按，兼具腰部冷痛，脚膝酸软，畏寒肢冷，或见阳痿早泄，小便清长，大便稀溏，舌质淡，舌苔薄白，脉两尺沉迟无力。《类经附翼·真阴论》云："元阳不足，或先天禀衰，或劳伤过度，以致命门火衰……而为肢节痹痛……速宜益火之源，以培右肾之元阳。”用桂附八味丸或右归丸加骨碎补、淫羊藿、仙茅、怀牛膝、杜仲、狗脊、五加皮，少佐土元。

3）活血化瘀法。

此法适用于瘀血阻滞型，多由闪挫、跌仆引发，常兼腰痛，腿痛抽掣放射，痛如刀割，停着不移，不可伸曲，夜间加剧，得寒温不减，舌质青紫或有瘀点，苔白，脉涩。正如《血证论》云：“瘀血在经络脏腑之间，则周身作痛，以其堵塞气之往来，故滞碍而痛，所谓痛则不通也。”治宜活血化瘀，方用《医学衷中参西录》之活络效灵丹加土元、鸡血藤、三七、牛膝、红花，其中土元用 10～15 克，鸡血藤用 60～100 克。

4）清热利湿法。

此法用于湿热型患者。外感湿热，或嗜食肥甘、醇酒，积久不化，酝酿成热，停积下焦，闭阻经脉，不通则痛。症见腰痛牵引股膝，伴有热感，四肢困懒，头晕，舌红，苔黄腻，脉濡数，或兼两股汗出，小便淋漓不畅，尿液浑浊，尿道灼痛，尿频尿急，少腹拘急等。如《景岳全书》云：“湿之位病……在经络则为痹为重，为筋骨疼痛，为腰痛不能转侧，为四肢酸软疼痛，在肌肉则为麻木。”治宜清利湿热，用除湿宣痹汤：苍术、黄柏、秦艽、川牛膝、生薏苡仁、车前子、川萆薢、泽泻、独活、木防己。若膀胱湿热者用八正散加味。

5）补肾活血法。

此法用于肾虚兼有瘀滞者。素体肾虚，腰不能健，筋骨微弱，极易跌扑受损，出现肾虚瘀滞者。《太平惠民和剂局方》云：“诸虚不足，皆由肾气虚惫。”肾虚在先，瘀滞从之，故使疼痛，症见腰膝酸软、疼痛，股膝呈放射样疼，日夜不休，痛处固定，有闪搓跌扑史，兼见遗精或阳痿早泄，或白带清稀小便频，舌质紫或有瘀斑瘀点，口不渴，脉细涩。用三补汤加土元、鸡血藤、骨碎补、三七、牛膝、续断（三补汤为熟地、山茱萸、山药组成）。

6）祛寒逐湿法。

本法用于寒湿凝滞证。邪之所凑，其气必虚，肾虚于先，邪乘于后。《证治汇补》云：“湿气伤人……在肢节则病屈伸强硬，在隧道则重着不移，在皮肤则顽麻……溺清不渴为寒湿，多患于肥白淡薄之躯。”《素问·阴阳应象大论》云：“地之湿气，感则害皮肉筋脉。”《素问·举痛论》云：“寒气入经而稽迟，泣而不行，客于脉外则血少，客于脉中则气不通，故猝然而痛。”症见下肢拘挛疼痛，牵引抽掣，从股到膝，遇冷加重，后呈游走性，呈重着性，或疼痛难忍。治宜《金匮要略》乌头汤（川乌、白芍、麻黄、炙甘草、黄芪）。若游走性者，加防风、豨莶草；湿气重者加生薏苡仁、防己、苍术；寒气盛者加草乌、乌梢蛇、炮附子、淫羊藿。

7）舒筋活络法。

本法用于感受外邪，筋脉不舒，拘挛不展患者，正如《太平圣惠方·中风论》所云：“风邪客于筋则挛急，风邪客于骨节则疼痛。”筋急不适，拘挛不舒，有如闪挫，舌质淡红，舌苔白，脉紧。用芍甘瓜藤汤：白芍、炙甘草、鸡血藤、木瓜、牛膝、伸筋草、桑枝。若兼阳虚者，见畏寒肢冷，小便清长，疼痛得热则减，加炮附子、淫羊藿；兼有瘀滞，加穿山甲、红花；若顽痹日久，加乌梢蛇、白花蛇或马钱子；若兼肾虚，可加入六味地黄丸或金匮肾气丸。

8）补益气血法。

本法用于气血虚弱者。素体气血不足，或劳倦过度，耗气伤血，致血不能濡养筋脉，气不能温煦肢体，则发为疼痛。如《素问·逆调论》云：“营气虚则不仁，卫气虚则不用，营卫俱虚则不仁且不用，肉如故也。”《景岳全书》亦云：“凡血亏之处，则必随所在而各见其偏废之病。”症见面色萎黄，唇色淡，下肢外侧时觉疼痛，头晕耳鸣，失眠健忘，心悸、怔忡，舌质淡，苔薄白，脉虚细。方用八珍汤加鸡血藤、怀牛膝、何首乌、生黄芪、桑寄生。

9）补肾填精法。

此法用于肾精不足，不能生髓充骨，濡养筋骨肌肉者。肾藏精，精生髓，骨赖髓养，肾精亏损腰府失养，则可形成坐骨神经痛。《灵枢·决气》云：“精脱者，耳聋……脑髓消，胫酸。”《灵枢·海论》云：“髓海不足，则脑转耳鸣，胫酸眩冒目无所见，懈怠安卧。”症见腰脊如折，眼目昏花，两目干涩，舌质淡，苔薄白，脉虚无力。方用大补元煎加碎骨补、菟丝子、木瓜、怀牛膝、鸡血藤。

10）滋阴除湿法。

本法适用于素体阴虚，或痹证日久，化热伤阴，风寒湿邪客于筋脉关节，气血运行不畅，经脉痹阻不通者。症见股膝疼痛呈触电样，或自觉烧灼疼痛，或上或下，游走不定，天气变化加重；或见午后发热，痛处红肿，扪之有热感，舌质红，苔腻，脉细。治宜滋阴除湿，散寒通络。用《金匮要略》桂芍知母汤（桂枝、白芍、生姜、炙甘草、麻黄、白术、知母、防风、附子）。偏于寒兼见痛甚者加川乌；偏于风呈游走性者加防己；局部重着疼痛者加生薏苡仁、川萆薢；若阴虚甚见潮热盗汗者加地骨皮、熟地。此外配合针灸疗法，效果更佳。

徒弟：辨治肾病时应注意什么？

师傅：①在病因病机上，不拘于一般的单纯强调阳虚可致肾病水肿，极应重视由阳虚转化为阴虚对水肿产生的因果关系。②在治法上，不同于一般的执温补一途，见投药不效即处方变更，殊不知异途同归之变法，妙用滋阴法，且善于守方。前者即“无阴则阳无以生”之谓，有医者云“阴无骤补之法，非多服药不效”如出一辙。临证时有一法独施取效者，有数法合用而获效者，亦有交替使用方能奏效者，应视证机活用。至于遣方，不同于一般的执套方，以死方治活人。而立足变化无穷之证，摸出具有规律的东西，巧组效方，反复验证，补充完善，以活方治活人，常效不殆。比如我常用的“肾病方”。用药不同于一般的墨守成规，而着眼攻不宜克伐，补不宜壅滞，清不宜过寒，温不宜过热，不投过量，不以不及，不习孟浪，总以胜病为宜，扶正为要。喜重用生地，取其滋阴益肾之力，又寓清热凉血之功，滋阴不恋邪，通利不伤阴，凉血不滞瘀，且临床验证，有激素样免疫抑制作用，对激素依赖型病例疗效独特，故方中列为主药；黑豆滋阴固涩，直补蛋白，对调治总蛋白较低，白、球蛋白比例倒置，尿蛋白多，具有一定的作用，故方中必有；淫羊藿辛温助阳，有增强机体免疫力之功，故常佐用；益母草配白茅根，活血凉血，利水消肿，不伤阴，不滞瘀，若浮肿严重则重用，轻则少用，故每方必佐；据现代药理研究，没药、山楂有降血脂作用，故血脂过高，可加没药或山楂；桔梗配怀牛膝，一上一下，疏通气机。气行则水行，故对浮肿时而加重，用之有利无弊。以上诸药在基本方中可抵消温阳之燥热或滋阴易壅滞之弊。③对实验室检查数据指标加以客观分析，既不能左右辨证论治，又不可视有若无，持辨证观点对待之。论治莫执一途，深析机理，求其所因，无矢中鹄，方为上工。绝不能舍辨证论治之纲，以化验数据为用药依据，乱凑药物而徒治无功。④在诊治上百例肾病患者过程中，均停用一切西药，对激素类药物短期撤退，多数未见反复，个别对激素依赖者虽有反复，只不过延长撤减时间，不因反复而终止撤减，且要弘扬中医药优势以代之，最后取而胜之。实践证明：中医药对肾病的治疗长于西医，尤其是远期疗效。由此推测，在治疗肾病中，中草药中不仅有类似甚或有疗效胜于激素类的药物，这提示我们中医同道，不要见异思迁，应珍惜中医学这份几千年的宝贵遗产，从而对中医治疗肾病，在理论上发扬光大，思路上改革创新，疗效上日益提高，给广大肾病患者带来新的希望。总之，我不反对中西医结合，但我坚决反对用西医的理论，生搬硬套在中医临床的治疗过程中，更反对用西医的指标来判断中医的疗效。

徒弟：目疾如何治疗？

师傅：你提的问题太大，但从眼睛外观正常，但不能久视，视久则干涩难忍，或视瞻昏渺，张景岳称之为“内障”。认为治当“专补肾水”，验之于临床，专补肾水往往收效甚微。本病属肾水不足者有之，但肝血不足、虚火上扰才是主要原因。故我常用丹栀逍遥散去生姜、薄荷，加菟丝子、女贞子及一些滋补肾阴的药物，以养肝血为主，兼补肾水，10余剂即可奏效。

肝火上炎或风热上攻之目赤肿痛，可用龙胆泻肝汤加羌活、防风，其功效单用清热之剂即可，因目为太阳经络所过，加入羌活、防风，即能引药入经，又能疏散火热之邪，此亦《黄帝内经》“火郁发之”之意。也可用洗肝散治疗，同样有良效。

徒弟：耳聋、耳鸣如何用药？

师傅：耳鸣与耳聋常同时出现，急性者常属肝胆火热，用清肝泻火之法治疗甚易。慢性者常多年为患，逐渐加重，多见于老年和体弱多病者。

本来治疗亦不难,但有的医者常急于求成,动辄汤剂数服,不效则更方,无一定主见,故难以见效。此病乃由肾精亏损,肾气不足,不能滋养其窍所致。须用耳聋左慈丸加豁痰开窍之远志等药,配成蜜丸,多服久服,一般连服三五月后方能见效。因肾精久亏,非数剂汤药所能填补也。

徒弟:补中益气汤为什么可以治鼻炎?

师傅:过敏性鼻炎,中医称“鼻塞”“鼻渊”。有因风寒所致者,还有因气虚不摄,卫外不固所引起。此表现为鼻塞不通,时轻时重,鼻流清涕,量多难以控制,并兼有气短乏力、易感冒等表现。治疗时,辛温通窍与疏风清热之法均不适宜,唯有用补中益气汤以补益脾肺之气,兼顾其表方能获效。东垣有论曰:“若因饥饱劳役损伤脾胃,生发之气既弱,其营运之气不能上升,邪塞孔窍,故鼻不利而不闻香臭也。”这段话明确指出了本证的病因和用补法治鼻炎的机理。但非所有鼻炎都适合用补中益气汤治疗,而是有是证,用是药。

徒弟:开胃进食之法如何治疗肝炎?

师傅:肝病日久,必累及脾胃。调养脾胃的纳运功能,是治疗慢性肝炎的主要方法之一。我曾治某中年女性患者,罹患肝炎5年,久治效不显。诊时自诉胁下隐痛,纳差,终日不食亦不饥,厌油腻,神疲乏力。检查见其形体消瘦,肝功化验不正常。以其纳差最为明显,遂投保和汤以开胃进食,10余剂后,诸症渐减,纳食增加。又服理中汤加木瓜、白芍、茯苓,20余剂后,肝功化验亦转正常。继以理中汤加味配成蜜丸久服,服后体质渐复,再未复发。《黄帝内经》曰:“厥阴不治,求之阳明。”是指肝病从肝论治无效,可以从胃诊治。《金匮要略》亦云:“见肝之病,知肝传脾,当先实脾。”胃纳脾运,相辅相成,开胃进食也应是“实脾”的一种方法。

四、用药类

徒弟:在治疗外感时您经常用到紫苏配伍防风,两药合用有何深意?

师傅:紫苏性味辛、温,归肺、脾经。具有发汗解表、理气宽中、解鱼蟹毒的功效。《名医别录》曰："主下气，除寒中。"《滇南本草》曰："发汗，解伤风头痛，消痰，定吼喘。"防风性味辛、甘、微温，归膀胱、肝、脾经。具有祛风解表、胜湿止痛、止痉的功效。《神农本草经》曰："主大风头眩痛，恶风，风邪目盲无所见，风行周身，骨节疼痹。"《本草汇言》曰："主诸风周身不遂，骨节酸痛，四肢挛急，痿痹痫痉等证。"两药相伍，共奏祛风解表，解痉止痛之功，善治太阳伤寒之风寒束表，卫阳被遏，营阴郁滞，腠理闭塞，经脉不通所见的恶寒，周身不适，酸痛挛急诸证，屡屡应验。

徒弟：柴胡加龙骨牡蛎汤治疗风湿病时应如何运用？

师傅：风湿病大多为慢性过程，关节疼痛、肿胀变形、功能障碍，反复发作，迁延难愈，严重影响患者的正常生活与工作。长此以往，肝失条达，肝气郁结，易导致精神抑郁，而抑郁是类风湿关节炎患者中最常见的精神疾患；也有直接为情志所伤，肝气逆乱，气病及血，气血闭阻，发为痹病。《内经博议》云："凡七情过用，则亦能伤脏气为痹，不必三气入舍于其合也。"肝气郁结，气不行血，可致血凝血滞，经络瘀阻；肝气郁滞，久而化火，炼津为痰，痰热互结，阻于经络、关节；肝郁土虚，脾湿运化，湿浊内生；肝藏血，主筋，肝病筋失所养，筋脉拘急疼痛。总之，肝郁气滞，枢机不利，升降失司，在风湿病的发病中起着重要的作用。因此，临床治疗风湿病要强调"从肝论治"。

柴胡加龙骨牡蛎汤具有疏肝解郁、平肝潜阳、健脾理气的作用，使枢机畅达，升降正常，气血调和，濡养四肢百骸、经络脏腑。气血无壅遏之弊，不与风寒湿之气相合，故不得为痹。因此，用柴胡加龙骨牡蛎汤治疗肝郁脾虚型风湿病，如类风湿关节炎、骨性关节炎、强直性脊柱炎、干燥综合征等，均能获得很好的临床效果。临床动物试验证明柴胡加龙骨牡蛎汤具有抗抑郁的作用，因此，对于具有抑郁症的类风湿关节炎患者、同时患有产后风湿的患者、系统系红斑狼疮合并脑病而表现为抑郁者，均具有良好的治疗效果。

徒弟：桂枝草蔻吴萸二陈汤是您治疗脾胃疾病的常用方，临床中如何应用？

师傅：桂枝草寇吴萸二陈汤可用于十二指肠溃疡，胃溃疡，偏于脾胃虚寒者。症见胃脘痞满，畏寒喜暖，空腹作痛，食后而解，伴有泛吐清水，舌苔黄或白而腻，诊脉弦而滑。治宜和中降逆，消痞散结，兼以止痛。若寒重者加干姜；呕吐者加丁香，因食生冷泛吐清水者重用桂枝、良姜；嗳气不畅者加荜茇；吐酸者加黄连；胃脘痛者加延胡索、没药；痞满重者用广木香加枳壳；食纳差者加鸡内金；同时本方可用于脾胃虚弱之失眠，水积于胃之眩晕。前人云："胃不和则卧不安。"又云："无虚不作眩。"本方辛甘化合，辛开苦降，能暖胃和中。通过增加饮食，改善体虚而达到治疗之目的。失眠者加竹茹；眩晕者加枳实、厚朴减槟榔；用于慢性肝炎见于脾胃虚寒者，《素问·脏气法时论》云：" 肝欲散，急食辛以散之，用辛补之，酸泻之。"肝病而用温法，多因寒邪郁结于肝脏，肝厥胃痛，出现手足冷，指甲青黑，噫嗳吞酸，胁下及腹中痛，大便不爽，脉弦细，舌淡苔白。而本方能和中降逆散结止痛，对久病肝寒的患者，可加用木瓜、姜黄等。

方义分析：古人云："寒胜者助于甘热，佐以辛苦。"而本方符合"寒者热之""辛开苦降"的治法；方中桂枝能治腹痛，化气化水；草豆蔻能调中和胃，健脾消食；吴茱萸治吞酸胸满，温中降逆；茯苓上入脾肺，下达小肠之胸胁逆气；半夏和中止呕，消痞散结；陈皮、茯苓、半夏三味能散逆和中，同补则补，同表则表，同泄则泄，亦能理气，逐水湿内停，开郁气，止诸痛；广木香温中止痛，宣散一切寒凝气滞；乌药能治血瘀，冷气腹痛；槟榔能降气宽胸，下肠胃有形之物，减甘草无甘缓之弊。故本方为治疗痰凝气滞，寒湿滞中，血瘀经络之良方。

徒弟：中药中的虫类药应该如何运用？

师傅：唐容川的《本草问答》一书中曰："动物之动力，尤甚于植物，以其动物之本性，能行而又具有攻性。"指出虫类药的特性是行走攻窜，用以通经达络，攻逐搜剔，胜于本草植物药。张仲景擅用虫类药治疗外感郁热，内伤瘀血，创立了大黄䗪虫丸、鳖甲煎丸、抵当丸等，成为后人应用虫类药的典范。叶天士提出了"久病入络"之说，提出"久则邪正混期间，草木不能见效，当以虫蚁疏通袪邪"。虫类药为血肉有情之品，能活血化瘀，通经活络，搜剔逐邪，其性味多辛咸，辛能入络散结，咸能入血软坚。强调虫类药在痛证的治疗中具有不可替代的重要作用。

常用于治痛证的虫类药有：全蝎、蜈蚣、炒山甲、酥土元、制水蛭、白僵蚕、乌梢蛇、白花蛇等，其中全蝎、蜈蚣最为常用。全蝎、蜈蚣走行窜之力最速，搜风定痉，开郁通络，内而脏腑，外而经络，皆能开之，通则不痛，故为治痛之要药，用于治年久入络的疼痛尤为有效。若疼痛顽固者与乌梢蛇、白花蛇同用；瘀血痛剧者与水蛭、土元、穿山甲同用；若夹痰者与白僵蚕同用搜经络之风，祛痰散结止痛。

炒山甲亦是我临床的常用药之一。张锡纯称："穿山甲之性，无微不至，故能宣通脏腑，贯彻经络，透达关窍，凡血凝血聚为病，皆能开支，并能治癥瘕积聚，周身麻痹，二便闭塞，心腹疼痛。"强调其活血通络走窜之性，用其通，以止痛，配以活血逐瘀力峻的水蛭，治疗瘀血阻络，痛久不愈的各种痛证，常收良效。但该药价格较贵，缺药时可以酥土元代之。痛证有风寒湿之气偏多偏少之分，有行痹、痛痹、着痹之别，加之病体强弱不同，虚实有异。故运用虫类药必须结合病情，辨证论治，虚实兼顾。在运用虫类药止痛时很重视辨证，并善配草木药石之品，结合证型，顾护整体，以求达到最好的止痛效果。

徒弟：马钱子的临床应用，近现代以来应用于临床较少，但您在治疗痹证时经常使用，其意为何？

师傅：治疗痹证时是以马钱子为主药，配以诸多的虫类药和辛温止痛药，意在温通、止痛、舒筋。其中最主要的是马钱子，其味苦寒，有毒。功用散血热、消肿、止痛，治咽喉痹痛，痈疽肿痛，风痹疼痛，骨折，面神经麻痹，重症肌无力等，但用于治疗氟骨症至今还没有报道。根据现代药理研究："马钱子属植物长子马钱，以干燥成熟的种子入药，化学分析含有番木鳖碱，马钱子碱，而马钱子碱的药效只有番木鳖碱的1/40。其主要在脊髓，能兴奋其反射功能，亦具有兴奋大脑的作用，还能提高横纹肌，平滑肌的张力，内服能促进消化液的分泌。"以上资料说明马钱子的药理作用符合氟骨证的病理机能治疗。祖国医学认为："肾主骨，生髓，通于脑，脑为髓海。"而本药具有调节大脑兴奋的作用，也就是调节肾的功能，肾气旺盛，则脾阳振奋，运化增强，饮食增加，肌肉得以濡养，张力提高，各关节疼痛自然缓解。《健康报》报道上海某医院对士的宁治疗氟中毒进行研究,提示了马钱子治疗氟中毒有了更广泛的前景。这也是我在30年前治疗氟骨症时总结的经验。另外,马钱子中毒用黄芪解毒属临床经验,其机理需要进一步探讨。

徒弟:在治疗脾胃疾病时您经常用到浙贝母与乌贼骨,两药合用有何疗效?

师傅:浙贝母性味苦寒,归肺,心经,功善清热化痰,开郁散结。《本草纲目拾遗》曰:“解毒利痰,开宣肺气,凡肺家夹风火有痰者宜此。”乌贼骨性味咸,涩,微温,归肝,肾经,功善固精止带,收敛止血,制酸止痛,收湿敛疮。《名医别录》曰:“(治)惊气入腹,腹痛环脐,阴中寒肿,令人有孕。又止疮多浓汁不燥。”两药相伍,共奏制酸止痛、收敛止血之功。临床常用于胃痛泛酸,胃及十二指肠溃疡等。有报道将其运用在各种组方中,作佐使之用,校正组方的四气五味之偏性,保护胃气,疗效灵验,可以一试。

徒弟:海红果为我区特产,如何理解其滋液功效?

师傅:海红果,《群芳谱》名西府海棠。李时珍《本草纲目》列果部,亦谓之海棠梨,四月花,九月实,霜冻后采摘,为食用果品之一。其于药用,始于元代忽思慧的《饮膳正要》一书,谓此果“酸甘,平,无毒,治泄利”。

余于临床见温病伤津耗液者,常以此汁予服,确有良效。早年一老妪病温,高热鸱张,唇干舌燥,年届耄耋,以大剂白虎合海红汁予服,竟致痊愈。盖此果味甘酸,平而无毒,富含汁液,功擅生津养液,益胃阴,助胃气,为易得之佳品。而北方温病四时皆发,加之气候干燥,温热之邪又极易耗伤津液,保津从阴在温病治疗中至为重要,诸如滋液良药生地汁、元参汁、麦冬汁、荸荠汁、藕汁之类,取用不便,望汁兴叹之余,试用此汁,效无二致。

徒弟:如何理解木化石的镇心作用?

师傅:石木,俗谓之石芯,为古树之化石,人每奇之以为镇宅观赏之物。考诸本草,多略而不载,盖采之不易也。李时珍的《本草纲目》云:“自动而静,草木成石是也。”其生为木而化为石,由动而静,禀天地之精气而成。其质重,其类石,常生于石中,如轴心贯石,故名“石芯”。其形酷似无皮古树,有纵行纹理。其色有黑者,有白者,有灰者不等,击之易碎成块状,其脉络历历可见。采时不分时月,洗去泥沙,击碎备用。

余多年临床验证,其味辛,性平,无毒,入心、肝二经,功能镇心神,安魂魄。用法:入煎剂,先煎,常用量30~50克,大凡心神不宁之症皆可选用,诸如惊悸怔忡,失眠多梦,善惊易恐,惊风癫狂之类。其治心神恍惚之喜悲伤欲哭,与甘麦大枣汤同用;合生龙骨、生牡蛎、菖蒲、远志治心神不安之失眠;合生龙齿、朱砂、茯神、柏子仁治易惊善恐;合天竺黄、朱砂、南星治小儿惊风;合生铁落、灵磁石、礞石治癫狂。

徒弟:水蛭为何能起痿?

师傅:水蛭俗称蚂蟥,《神农本草经》即以入药,味苦性平,入肝、膀胱经,功擅破血逐瘀通经。自仲景抵当汤、大黄䗪虫丸始,后世用于瘀血诸证,饶有卓效。

余临证用诸痿证,亦有殊功。阳痿之证,原因颇多,但无论虚实,痿久在一定程度上皆可形成瘀滞,余取水蛭逐瘀通经之性,辨证用于阳痿一证,往往能取速效。如治边某阳痿,前医叠进温燥大补之剂而无功。刻下舌紫红,烦躁口干,头目昏眩,梦寐纷纭,脉弦滑。以大补温燥之品,徒使真阴耗竭,虚火亢旺,余急投一贯煎加水蛭、黄柏,服10余剂,诸证渐除,阳痿告瘥。对于痿久不用者,用人参、水蛭、乳香、樟脑为散,服用亦有良效。

痿证起因甚众,无论何因,其症肢体迟缓,软弱无力,归宿则一,日久气血不行,虚而自滞。余每以辨证治痿同时,加入水蛭、黄芪,一以行血,一以补气,补而不燥,行而不伤,使气血行于诸经、起诸痿。如治柴某,女,患神经炎,遗有四肢痿软不用,且大肉渐小有痿废之虞,余以生芪、水蛭、天麻、山药、红参、三七、血竭、乌梢蛇、淫羊藿、红花为散,服3月余而起。

又治田某之虎口肉陷,得之刀伤,余用生芪、水蛭、血竭、红参研为末,服月余肉起。

昔朱丹溪曾谓治偏枯不可与痿同法。但中风后期之半身不遂,与痿近似,余常以治痿法治中风后遗症。盖水蛭之性迟缓,善吸食人血,且再生力强,迟缓则攻而不伤,善吸则坚结可破,且有再生之功,确为起痿良品。

徒弟:如何理解鸡血藤的养心安神功效?

师傅:鸡血藤苦甘性温,能活血舒筋,可用治腰膝疼痛、麻木拘挛之证。余曾治一人,患肢体疼痛有年,筋不能展,遍身流窜作痛,日久正气虚损,疼痛日甚,且家贫难以置药,思忖再三,以鸡血藤价廉易取,既能活血止痛舒筋,又可补血强腰。遂嘱以鸡血藤 5 千克,熬膏兑蜂蜜,每日 3 次,每次 1 勺。以作久治,连服药半年余,除疼痛消失外,其十余年之失眠、心悸亦告愈。细思之,鸡血藤功能补血活血,而心主血脉,血以舍神,心血亏损,神魂不定,则失眠心悸。使心血充,而神归于舍,则五志宁而惊悸安,失眠自愈,殆此义也。自此余每以鸡血藤 30 克用于失眠一症,取其养血活血之功,养血而不凝滞,活血而不伤正,尤其是顽固性失眠其效更著。临证用于肢体疼烦、夜不能寐之证,鸡血藤功可双兼。若治疗腰膝酸软、麻木拘挛之证,干品量可用至 300 ~ 400 克,并无不良反应。

徒弟:蒲公英有何妙用?

师傅:蒲公英遍地皆是,寻常易得。《唐本草》始入药,后世以其味甘苦性寒,常以清热解毒、消痈散结为用,治诸热毒壅盛之证。余以为蒲公英至贱而有大功,临证内服外用可治多种病证。

1)养阴滋肾。

公英鲜品富含乳白汁液,最能滋养肝肾。如《本草述》云蒲公英:“入胃而兼入肝肾矣……东垣所谓肾经必用者,尤当推而广之,不当止以前所治尽之也。”《本草纲目》云其能“乌须发,壮筋骨”。故为养阴滋肾不可多得之妙品,滋而不腻,清而不寒,擅治肝肾阴虚之证。单用本品长期煎服或熬膏兑服,或配合六味地黄汤应用,尤其对于慢性胃炎之服用激素引起而见阴虚之证者,辨证加用蒲公英有良效。如治方某,男,8 岁,患慢性肾炎已 2 年余,肿不甚,溲通,长期服用泼尼松(强的松),每日 15 毫克,尿蛋白(+　+)持续不降,一派阴虚之证,资尽未效,遂嘱每日以单味蒲公英 100 克,水煎,分两次服,同时递减激素,半年而愈。

2)疏肝解郁。

举凡肝郁或有化火之证皆可用之。《本草纲目》载本品可“散滞气”,可谓解郁之先声。盖肝郁日久则化火伤阴,而解郁之药有燥烈之弊。蒲公英早春发芽,禀春生少阳之气,有疏肝解郁之功,疏而不燥,行而不伤,疏中有清,清中有滋。余临证每以鲜蒲公英30~100克,用诸肝郁火伤阴之证,或加入一贯煎中,恒获奇效。举凡急慢性肝炎、胆囊炎、乳癖肿痛用之大量,疏肝清热,毫无寒凉之弊。如治刘某,男,45岁,右胁下胀痛,时有寒热,经某医院诊为胆囊炎。因家居农村,时值盛夏,嘱以单味鲜品蒲公英500克,每日煎服1次,连服10余日痛止,5年来病未再发。

3)和胃止痛。

蒲公英除有上述功效外,尚可和胃止痛,用于胃脘痛、纳呆、嘈杂、嗳酸、呕吐诸证。《岭南采药录》云本品:“炙脆存性,酒送服,疗胃脘痛。”余临证不论寒热虚实之胃脘痛,恒投公英,辄获效验,气滞可合四逆散,寒滞合理中汤,热痛合泻心汤,虚者合四君子汤、小建中汤,单味煎服亦有良效。如治郝某之胃脘痛,经现代医学确诊为胃溃疡,痛已十余年,一派虚寒之象,处以小建中汤加蒲公英30克,服3月余而瘥,至今以3年余未犯。

4)消核散结。

蒲公英外用可治痰核、无名肿毒。《本草新编》谓“蒲公英煎膏,尤胜于生用”。用本品熬膏或鲜品外敷可消痰核肿结。曾治一男子前臂肿核如鸡子大,无红肿,按之痛,嘱以蒲公英熬膏外贴,十余日而消。

徒弟:在临床辨证中您经常使用的对药有哪些？两药合用的功效？

师傅:(1)紫草根、茜草根。功用:清热凉血,活血解毒。常用量:紫草根10~15克,茜草根10~15克。紫草根具有凉血活血,解毒透疹之功效。茜草根具有活血行血,化瘀通经之功效。两药合用,凉血活血之功更强,并可化瘀消斑。

(2)大青叶、板蓝根。功用:清热解毒,凉血消斑,常用量:板蓝根15~30克,大青叶15~30克,大青叶清热解毒,凉血消斑,作用偏于全身。

板蓝根清热凉血解毒利咽，作用偏于局部。两药配伍，则全身毒热能解。

（3）山豆根、元参。功用：清热解毒，清利咽喉，滋阴降火。常用量：山豆根6～10克，元参10～15克。山豆根大苦大寒，清热解毒，消肿止痛，专利咽喉。元参质润性寒，滋阴泻火，善除头面浮游之火，又能解毒散结。两药配伍一清一滋，清热利咽作用加强，对阴虚蕴毒之咽喉肿痛有效。

（4）金银花、连翘。功用：清热解毒。常用量：金银花10～30克，连翘10～15克。金银花性寒味甘，气味芳香，既可清风温之热，又可解血中之毒，偏于透上半身之热。连翘味苦性凉，善清心而去上焦诸毒，为治疮之要药，散结消肿，偏于透达全身体表之热。两药配伍清热解毒力强，为治温病之要药。皮肤科配蒲公英、赤芍用于毒热过盛之痈、疖、疮、丹毒、脓疱疮等一切化脓感染性疾患。

（5）生地、白茅根。功用：清热凉血，透邪消斑。常用量：生地10～30克，白茅根15～30克，鲜品30～60克。以鲜品为佳。生地属清热凉血类药物，鲜生地清热凉血，生地炭能止血，干生地滋阴凉血。白茅根甘寒入血分，凉血透邪，功擅凉血止血。两药合用，凉而不滞，清热凉血，透邪外出。对热入营血诸证用之适宜。

（6）羚羊角粉、丹皮。功用：清肝火解热毒，清营凉血活血。常用量：羚羊角粉0.3～0.6克，丹皮10～15克。羚羊角粉咸、寒，入肝、心经，平肝熄风，清热解毒。丹皮泻血分郁热，凉血活血，使血流畅而不留瘀。两药配伍，清营凉血，用于血热入营、毒热炽盛所致之进行期银屑病、红皮病型银屑病、脓疱型银屑病。

（7）桃仁、红花。功用：活血化瘀，养血润肤。常用量：桃仁10克，红花10克。桃仁少用养血，多用破血，功用破血散瘀，润燥滑肠，治瘀血偏于局部有形，或在下腹部者。红花走而不守，迅速四达，活瘀血，生新血，治瘀血偏于散在全身无定处者。两药合用，活血化瘀作用增强。此外，藏红花性寒，除活血外尚有凉血解毒之功，尤宜于斑疹大热、疹色不鲜活及温病热入营血之证。我常用于经络阻隔、气血凝滞所引起的皮肤病，如血瘀型银屑病。

(8)三棱、莪术。功用:破血行气,活血化瘀。常用量:三棱10克,莪术10克。三棱苦平,破血中之气,破血作用强,适用于血瘀而气滞之证。莪术苦辛温,破气中之血,破气作用强,适用于气滞而后血瘀之证。两药配伍,破血行气作用增强。皮肤科用于气血瘀滞引起的肿物、一些浸润较深、颜色紫暗的斑块。

(9)土茯苓、槐花。功用:除湿,清热解毒,消斑。

常用量:土茯苓15~30克,槐花15~30克。土茯苓甘淡性平,为利湿解毒要药。生槐花泻热凉血,其凉血之功独在大肠,大肠于肺相表里,所以能疏皮肤风热。槐花生用清热解毒力强,尤以槐花蕊效力更强。炒用力虽缓,但易于保存。两药配伍,除湿解毒,清热凉血作用强。佐以生甘草,组成土槐饮,可以煎煮服用,也可以泡水代茶饮。可以单独使用也可以与其他方剂加减配伍,常用此二药与凉血活血之药配伍使用。

(10)丹参、三七粉。功用:活血化瘀,通络止痛。常用量:丹参10~15克,三七粉3~6克。丹参活血凉血,祛瘀甚佳,兼能养血。三七粉祛瘀活血,通络止疼。两药配伍,养血活血,化瘀止痛作用增强。我常用于血瘀型、关节病型银屑病。

(11)青风藤、海风藤。功用:祛风寒湿,活血止痛。常用量:青风藤10~15克,海风藤10~15克。青风藤辛苦温,能通经络,善治风疾。海风藤通络利水,又有清热解毒作用。二者可治风寒湿痹,肢节酸痛,关节不利,筋脉拘挛。如对血虚风湿入络,肩臂疼痛,可配当归、白芍、赤芍、黄芪、鸡血藤、桂枝等同用。常用于治疗关节病型银屑病。

(12)羌活、独活。功用:疏风胜湿,通络止痛。常用量:羌活10克,独活10克。羌活辛温雄烈,散肌表之风邪,善治上半身之痛。独活性缓,偏于下部风湿,长于治疗筋骨之间风湿痹痛,善治下半身痛。两药合用,一上一下,可治风寒湿痹型银屑病。

(13)当归、赤芍。功用:养血活血,凉血和营。常用量:当归10克,赤芍10~15克。当归有养血活血之功,治一切血虚诸证。血以通为补,因其具有活血之力,故能显示补血之效。赤芍凉血清热,活血破血,消散血中之浮热。两药合用,能养血活血,凉血和营,治疗血虚血瘀所致之皮肤病有效。

五、基础理论类

徒弟：怎样才能成为一名合格的中医？

师傅：我出身岐黄世家，行医50余载，要想成为一名合格的中医师，必须做到以下几点：

1）勤求古训，学有渊源。

中医论述，上至岐黄，下及近代，浩瀚如林。初学者，理法方药尚未入门，即读经典原文，因其词旨古，意蕴幽深，条目繁多，人多苦之，口读心述，不知所云。故宜由浅入深，循序渐进。

《医宗金鉴》心法要诀，便于熟读默记，融会贯通。为师者，由是而教，为学者，由是而学，熟读习玩，揣摩日久，自能洞悉其妙，有会心之乐，而无望洋兴叹矣。由此登堂入室，再研究经典医籍，则见两千年来，大法微言，昭如日月……择诸家所长可触类旁通，以应无穷之变。

医者，病者之所以依赖者，性命交关，担若千斤，无千斤之力者则难挑此重任。而千斤之力源于熟读医书，深晓医理，巧于临床融会贯通者。

知医理而不善其用，出口《黄帝内经》《难经》，必拙然无从，莫如乡间游医，偏方一味，气煞名医。

明医理，识阴阳，熟读心法要诀，则临证胸有成竹。医书不厌千回读，熟读深思理自明。一要熟读默记，二能洞悉其妙，三则触类旁通。读死书无如不读书，不得其要，遗患无穷，空讲经典犹如蜡杆银枪，图好看不实用。

2）师古不泥，触类旁通。

望以目察，闻以耳占，问以言审，切以指参，明思诊道，可以万全。持脉有道，虚静有实。

诊病不问其始，忧患饮食之失节，起居之过度，或伤于毒，不先言此，猝持寸口，何病能中？脉诊是中医诊病一方法，旷日持久，变为群众心目中之“中医标志”，视医生水准以切脉言疾当否而定。有些医生苟合群众心理，置望、闻、问不顾，一味揣摩病家心理，作弄玄虚，假指下自矜己德，邀名射誉，虽每为粗所穷，仍不醒悟，此医病膏肓者也，此风不刹，于医于病何益？

先切脉，不是为投其所好，而是为防止出口问病，病情已了，把切脉当作过场派势。脉之浮沉迟数大小长短，候病之阴阳表里寒热虚实。脉症有相合者，亦有不符者。先切脉后问诊，再参以望闻则病情洞悉真伪可辨，或舍诊从脉，或舍脉从诊，心中自然了了，不究脉理则真伪难分，或真寒假热而误下芩、连，或真热假寒而误用桂、附，误人性命。

夫浮为在表，沉为在里，热则脉数，虚则脉迟，实则有力，虚则无力，可以脉知之，若得病之由非所伤之物，岂能以脉知之哉？

自视高明，傲然闭目，不问病情，断然而言。更有甚者，旁敲侧击，妄加猜测，如算卦先生，哗众取宠。

无知病人，缄口不语，以脉考医生，不知其受害匪浅，反颂其脉道传神。

方药乃与病痛斗争之工具，有是证用是方，不得拘泥于经方时方之一格。大匠可语人以规矩，不可语人以巧。证有百则治有千，上工之可达，在其不离规矩之灵活也。徐灵胎、陈念祖辈，“言必本于圣经，治必遵乎古法”“经中不遗一字，经外不益一词”的思想，可取处微，只能僵化医家思想，贻误病患证情。

医家立法有师，用药有则，学有专长，独具心得，不为前人所束缚，不为后人所左右。有的医生，废前人方剂而不用，要么只用验方，要么自拟新方。不是经方不灵，实是不知何为经方。先古方剂，历验千年，有效者传，无效者弃，只要化裁得法，屡试屡中。

新中国成立以前，江湖术士，走方郎中，卖药糊口，伪药欺诈。新中国成立之后还有人传抄什么秘方、奇方，讲什么百病能医，药到病除。为了抬高身份，或说是墓中出土，或说是家传秘方，或说是犯人捐赠。百姓迷信不可恨，可恨的是一些医生还如获珍宝，误己误人。再有宣传广告，以讹传讹，不胜枚举。

我家历代业医，家传秘方就是精辨证，巧用药，总是亲自试验，有效者居多。

3）辨证精微，专注脾胃。

脾胃者，仓廪之官，犹如粮饷，人无粮则毙，军无饷自散。处方用药如行军打仗，兵马未动，粮草先行。人以胃气为本，得胃气者生，胃气绝则死。调理脏腑，着重脾胃，处方用药，不忘中州脾土。阳明非胃家实，不用诸承气汤攻下；脾胃无实火，不用三黄泻热。无论清热、泻下、养阴诸法，均以顾脾胃为要事。不可图一时之快，而峻逐攻伐。胃为阳土，喜润恶燥，脾为阴土，喜燥恶湿，大忌苦寒攻伐。临床用药需做到补中寓消，消中寓补，燥中寓润，寒中寓温，平补平泻，寒热适中。脾胃一固，则元气充足，方不变生他症。脾本太阴湿土，大量饮水，脾必为困，轻则脘闷纳呆，重则一身虚胖，他病由来。渴稍饮稀面汤清米粥，不但渴可解，且面汤清粥内含五谷精气，脾受之则更健，得益匪浅。胃脘痛，止痛易，去根难。切记一不得忧思郁怒，二不食生冷干硬，三不可骤减衣衫。

天有四时，地有南北，人有种种。种种不同，禀赋厚薄，条达忧郁，故处方用药不可偏执，无论寒凉、攻下、滋阴、补土，均在辨证施治。我所重视脾胃，并非不用寒凉、攻下、养阴之剂。

4）知常达变，融会贯通。

治病于打仗，理本一也。临证遣方用药，酷似战阵派兵遣将，病有新久重轻，症有邪恶易难。十万重兵，岂可一二"孤胆"所撼动哉！处方之大小，应取决于症情。能以一二味药取效者，决不可滥施妄投他药而影响疗效，浪费药材。但对长期积劳，反复感邪，症情复杂的病患，则应复方多法，平托周详，缓以收功；不可心急偾事，大剂蛮补蛮攻，破坏病人一线之生机。处方是为除病而设，不是供他人欣赏。未见医者嫌独参汤力孤势单而评头品足，也未闻有对人参再造丸繁药众而攻其离经叛道。因此医林有攻击东垣方大药杂，似韩信将兵，多多益善，是其未识东垣施治奥妙而妄加菲薄之。东垣方味众者固多，然著名的补中益气汤不过寥寥几味，其用药亦不机灵乎！

治外感宜速决，从缓则生变；治久患应从容，性急难收功。无虚者，急在驱邪，去之不速，留则生变也。虚邪贼风，诚然不得正虚不能独伤人,然在邪势鸱张之际,必以攻邪为首务,决不可偏执“扶正以祛邪”一端,姑息养奸,闭门留贻无穷之患于瞬间。

守方之难,一方面在于医生临证胸无定见,急于偾事,投药三五剂,症情无所动,则改弦更张,为此屡易方药,了无进展,便告技穷而罢休。另一方面,由于病人求愈心急,难得与医生密切合作,服药数剂,即易医他求,纵然医生视病症如明镜,并有很好的治疗方案,也只能长叹术无可施罢了。

5)德高术精,心正意诚。

医书不厌千回读,熟读深思理自明。遵经立法不泥古,诸家之长皆可取。心正意诚勤为医,不攀富贵嫌贫贱。不投所好轻谈笑,仔细诊断慎用药。仁人之心不可忘,贪财好利不可取。

人称中医是理学,西医是科学,我看各有所长。一些医生怀里揣个本本,抄几个方方,临证以方寻病,不讲究辨证,依我看,这是走废医存药的老路。中西医结合,不宜牵强附会,欲速则不达,操之过急,则貌合神离。青年才高的中医也要学习西医,知己知彼,才能谈到结合二字。

徒弟:您对医德有什么看法?

师傅:医德,即医务人员对病人和社会应负有的道德责任感。这种职业的道德责任感,在某种程度可以说是医务人员的灵魂。医生的职业,生命攸关,死生寄托,非仁爱人士不可托,非廉洁纯良不可信。因此,医生不仅要具有精湛的技术,还要具有高尚的医德。

目前,社会上出现的某些不正之风,也吹进了医务界。一些医生误把医术当商品,以技牟利,诊桌上拉关系,处方上讲人情。诸如:问诊不问病,而问其单位特产;不对症选方,而按职位高低用药,投病人所好,或无病开假条,或馈送非药之物,慷国家之慨,谋一已之利。态度上更是对权贵者,笑脸逢迎;对平常人,冷若冰霜。甚至玩忽职守,贻误病情。对如此败德,有必要大声疾呼:为医勿忘德!

不慕名,不求利,救死扶伤,是医生的天职。治病救人,务必做到“若有疾厄来求救者,不得问其贵贱贫富,长幼妍媸,怨亲善友,华夷愚智,普同一等,皆如至亲之想”。所谓想病人之所想,就是要想其医治,想其速愈，想其安全；急病人之所急，就是要急其所苦，急其困难，急其危亡，全心全意以病人健康为念。做到医心赤诚，医风正派，医言亲切，医行端庄，惟愈人疾苦，救死扶伤是务。不闭污秽，不嫌烦躁，精心诊断，悉心治疗。对于同道，相互敬重，虚心求术。医生讲医德，实为行医之本，否则，医不败于技而败于德。为医必重德，不是粉饰之词，当毕生躬行。

徒弟：如何理解中医的理法方药？

师傅：从事中医事业的同道，皆知中医药学很讲究理法方药。然如何理解应用，绝非一蹴而就能达到的，而应花很大工夫，方知内容丰富，“宝”在其中。

理，就是中医的理论，有大理，有小理。大理当然指“经典著作”所揭示之理论。小理就寓有历代医家不同之学术见解。在总体上说当然是一个体系，而在某一方面又别具一格，各有其真知灼见。河间以火立论，丹溪以痰为理，诸如此论，皆有不同的时代背景，并以实践为基础，若浅尝辄止，以为理就在此，临床用之非错即误。

法，就是治病之法，有常法，亦有变法。若执其常法，不求变法，临床上治不得法，轻则延误病情，重则变生它疾。举伤风感冒为例，常法只用辛温解表和辛凉解表两法如此不仅有意无意地把中医治感冒之法僵化了，而且对正虚邪恋之患者，势必铸成痼疾。能知常达变，绝非易事，非刻苦研究诚难通达。

方，就是治病之处方，历代方书记载颇多，单是“效方”，也举不胜举，但往往在临床上人效己不效，问题的关键在于如何做到“以矢射的”。医必有方，医不泥方。举凡下消证，可用金匮肾气汤或六味地黄汤加减，亦可用五苓散增损，前者治在水脏，一属火衰，一属水亏；后者治在水腑，其属气不化津。同一疾病，处方有时完全不同，倘无渊博的知识，诚恐难以射“的”。习惯选用几张成方或套方，以应病机不同之疾病，定难取胜，更谈不上发掘宝库了。

药，就是治病的药物，专书记载多达上万种，究竟选用哪种药好呢？这里边奥妙无穷，教科书记载的药物及作用，远远不能反映其全貌。必须扎实研究，对药物的共性、特点及配合作用，做到熟谙了解，则诸药如千军万马，任君点兵选将，如意指挥。如仙鹤草，教科书上的作用仅限于止血、补虚，实际上配伍适当其作用多得很，我用仙鹤草加味治疗外感、内伤咳嗽其效显著，还试用于痢疾、眩晕、肺痨等多种疾病，都有效验。

总之中医药学理法方药博大精深，这就要求我们读书善悟，精在明理。学贵沉潜，不浮光掠影；法应知常通变，不按图索骥；用方贵在缜密，勿固执套方；药以胜病为宜，毋拘泥多少。如此方能左右逢源，药无虚发，治必有功。

徒弟：中医流派甚多，且自立门户，应如何看待各门户的经验？

师傅：门户一词，其义之明，人人皆晓，无须理喻。门，分有形与无形，这里说的是无形之门。

科学按门类分有很多种，每门学问的创始人，常被称为开门大师或开山鼻祖。西医的鼻祖是希波克拉底，中医的开山鼻祖是黄帝、神农。凡搞科学的人，必入门，入那一门既成那一门的一员，自然得恪守所立规矩。如果自己能成为一位学术渊博的专家、教授，同时确有真知灼见，则当自立门户，扬其新说。如金元时期，李东垣为补脾派，张子和为攻下派，刘河间称寒凉派，朱丹溪属滋阴派，清代王清任则成逐瘀派。他们都别出蹊径，独树一帜，各具特色，对丰富中医学理论做出了不可磨灭的贡献。然而无形之门如同有形之门一样，也有通道和屏障。朱丹溪始学儒，入门许谦，后学医，“渡浙河，走吴中，出宛陵，抵南徐，达建业”，四处求医拜师，终立滋阴派门户。对此，朱门是有贡献的。如此说，门户当立，立则事业有成，学术发展，活人无数。但“乡之诸医，泥陈、斐之学者，闻翁（丹溪）言即大惊而笑且非”，显是屏障。历史是这样，现实亦有相似之处，“文人相轻”一语不正是历史遗留下的门户屏障吗！诸如中医同道内部有那么一些人相互不服，你看不起他，他更瞧不起你。甚或在病人面前相互揭短，唯恐抬不高自己，随门户而立生成门户之见。正如群众所说“卖石灰的见不得卖白泥的”，正是对门户之见一针见血地道出了要害。然门户之见常成一孔之见，以叶障目，伤人和气，碍其进步，害人匪浅。执拗己见之人，往往自己心里明白，就是不愿承认，甚至硬着头皮求虚荣而弃学术。

中医学是一门实在科学，应当开放，我认为医者应有自立门户的雄心壮志，方能在事业上有所建树，即使门户不能立，然求实、创新之心不能泯灭，一生追求，或可发现新知新识，对学术的提高定能有所裨益。党的政策历来提百家争鸣，从政策上打通了有形门户的屏障，然无形之门见形形色色，隐而未除常常使人身受其害不知害，使学术的发展受到了很大影响。发展中医之盛世莫过于当今，因此，杏林同仁务以发展中医学为要，振兴中医事业为重，认认真真看病，实实在在做学问，各自敞开己门，自觉铲除"门户之见"，团结合作，博采众长，补己之短，共同提高。去揭示人体或医学上的未知数，施如神之妙手，起沉疴于顷刻。若能如此，定会使自己的医技有所提高，为学术的发展增添有价值的内容。医林中多多涌现出有所建树的门户，则荣我祖宗，誉我华夏，民亦称快也，中医学的发展与繁荣岂不乐我杏林诸君也！

徒弟：中医上讲的火与阴火应怎样区分？

师傅：火为"五行"之一。其性炎上，其义为焚，发光发热之谓也。光、热属阳，故多以阳代之。

人身之火，其性属阳。就生理论，有君火、相火之分。君火即心火。因为心为君主之官，火是心之代称，而脏又属阴，故东垣云："心火者，阴火也。"相火之肾火，源于右肾之"命门"，为肾之元阳，是水中之火，故东垣有"肾为阴火"之说。

就病理说，属于火的不少。一般有实火、虚火两类。凡热毒病邪，或它邪入里化火之热盛伤津，或肝、胆、胃、肠等郁火冲逆，都属实火；虚火则总以真阴亏损为主。凡此，各有名分，都不称为"阴火"。

专以"阴火"作为病理论说的，是李东垣以"火与气誓不两立""火为气之贼"而提出的，为其提出"脾胃内伤，百病由生"学说的一个重要内容。其所谓"阴火"，是具有特定含义的病理概念，即专指饮食、劳倦、情志等损伤脾胃，湿气下流，清阳不升阴火上冲之气火升降失调而说的。东垣云"脾胃气虚，则下流于肾，阴火得以乘其土位""肾间受脾胃下流之湿气，闭塞其下致阴火上冲"。胃为水谷之海，脾胃湿土之脏。脾胃内伤，湿停中焦郁遏化火，合为湿热。气虚下陷，湿流下焦，肾受其困，内郁生热而阴火上冲。或由“心生凝滞，七情不安”而“阴火炽盛”，或“脾胃为阴火所乘，谷气闭塞而下流，即清气不升，九窍为之不利”。

由始可知，脾胃内伤，阴火上乘，是东垣学说的核心。但阴火是由脾胃气虚所导致，为由虚致实，以虚为主，以实为从的。临证上既见气短神疲、肢倦嗜睡、面浮便溏之本虚证，又见肌热烦渴、头晕面赤、脘满灼热、四肢满闭淋溲的标实证。对此论治，东垣总以甘温益气（人参、黄芪、白术、甘草等）、辛散升阳（升麻、柴胡、羌活、葛根等）为主，苦降泻火（黄柏、黄芪、黄连等）为辅。他这种升浮、沉降并用，甘温、苦寒同施，是易水学派升降浮沉用药的妙谛，也是他对脾胃内伤，阴火上冲治法的创造。如补脾胃泻阴火升阳汤，就是针对“阴火”而立的一个代表方。我曾根据这一理论和立法，配合理气、化瘀、利湿等法，用来治疗脾虚内陷阴火上冲之水肿、淋证等，多获良效。

徒弟：中医上讲的关于预防疾病的发生，您怎样看待？

师傅：“世咸嘉生而恶死。”故延年益寿，无病寿终是人类一直追求的理想或愿望。人虽难保一生不病，但病是可以预防的。早在公元前11世纪，就有“预防”这个词义。如《周易》一书中说：“君子思患而预防之。”《黄帝内经》云：“圣人不治已病治未病。”《淮南子》也认为“治无病之病”，而使人不患病者，为“良医”。这些思想是在长期生活体验中形成的。

对于防病，不仅有上述一些思想，而且认为人之患病，是由于阴阳偏颇，正气不足，又不知修养调摄、适时趋避之故。为此，《素问》指出：“邪之所凑，其气必虚。”只要“精神内守，病安从来”，对于贼风、毒气，必须“避之有时”，并强调要法阴阳、和术数以保养“天真”，顺四气、调精神以摄生延年。这可以说是中医学中关于固正强身，辟邪防病的重要原则。

在上述思想和原则下，几千年来，形成了极为丰富的养生保健防病方法，如：志闲少欲，心安气和的精神修养；导引吐纳，“五禽”“太极”的动静锻炼；洁净室宇，通浚沟渠的清洁环境；饮食有节，“秽”“馁”勿用的饮食卫生；以及隔离、免疫（明“太平痘苗”）的预防方法。

用药防病，多用于疫、温病类。其法在汉以前很少有文字记载，从晋唐以后，才见于方书。《肘后方》《千金方》有20余方，到《松峰说疫》已辑有69方。其中有外用者也有内服者。外用者有“流金散”之室内燃熏、“萤火丸”之门户悬挂、“避瘟方”之井内投放、“熏衣香”之衣服消毒、“粉身散”之固肤防邪、“雄黄酒”涂鼻、“香粉佩”等消毒除邪，积极防卫之法。

至于口服，古时多以乌头、附子、白术、细辛之辛温扶阳（如神明散）为主，后世则以大黄、金银花、连翘、绿豆、甘草之清热解毒（如避瘟常服方）为主。前者虽本《黄帝内经》固正之旨，但性偏辛热，阳虚之质为宜；后者重在攻邪，身已感邪者有益，若用于内无邪淫，阴阳有偏之体，则不只不能防病，反而戕无辜，徒伤胃气，就有违经旨了。

疫、温之因，为阳热毒邪。《黄帝内经》云：“阴虚者，阳必凑之。”《医学辑要》云：“易热为病者，阴气素虚。”《黄帝内经·素问》云：“藏于精者，春不病温。”据此，邪着虚处，因发知受，即从病程中出现热盛津伤，毒害营阴之病理，知其素体阴虚是受染的内在根据。研究预防就必须从病变反应之果，求出发病前体质状态之因——阴阳孰偏。依此，阴虚者，予以扶正养阴，使阴平阳秘，精气内固，邪自无从侵入，才可达预防之目的。

徒弟：临床中查看舌苔应该注意什么？

师傅：诊舌测病，在诊断学上有相当价值，但我们要了解不是每种病都能诊之于舌，必须综合望闻问切，参合现代各种常规检查，才能更明确的洞见病情。舌部望诊要结合触诊和问诊，因为舌诊包涵颇广，不能一望就算了事，因望舌是必要措施，除望之外，还要兼用触诊。在清代名医叶天士的医案里，可以看到“扪之湿”，“手扪之，原有津液”之语，扪就是触，可见前人丰富的经验，指示我们除望舌外，必要时还须结合触诊。问诊的结合也很重要。李时珍的《本草纲目》上说：“舌苦是胆热，甘是脾热，酸是湿热，涩是风热，辛是燥热，咸是肾热，淡是胃虚，麻是血虚。”这些证候，如果是不通过问诊的方式单凭望诊是望不出来的。《辨舌指南》上告诉我们：观察舌苔的步骤是：①舌色；②舌质；③舌尖；④舌心；⑤舌边；⑥舌根；⑦润燥；⑧变换。临床时应该有这八个方面的综合观察。识别假苔在诊断时也很重要，假若是一种变形苔，不要为它所惑，通常可以看到两类：①灯光苔：夜晚诊病需要注意，尤其农村用煤油灯或香油灯，在这种光度下，白苔固然是白色，黄苔同样也呈白色，所以王炳恒说："灯光下看黄苔，每成白色。"这是经验之谈，应该注意，夜晚诊之能用手电照之较为准确。②染苔吃过人丹，舌苔变绛，吃了枇杷舌苔变黄，吃过橄榄，舌苔变黑，诸如此类，必须询问清楚。

徒弟：头昏、头晕、头重三者如何辨证用药？

师傅：头昏、头晕、头重，临床表现不同，病机和治法也不同，但患者口述症状时不能分清。如果医者不加细问，往往以昏为晕，以重为昏，治疗效果亦不佳，故需详问患者的自我感觉和兼夹症状。头昏，是患者自觉头脑昏闷不清醒，如未睡足之症状，用脑、用眼过度则加重，有的兼有胀痛，症状往往持续不减。此症多由肝阴不足，肝火上扰所致，治宜滋阴清热，平肝潜阳，药用生地、玄参、石决明、菊花、钩藤之类，多能见效。头晕，即眩晕，是患者自觉天旋地转，如乘舟车，甚则昏仆，不可开目，时发时止，并兼耳鸣、恶心、呕吐痰涎等症。此属痰浊中阻者最多，以半夏白术天麻汤为主，随症加味，疗效甚佳。头重，是患者自觉头项沉重如裹，转动不灵，俯仰不便，常见于外感湿邪，湿阻太阳经脉之证，如风寒夹湿之感冒。治宜解表祛湿，升举阳气，药用苍白二陈汤加藿香、佩兰、羌活、防风之类。

徒弟：您对通法如何理解？

师傅："痛则不通，通则不痛"是历代医家遵循的治疗痛症的原则。人生气血贵乎通，六腑以通为用，五脏以通为补；六腑之通通于外，化糟粕而排出体外；五脏之通通于内，散精微，输气血而濡养肌体。脏腑气乱，气血不通，表现于外则为痛。所以说，痛是不通的外在表现。

我认为在疼痛的治疗中应始终贯穿一个"通"字，而且"通"字有着深刻的含义。对"通法"的理解不应狭义地理解为"泻下"，"通法"在痛症的治疗中有着广泛的意义。凡外寒稽留，暑邪外侵，肝气郁结，饮食停滞，虫积绕脐，金刃外伤皆可使人营卫凝涩，经络闭阻，气滞血瘀，脏腑气乱而致疼痛。此时，寒者温之谓之通；热者清之谓之通；火实者泻之谓之通；食滞者导之谓之通；血瘀者行之谓之通；气滞者达之谓通。概言之，祛邪则为通。

《吕氏春秋》曰:"精气欲其通也,血脉欲其通也。"《金匮要略·脏腑经络先后病脉证》曰:"五脏元真通畅,人即安和。"人体五脏气充,气血通畅,气行血和,使机体维持正常生理活动。脏腑气虚,正常气机受到阻滞,亦可致疼痛。《灵枢·天年》曰:"血气虚脉不通,气血运行不通,真邪攻,乱而相行。"指出正气虚直接造成的病变是脉不通,脉不通气血运行不畅,邪气相攻,痛证迭出。此时气血亏虚者,益气养血即为通;肝肾阴虚者,滋补肝肾即为通;脾肾两虚者,补益脾肾即为通;肝胃不和者,疏肝养胃即为通;阳虚者,通补阳气即为通;阴虚者,滋补阴水即为通。

总之,一切调理气机,使脏腑功能恢复的方法,都可以达到通的目的,故补虚疏调即是"通"。

徒弟:中药煎药时间应如何掌握?

师傅:古代汤药煎煮时间多无明确规定,许多文献记载的水量,火力及煎出药量。《伤寒论》多数方剂就用此法,如桂枝汤五味药以水七升,煮取三升;黄芩汤四味药以水一斗,煮取三升,去渣,温服一升;通脉四逆汤煎时较长,以水三升煮取一升二合。我们体会汤药因临床用药的不同要求及药物性能差异决定煎煮时间,这无疑是有道理的,煎煮时间大体可分三类:一类时间较长,如四逆汤等;二类时间中等,如黄芩汤煎20~30分钟较好;三类时间较短,如桂枝汤。以上举例仅说明一般情况,因中药品种多样,性质不一样,所含化学成分差异很大,如龟板、鳖甲、石膏、犀角等质地硬或难溶于水的药物需多煎时间,桂枝、芥穗等易挥发的药物煎时就需缩短。

《药业指南》记载:"外感病的药类多香透,不宜多煎,内伤类的药类多补正,煎时宜久,补益滋腻的药,宜先入久煎。味淡质坚之药,非久煎则药力不能出。"由此可见,药物的煎煮时间既要适合治疗的目的,又要依据药物的性能所转移,这具有指导意义,我们对汤药的煎煮时间初步分为三类:①发散解表煮沸起10~15分钟;②一般药物煮沸起20~25分钟;③补益滋养药煮沸起30~40分钟。第二煎时间相应缩短5~10分钟。

徒弟:煎药时的火候和水量如何掌握?

师傅:古代医家对煎药的水量及火候积累了很多经验,梁代陶弘景说:"凡煮汤,欲微火,令小沸,其水数依方多少,大略廿两(约为现在的600克)用水一斗,煮取四升,以此为准,然则利汤欲生,少水而多取;补汤欲热,多水而少取汁,不得会水多少。"明代李时珍说:"煎药火用陈芦枯叶,取其不强,不损药力也,桑柴火取其能助药力,木炭取其力缓,炭火取其力紧。"由此可知,水量和火候应依方剂的重量和药物性能而定,才能符合治疗要求。

究竟煎药的水量和火候怎样较为合适?由于条件限制,我们推测,如重汤锅煎、加压蒸汽煎、流动蒸汽煎,水的升温速度慢,沸腾也就慢,水量蒸发亦少,致使药内只能少加水。否则,不是药量太多,就是只煎一次,不能煎第二次,这种操作方法都不符合传统的煎药要求。

以上说明加水量多少,沸腾速度快慢,都会影响溶出,如果用不同工具操作,以同样煎煮时间,取得相等的药液量,那么我们就可设想加水量多的一种方法,煎出的药液一定会较多,但又不能大量水。大量水,是不符合药液的数量和质量要求。我们认为煎药加水量,既要根据方剂内药物组成和数量,又要保证充分煎出煎煮所需的沸腾时间,一般头煎可加入4~6倍的水量,二煎为2~4倍的水量,用直火煎煮药物,沸腾前可用武火急煎,沸后应用文火缓煎,使药尽出而不致损失。

另依煎药所需的火候,改用煎药灶。用大铸铁盘1个,名七星灶,中有7个炉口置放药锅,下面生火。根据先武后文的要求,随时调放药锅,从实际出发,规定所需的沸腾时间控制药量为标准。

汤剂多是复方,药物按君、臣、佐、使的原则来配伍。因汤剂中有的药物是含有挥发性成分的,与难溶的药物混合在一起,煎煮不便,古人为解决以上困难,创造出"先煎""后下""合药冲服"等方法,如《伤寒论》的黄连阿胶汤加附子,上六味以水五升先煮三物(黄芩、黄连、白芍)再烊化阿胶入鸡子黄内,后掺入附子。

许多药物溶解的情况不同,多数随着煎煮时间的延长溶出更多。但有的药物,其有效成分会因煎煮时间太长而破坏,如大承气汤的大黄为峻泻药,若混煎煮时间过长,则破坏其作用。《本草纲目》和《本草备要》中记载,大黄最好浸泡,这样做的优点是既能发挥药力,又能加强治疗效果。有的医生在方剂上不加注明,煎药者往往忽视,这样对于疗效显然是有影响的。

六、经典类

徒弟:在学习《伤寒论》太阳病篇时,文中提及太阳病所属脏腑应在膀胱,不知您有何见解?

师傅:任何疾病的发生,都是病邪侵犯人体后,引起机体脏腑、经络生理功能紊乱而处于病理状态的结果。临床表现的症状,则是这种疾病的病理变化的客观反映。《伤寒论》中的证,是疾病发展过程中一定阶段上的病理变化所表现的具体形式。如桂枝汤证的"头痛,发热,汗出,恶风"。若是头痛,无汗那就不是桂枝汤证。这绝非简单的病症加减,而是由于无汗与有汗的病理机制不同所致。在《伤寒论》第1条中,"太阳病"的脉证提纲,既是"太阳病"的必然反映,也是"太阳病"的病机所在。所以"太阳病"的脉证提纲与桂枝汤证、麻黄汤证、大青龙汤证、小青龙汤证等相比,是从理论上更进一步的升华。其概括性强,相对后学又比较好理解。如"太阳之为病,脉浮,头项强痛而恶寒""阳明之为病,胃家实是也""少阳之为病,口苦,咽干,目眩也""太阴之为病,腹满而吐,食不下,自利益甚,时腹自痛。若下之,必胸下结鞕""厥阴之为病,消渴,气上撞心,心中疼热,饥而不欲食,食则吐蛔,下之,利不止"。这些临床特征,都是脏腑、经络等生理功能紊乱的病理表现。它的原因是外邪侵袭,病理基础是脏腑功能失调。但是"太阳病"与何脏有比较密切的关系呢?宋代钱闻礼曰:"且伤寒传六经,一曰足太阳膀胱经;二曰足阳明胃经……"李中梓曰:"足太阳为三阳之表,而脉连风府,故伤寒者多以太阳始,太阳之经从头项下……"南京中医学院编著《伤寒论释义》中曰:"太阳经行人体后面……所以太阳病见头项痛,腰脊强。"综观古今医籍,自成无已以来,"太阳病"多从足太阳膀胱经来立论,而陈修园又将“太阳”分为“太阳经证”和“太阳腑证”。为了充分说明“太阳病”从足太阳膀胱经立论，以下分别从脏象、经络、用药等几方面加以分析我的观点。

1）从经络方面。

六经辨证是不同于经络主病的，二者虽然有所联系，但古今医籍已经提出：太阳病就是指膀胱经的主病。故从足太阳膀胱经病来看，《灵枢·经脉》曰：“膀胱足太阳之脉……是动则病冲头痛，目似脱、项如拔、背痛、腰似折、髀不可以曲、腘如结、腨如裂，是为踝厥。是主筋所生病者，痔疟狂癫疾，头囟项痛，目黄，泪出，鼽衄……”而从经络角度来看，足太阳经脉内属膀胱外伸体表，其在走行上虽然上绕巅顶，下络足趾，挟脊而行，贯穿上下，因而似有统表之势。从本病来看，邪在外而不在内，何况经脉仅是病邪出入的途径呢？只有脏腑的气血阴阳失调，才是外感疾病发生的关键所在，而膀胱属水腑，主贮藏津液和排泄小便，是人体水液代谢的主要器官，可谓既无通调表里之功能，又无调节营卫阴阳之作用。而手太阴肺经：“是主肺所生病者，咳上气，喘渴，烦心，胸满，掌中热，气盛有余，则肩背痛，风寒汗出中风……”尤在泾曰：“盖太阳居三阳之表，而其脉上额交巅，络入脑，还出别下项。”《温病条辨》指出：“手太阴为华盖，三才之天，由上流下，亦由外以内，亦主营卫阴阳。”根据经络循行和经络发病来看，足太阳膀胱经诸病，是不需要使用解表发汗、调和营卫的法则来治疗的，只有肺经诸疾才用此法。在《伤寒论》中，由于六经分属于相应的脏腑，所以各经的病变在其相应的发展过程中，一定出现所累的脏腑，并反映出该脏腑的症候。所以“太阳病”所累及的脏腑是肺。临床表现自然为营卫不和之外感表证，而不应是太阳膀胱的气化失职之“下焦”里证。

2）从脏象学说方面。

《素问·灵兰秘典论》曰：“膀胱者州都之官，津液藏焉，气化则能出矣。”说明其主要生理功能是贮存津液，气化行水。病理变化主要为气化失职。临床表现为小便不利、频数、癃闭、失禁等。又曰：“肺者，相傅之官，治节出焉。”其病变主要表现为气机升降出入之失常。肺为娇脏，不耐寒热，主气，主皮毛，司呼吸，外邪最易侵袭。故临床表现为鼻塞多嚏、流清涕、头痛恶寒，继则引起咳嗽，咽痒或痛，寒热，重则四肢疼痛等。如《素问·调经论》曰："阳受气于上焦，以温皮肤分肉之间，今寒邪在外，则上焦不通，则寒邪独留于外，故寒栗。"又曰："上焦不通，皮肤致密，腠理闭塞，玄府不通，卫气不得泄越，故外热。"由上可知，恶寒发热的产生是上焦肺卫被风寒所束，失其宣发的结果。《注解伤寒论》曰："伤寒发热，啬啬恶寒，肺病也。"至于无汗而喘、脉浮紧等证，稍加分析，一目了然。则知风寒之邪袭人，当肺卫受邪，而非膀胱受邪。

3）从治则方药方面。

《伤寒论》第13条曰："太阳病，头痛发热，身疼腰痛，骨节疼痛，恶风，无汗而喘者，麻黄汤主之。"李中梓曰："用麻黄汤开发腠理以散风寒，得汗而愈……用桂枝汤充塞腠理以散风，止汗而愈。"根据李氏所述，麻黄汤是驱寒邪、开腠理、发汗峻剂；而桂枝汤为伤寒群方之冠，治太阳表虚证，为解肌发汗，调和营卫之方。虽然太阴病之理中汤，少阴有四逆汤等，都是以"寒病用热药"的原则而立方。但在《伤寒论》中，如麻黄汤、桂枝汤的加减应用更为广泛。从病因上说，《素问·热论》曰："人之伤于寒也，则为热病。"可知，伤寒病是由感受外来之邪而引起，若感寒邪，寒为阴邪，最易伤人阳气。《伤寒论》在治法上以驱散寒邪，保护阳气为主。而风寒外袭，最易由皮毛而入，皮毛者肺之合也。肺主皮毛，包罗一身，天之象也。肺受风寒之邪，才用麻桂辛温之品发汗驱邪。李时珍在《本草纲目》麻黄条中指出："麻黄乃肺经专药，故治肺病多用之。"故仲景在《伤寒论》112方中，独冠其首为桂枝汤，次则麻黄汤，可见太阳病的病机主要是营卫不和，且肌表正是营卫所会之处，内外相接之所，人体之前哨，咽喉要道，一旦外邪侵袭，首当其冲，法宗仲景，调和营卫，解肌法邪。

从以上几方面来看，太阳病与脏腑关系最为密切的是肺而不是膀胱。细观《伤寒论》太阳篇各条，仲景也没把太阳病和膀胱经画等号，只是历代诸家注解时误解原意而已。但为什么会以足太阳而立论呢？我认为，可能由于两方面的原因所造成的。其一是"头项"二字，成无已曰:“太阳别脉,下项挟脊,项为之强,是太阳表证也,必发散而解之。”沈金鳌曰:“太阳经脉营于头,会于项,故头连项而强痛者,为太阳也。”成都中医学院编著的《伤寒释义》曰:“太阳病亦称表病。”“风寒外束,太阳之气运行受阻。邪正交争于太阳经的头项部分,所以见头项强痛。”因此产生“风寒之邪由皮毛而入,邪袭太阳膀胱经”。其二是“太阳病”中有“蓄水”和“蓄血”二证,这也许是后世医者将“太阳病”以膀胱经立论的根据。太阳篇中可以看到,“太阳病”不愈可传少阳,或传阳明,是正不胜邪,病进的表现(包括循经传,越经传)。而“太阳病”热不解,热与水结可发生烦渴欲饮水,水入则吐、小便不利的“蓄水证”;热与血结则发生少腹急结或硬满、发狂、小便自行的“蓄血证”。而治则,一为化气利水,一则攻破瘀血,故二证当属于“太阳病”的变证或继发证,此为太阳表证的特殊变证,而不应成为太阳病必传之证。若是必传之证,理当此经不愈传下经。同样,在“少阴篇”第 293 条也有:“少阴病,八九日,一身手足尽热者,以热在膀胱,必便血也。”就说明不是太阳病专属膀胱。少阴病,或其他邪气伤及膀胱,不论在何阶段,都可以产生膀胱病变。

4)从六经方面。

所谓六经,最早见于《素问·热论》曰:“伤寒一日,巨阳受之,故头项痛,腰脊强。”又曰:“伤寒六日厥阴受之,厥阴脉循阴器而络于肝,故烦满而囊缩。十二日厥阴病衰,囊纵,少腹微下,大气皆去,病曰已矣。”其中《素问·热论》之“六经”是指经络而言,而《伤寒论》六经,实指六个症候群,如方中行曾曰:“伤寒六经之经与经络之经不同……犹言部也。”说明仲景根据外感热病的临床表现,按病因、病位总结出六大类,所以只要见到发热,恶寒,头痛,有汗或无汗,脉浮者,就可以统称为太阳病。正如柯韵伯曰:“太阳只重在表证、表脉,不在经络主病。”程郊倩曰:“凡云太阳病,便知为皮肤受邪,病在腠理营卫之间。”又曰:“太阳之见证,莫确于头痛恶寒,故首揭之,使后人一遇杂病,不问何气之发,而且兼此脉此证,便可作太阳病处治。……虽病已多日,不问其经过已未,而尚见此脉此证,仍可作太阳病处治。”

综上所述,太阳病,病因是风寒外袭;病位是皮毛腠理;病机是营卫失调；病程是初起阶段；主证是发热恶寒，头项强痛；主脉是浮或浮缓；脏腑是属于肺脏；治则为调和营卫。

徒弟：学习《金匮要略》时，湿病的治法无外宣上、畅中、渗下，您对湿病有何看法？

师傅：湿者水湿也，在正常情况下，湿为人体赖以生存的六气之一。而异常情况，则变为可致人病的六淫之一。湿为长夏所主，湿为阴邪，其性重浊、黏滞，易趋于下。故湿邪为病，其特殊表现为病程较长，多缠绵难愈。反映在临床上，表现为痛、重、着、闷等主要症状。湿之为病，最早始于《素问·六元正纪大论》曰："寒湿之气，持于气交，民病伤湿。"症状描述见于《素问·生气通天论》中"因于湿，首如裹"，《素问·六元正纪大论》云："湿胜则濡泄，甚则水闭跗肿。"病变部位在《素问·太阴阳明论》中说："伤于湿者，下先受之。"《素问·长刺节论》又云："肌肤尽痛，名曰肌痹，伤于寒湿。"《素问·调经论》则说："寒湿之中人也，皮肤下收，肌肉坚紧，荣血涩，卫气去。"有关治疗，记载于《素问·藏气法时论》："脾苦湿，急食苦以燥之。"基于《黄帝内经》对湿病全面的认识，仲景在《金匮要略·痉湿暍病脉证并治第二》对湿病做了更深的研究，特别提出：湿有内外之别，有寒湿风湿之分，并把寒湿在头中，表虚风湿，表实湿病，风湿化热和风湿兼阳虚分别论述，同时把湿病之误下，变证，及湿家禁忌，告知后学，用以指导临床治疗。

1）湿病的形成。

湿之为病，既有内湿外湿之分，寒湿风湿之别，就说明其病因的不同。仲景在《金匮要略·痉湿暍病脉证并治第二》第21条中指出："病者一身尽疼，发热，日晡所剧者，名风湿，此病伤于汗出当风，或久伤取冷所致也。"和第18条："风湿相搏……值天阴雨不止。"细玩条文，方知仲景已明言病因是"风湿相搏"，既可言为病因，又能称谓病机，也说明湿病有内外之因，外湿引动内湿，内湿招致外湿而发湿病的病理机制，故素有内湿，脾不健运者，最易招致外湿而患湿病，同样外感湿邪，影响脾之运化，亦可产生内湿之病，二者相互影响，是发湿病的主要病因。

2）湿病的临床脉证。

《金匮要略》对湿病的论述,主要分为"寒湿"与"风湿"两大类,对湿痹的脉证,在《金匮要略·痉湿暍病脉证并治第二》第14条中就作了概括性论述:"太阳病,关节疼痛而烦,脉沉而细者,此名湿痹,湿痹之候,小便不利,大便反快。"其中"寒湿"的脉证描述记在第19条中"湿家病身疼发热,面黄而喘,头痛,鼻塞而烦,其脉大,自能饮食,腹中和无病,病在头中寒湿",本条所论寒湿在头之轻证,"其脉大"是鉴别湿痹脉沉细之要点。症为"身疼发热,面黄而喘,头痛,鼻塞而烦,腹中和无病",是指病在肺经,而非脾湿。风湿"脉证",区分为第20条之表实湿病"无汗,身烦疼";第23条表虚风湿"脉浮,身重,汗出恶风";第21条之风湿化热"一身尽疼,发热,日晡所剧"和第23条风湿兼阳虚之"伤寒八九日,风湿相搏,身体疼烦,不能转侧,不呕不渴,脉浮虚而涩……大便坚,小便自利者"和第24条中"风湿相搏,骨节疼烦,掣痛不能屈伸,近之则痛剧,汗出短气,小便不利,恶风不欲去衣,或身微肿者"。说明"寒湿"与"风湿",一者病轻,一者病重,还说明它们的共同点:病因均为湿邪所致,症状都有疼痛发热,但其不同点在于"寒湿"为阴中之阴,而"风湿"为阴中有阳;"寒湿"之脉当大;"风湿"之脉浮虚而涩。因此,湿邪在表,不论"寒湿""风湿",都以发热和疼痛为必见之证,但疼痛和发热的程度不同,则为区分"寒湿"与"风湿"之关键,前者发热为"身疼发热";后者之热为"发热,日晡所剧";而疼痛则一为"关节疼痛";一为"一身尽疼"。此外,湿为阴邪,湿邪所居,影响体内水湿正常运化,水湿流注于大肠,则可出现"小便不利,大便反快"的共同症状。

3)湿病的治法方药。

湿病病因,内由脾之运化功能失调,外由卫外不固和感受外湿外邪所致。要使湿邪无留犯机体之弊,必调理机体的功能,治疗不论"寒湿""风湿"总则为:"但当利其小便",前人云:"治湿不利小便,非其治也"。说的就是这个道理。但因湿邪所犯部位之不同,而治法各异。若其邪在表在上者,宜"但微微似欲出汗""纳药鼻中"即可。而在里、在下者,方才"但当利其小便"。同时又分为:表虚风湿,第22条之"风湿,脉浮,身重,汗出,恶风者",治宜益气固表化湿,方用防己黄芪汤。表实湿病,按

第20条“湿家身烦疼”治以解表散寒化湿，用“麻黄加术汤发其汗为宜”，方中麻黄汤发汗散寒，加白术健脾渗湿，使“麻黄得术，则虽发汗不致过多，术得麻黄并可行表里之湿，下趋水道，又两相维持也”。对风湿化热之第21条“病者一身尽疼，发热，日晡所剧者……可与麻黄杏仁薏苡甘草汤”，达到祛风渗湿清化的治疗目的。而风湿兼阳虚，风偏重者，如第23条“伤寒八九日，风湿相搏，身体疼烦，不能自转侧，不呕不渴，脉浮虚而涩者，桂枝附子汤主之”，以解表通阳化湿。条中首冠“伤寒”二字，定有“太阳证”，但“八九日”为阳明少阳主气之时，而“不呕不渴”则说明邪未传阳明与少阳，惟“脉浮而涩”“浮”为风湿在表，“涩”者湿也，治用桂枝汤，去酸敛之芍药，又加助阳散寒之附子，为加强通阳温阳之功也。对湿偏重，“大便坚、小便自利”者，则以白术附子汤、通阳行水化湿。对风湿阳虚俱重之第24条中：“风湿相搏，骨节疼烦，掣痛不得屈伸，近之则痛剧，汗出短气，小便不利，恶风不欲去衣，或身微肿者，甘草附子汤主之”，以温经祛风化湿。治后仲景又特别强调“初服得微汗则解，能食，汗出复烦者，服五合。恐一升多者，服六七合为妙”。

4）湿病的禁忌。

（1）“慎不可火攻之”。是仲景在治湿病时提出的，仲景唯恐用烧针、艾灸、熨、薰等以火热克水之法来治湿病，如是火气虽微，但内攻有力，使津液损失，而湿邪不去，为一忌。

（2）“不可大汗”。治疗风湿病的正确方法乃是发汗，但只能微微发汗，使营卫周流全身，风邪与湿邪能一起随汗外出，但过汗大汗，则风去湿存，故不可大汗，为再忌。

（3）忌用下法。因湿病之成，多因阳虚而致，《黄帝内经·至真要大论》曰“诸湿肿满皆属于脾”，本病责之于脾，用下法最损中阳脾土。故仲景在《金匮要略·痉湿暍病脉证第二》第16条中强调：“湿家，其人但头汗出，背强，欲得被覆向火。若下之早则哕，或胸满，小便不利，舌上如胎者，以丹田有热，胸上有寒，渴欲得饮而不能饮，则口燥烦也。”是说湿为阴邪，若下之虚其胃，湿浊于胃则令哕，寒客于上则胸满，亡其津液则小便不利。以寒湿在上，故舌上如苔而实非苔也。丹田有热者，以下后里虚，上焦阳气因虚而陷于下焦，表中寒气乘虚而客于胸上，为胸上有寒，既丹田有热则渴欲饮水，胸上有寒不能散水，虽得水而不能饮，故口燥烦也。

仲景治湿，其立论源于《黄帝内经》，经仲景临床总结，虽只用几方，但其理明法彻，用药严谨。示范后学在治湿病时，不单头痛医头、足痛疗足，而要观其全貌，知犯何逆。在辨证、辨病的基础上，既要切中病机，又须顾护正气，达到祛湿而不伤正，去邪而无留贼之弊，如是才能知常达变。

徒弟：经方功效毋庸置疑吗？

师傅：经方者，经论之方也。医者习以仲景方为经方，所谓经者，重方法，立津梁，示人以规矩，使医者有法可依，有方可循，临证有所遵从也。其法其方垂1700年而不衰，绝非易事，足见其临床基础坚实如斯。医者如不守之以为法，奉之为圭臬，设或用之不当，辨证不精，认病不清，其咎为何？古之人欤？今之人也？近来阅《上海中医药杂志》，有人通过所谓临床验证云“甘麦大枣汤无甚药效”，余阅后甚诧，莫非古之人欺我耶？余临证数十年，凡审的证用此方后，常收桴鼓之效，于此理实不敢苟同。

余以为，衡量、判断一个方剂的疗效，尤其是古方的疗效，应以其临床效应为标准，而不应主观臆断。余曾治一患脏燥，起病于惊恐，身体丰腴，遍身麻木，心慌气短，动则气少，四肢腰膝酸软，梅核气阻，夜寐不安，食纳欠佳，常神识恍惚，忧思过甚，行走必得搀扶。更有一隐病难言，常觉从心下至少腹入阴道有一筋抽动，发则阴道内疼痛难忍，几不欲生。余断为脏躁，心气不足，肝气不达，脾气不健。处方：浮小麦60克，炙甘草10克，大枣15枚（擘），柴胡10克，酒白芍30克，生龙骨30克，生牡蛎30克，当归12克，生芪30克，续断30克，麦芽30克，柏子仁18克。煎服3剂后诸证大减，阴痛消失，耗资数百元未愈之疾，用此平淡廉价之辈竟得解除。此事此实，此病此人，职之弥多。如王聘贤（贵州老中医）用袋蜘蛛印证仲景蜘蛛散治狐疝应手取效，亦此类也。难怪唐代张湛即有经方难精之叹，然经方之效，岂能容置疑否？

徒弟:如何理解经方应用贵在变通?

师傅:常言道:“有板方,无板病。”经方之经,示人以法,昭人以理,经方之用,贵在变通,药病相合,则屡用达药,力起沉疴。如仲景之用小青龙治支饮,亦有五变之异,证变药亦变,以变法应变病,曲尽机妙,充分体现辨证施治之精髓所在。元明间吕复曾誉为“汤武之师,无非王道”,倍不过誉,若以板方应变病,按图索骥,欲得其效则鲜矣。余于1974年夏治一张姓男子,由于家庭不和,日久成病,数年来,心下疼痛胀闷,并引胸膈苦满,食后尤甚,饮食少进,时有呕恶噫气。观其面色少华,形体消瘦,诊其脉弦而有力。缘由精神刺激而患此病,虽经多方医治,而疗效不显,且病有日重之势。近经X线检查:胃小弯部溃疡,胃窦部变形拉长,钡剂通过不够通畅。据其脉证,与旋覆代赭汤证合,遂以为治:旋覆花10克,生赭石30克(捣),党参12克,制半夏15克,生姜6克,酒白芍12克,枳实12克,炙甘草6克,大枣4枚(擘),土元19克,三七3克。意在降逆和胃,平肝导滞,调畅气机,活血化瘀,服药数十剂诸恙平复。本例运用在经方,首先抓主证,“心下痞硬,噫气不除”,然胃之器质性改变,且有明显的肝郁表现,非旋覆代赭汤所能尽功,故加入平肝降逆之品,及三七、土元活血化瘀,以利胃之器质性病变复原。诸药合施,则胃虚复,痰浊降,肝郁除,久患获愈。若不变通,死于一方,仲景在世,亦当棒喝。

徒弟:怎样理解治黄远温?

师傅:余尝读叶香岩《外感温热篇》,获益良多。其论湿温云:“湿热一去,阳亦衰微也,面色苍白,需要顾其津液,清凉到十分之六七,往往热减身寒者,不可便云虚寒,而投补剂,恐炉烟虽息,灰中有火也。须细察精详,方少少与之,慎不可直率而往也。”谆谆告诫,热邪未尽,慎不可与温药,恐燥助热势,温壮火威。善哉!斯言!大匠诲人,必以规矩。不特湿温如此,杂病之有热者何尝不如此?治黄远温,一指热性黄证不可以温热燥烈之药投之,唯恐负薪救火,使热重黄甚;一指黄疸新除,慎不可辛热温补,以免黄疸复起,或有恋黄之虞。而与阴黄,或过用寒凉,疸从寒化则遵仲师“从寒湿中求之”,姜、附之剂亦在所不忌,医者切不可不加分析,囿于成说,亦不可瞀然以一孔之见,妄非古人。临证宜谨守病机，辨证为据，知常达变，否则祸不旋踵。

曾治一黄疸患者，女，32岁。素体羸瘦，罹患黄疸后经治痊愈（各项化验值均正常），然羸瘦日甚，气短乏力，面色萎黄，四肢倦怠，口干舌红。求治于某医，谓其气虚投以人参两许，服后不但气短乏力未除，反增口苦咽干。十余日后竟复黄如前，小溲黄赤，泛泛欲吐，心中烦躁，经重新化验检查黄疸指数达16单位。经清泻渗利治疗月余，方趋向愈，能不慎乎？

徒弟：病机应如何理解？

师傅：病机就是指疾病的主要发病机理，病机的基本含义：①把很多不同的症状归纳于一种病因之下：如原发的、继发的，症状不一，但统归于火下，这样便于临床对疼痛归纳；②利用不同病因进行分析疑似相同症状，如：诸转反戾、诸痉项强、诸暴强直均见肢体的痉挛、甚至角弓反张，但病因不同，治疗则异。

徒弟："诸"字和"皆"字的含义一样吗？

师傅："诸"和"皆"字的意义：文中如"诸风掉眩，皆属于肝"，若按字义解释是肢体动摇及头眩的现象都属于肝，然而并不是涵盖一切，只是相对肝病引起者而言。如果心悸、头晕目眩、身体颤动，也能说属于肝吗？非也，是肾阳不足，应区别看待，不可偏执。

徒弟：火与热如何区别？

师傅：首先明确一个问题：火和热的性能固然是相似，但火不完全等于热，热也不完全等于火。"热为火之渐，火为热之甚"热的程度浅，火的程度深；而且相比之下，热为阳，火为阴，热一般指周身性的热象，火一般指局部性的热象。临床上，火有两种意义：①外感六淫之火，指部分壮热，不一定是邪火，因为寒邪也能引起部分壮热。在壮热的时候，同时伴有口渴、舌绛、苔糙、神昏等证，为邪火。②内伤情志化火，指机能偏胜及失控而精神失常，例如：机能偏胜虽无发热，而自觉心烦、头晕、耳鸣、舌绛等一系列证，一般为肝火、虚火。另外由于精神刺激，心志之火内燔，神志失常，骂言，避就疏等狂，一般称为痰火。

徒弟：诸热瞀瘛，皆属于火应如和理解？

师傅:瞀:心中昏闷,神志不清;瘛:抽掣的意思,筋脉挛急。这个火是属于外感六淫之火,即指部分壮热而言。诸热二字可以当作壮热而看,即发热等热性病的壮热过程中,火邪干扰神志,则神志不清。同时在壮热当中,热灼津液,筋失所养常伴有抽搐,痉挛,而临床中发热、神昏、抽搐的患者,属火邪的作用。例如:①温病逆传心包,见神昏。用开窍药牛黄、连翘、山栀等;②小儿惊风,发烧抽搐,用平肝熄风药,钩藤、石决明等。但非瞀瘛皆属于火,如慢惊风出现抽搐、肢厥、便溏属于脾虚寒,中脏无热而瘛属于虚寒。

徒弟:诸躁狂越,皆属于火应如和理解?

师傅:躁:躁动不安;狂:狂妄,狂乱,发狂;越:登高而歌,弃衣而走之含义。刘河间在《素问玄机原病式》中提道:热感于外,则肢体躁扰;热感于内,则神志躁动。《景岳全书》中记载狂妄因于火,形成属火的烦躁狂越。热势由轻转重(邪郁化火),情志郁结,煽动疾火,可以出现无热的躁狂。由于精神因素导致神志失常,打人、骂人不避亲疏狂张的属火,即痰火为害,扰乱心神,当宜清化痰火。

徒弟:诸禁鼓栗,如丧神守,皆属于火应如和理解?

师傅:禁:口禁,牙关禁闭;鼓栗:鼓是鼓颌,栗:是身体颤抖。例如:某些温热病,火邪内攻的前期,往往有寒热战栗,惶恐不安,继而神志不清,甚则昏迷,这些情况临床可见于温邪不得外达,抑而生火,火邪内攻,当以清心开窍,误用温开,则害人不浅。但心蒙战抖,者非全属于火,亦可见于痢疾发作时,有战抖;已发热或未发热,必恶寒,也是寒邪而非火邪所致。

徒弟:诸逆冲上,皆属于火应如和理解?

师傅:逆:本来机体能当以向下,但因病而仅向上逆;如肝气横逆,胃气上冲;冲上:突然向上之意。火性炎上,冲突现象属于火,但不是所有的冲逆属于火。临床可见于以下疾病:如喘咳、呕吐、呃逆、嗳气等,有上逆,冲上等现象,大多属于火。呃逆、便秘、口唇干燥者承气证属实;寒逆、声低、脉沉细、久病者理中证属虚。实证是火邪而致非,虚证也,而在临床上,上逆之证属于火,但一定要看全身症状,如呃逆伴有干呕、便秘属火，陈修园说“阳盛之呕吐，乃是声色俱厉”，当以苦寒降火之味，久病胃虚呃逆，脉细数，则属寒盛。

徒弟：诸病跌肿，疼酸惊骇，皆属于火应如和理解？

师傅：跌同跗，足背也。火邪引起全身浮肿临床少见，全身浮肿、痛酸惊骇很少同时出现，故不能当浮肿字解，当以跌肿作足背肿（无名肿痛）。

本条可理解为临床肿痛，如出现红肿、热、痛，且伴有惊骇不宁的精神症状，属于火邪为病。本条所指的肿，不是一般浮肿，即红肿、热、痛，其伴有疼酸、惊骇之感，中医认为热已化火，火邪入里，扰乱神明，则惊骇不宁，当以清火、解毒、消肿，如用黄连、连翘、丹皮、甘草、朱砂等。

徒弟：病机十九条中属于热 4 条，与火邪致病有何区别？

师傅：属于热的一类共 4 条，部分壮热，可以指火邪，但必须在壮热的基础上，同时伴有口渴、舌降、苔燥、神志昏迷等，方为火邪，如单为发热，则不能指火邪。

徒弟：诸病有声，鼓之如鼓，皆属于热应如何理解？

师傅：诸病有声指可谓有声，类似于肠鸣、呃逆等；鼓之如鼓指前一鼓字为动词，敲打之意。后者为形容词，是指叩诊时有空洞音，提示有气体。但在我们临床上，由于饮食不节、食积于内，郁结日久化热，腹胀如鼓，大便不爽、矢气恶臭、口唇干燥、脉见数者，方可为有热，用槟榔、鸡内金、山楂、莱菔子等。但如果单纯腹胀如鼓就不能认为是由于热邪引起。鼓胀有属热的，但也有属寒的，临床应明辨之。

徒弟：诸胀腹大，皆属于热应如何理解？

师傅：胀即肿胀。在临床上由于嗜食肥甘厚味、湿热郁结于内，腹气不通，可用下法除胀，则热去胀消。但胀满并不完全属于热，寒亦可生胀，《黄帝内经》中云“脏寒生满病”。本条与前一条同为胀，皆属于热，但前一条胀而有声，腹大矢气，鼓而有声，中空无物；本条为胀满中实。

徒弟：诸转反戾，水液浑浊，皆属于热应如何理解？

师傅：唐容川解转字指左右扭转；反，角弓反张；戾，如犬出户下，其身曲戾；水液：张景岳云“水液，小便也”。本条之意，小便浑浊，由于热耗津液，而致小便黄赤短少，角弓反张，属热邪导致。也就是说热邪内郁，方可见小便浑浊，但小便浑浊不一定属于热，临床中有小儿伤食后，小便浑浊，用导赤散、保和丸加味治疗，如为小便浑浊、色黄、有异味、尿道灼热感，这样方为热也。

徒弟：诸呕吐酸，暴注下迫，皆属于热应如何理解？

师傅：暴注指发生较急的喷射样腹泻；下迫是形容下利时有里急后重之感。本条为胃膈热甚则为呕（火邪炎上）；酸者，木之味也，由火乘金，金不被乘，反侮之。临床上出现呕吐、吞酸、暴注下迫，多伴有心中烦热、渴饮、冷饮、呕吐物酸腐、里急后重、便时灼热感，才是属于热。张景岳云“暴泄非阴，久泻非阳”，李士材在《内经知要》中指出“腹痛泄则肠鸣，疼一阵，泻一阵，黄芩芍药汤”，应注意呕吐酸腐、暴注下迫二者可以同时出现，暴注下迫一般属于热，而呕吐酸腐则非也，如舌苔白厚，脉沉迟，呕吐为清冷者，多为寒邪。

徒弟：诸暴强直，皆属于风应如何理解？

师傅：暴：猝也，突然之意；强直：张景岳云“筋病强直，不柔和也”。本文中含义代表病因：指因风而致病，但风分内风、外风，风邪致病如表现为中风、风温则为外风；风从内生如表现为肝风、虚风则为内风。内风为水不涵木－肝风；外风－外感风邪－太阳病。又代表某些临床症状，如惊风。但结合临床，本文意指外风，由于风邪来势急，轻者为风温、中风，重者为肝风内动，《素问·阴阳应象大论》中云“东方生风，风生木……在体为筋，在脏为肝”。

徒弟：诸病水液，澄彻清冷，皆属于寒应如何理解？

师傅：水液指小便、泪涕、唾液及呕吐、泄泻物；澄彻清冷指澄彻透明，水液轻薄而寒冷。临床中凡上下而出的水液澄彻清冷，多属于寒。中寒的病人，多呕吐清水；寒泄的病人，大便多清稀。在外科疮疡病中，阳证疮疡，脓液多色黄黏稠，阴证疮疡，脓液多色淡清稀。阳证者，与诸转反戾，水液浑浊，截然相反。

徒弟：诸痉项强，皆属于湿应如何理解？

师傅：痉指身体强直；项强指颈项强直不能随意屈伸也。痉病的原因很多,本条介绍由湿而致痉。临床中有此痉病,出现口噤、四肢拘急,甚则角弓反张、项强不能转侧等,大多由湿引起。《温热经纬》曰“湿热病三四日既口噤、四肢牵引拘急,甚则角弓反张,此湿热侵入经络,宜地龙、秦艽、威灵仙、酒连等”,风寒中在太阳经可成痉;风病误下成痉;疮家误下成痉,均为津液耗伤所致。湿邪虽可致痉,但不是唯一的致痉原因。

徒弟:诸痿呕吐,皆属于上(肺)应如何理解?

师傅:痿指身体软弱,手不能握,足不能行。病机为肺热叶焦(肺热叶焦,五脏大热,张景岳:肺主气,以行荣卫,治阴阳,故五脏之痿,皆因于肺气热,则五脏之阴皆不足)。痿的种类,如《黄帝内经》中云“肝曰筋痿,心曰脉痿,脾曰肉痿,肺曰痿躄,肾曰骨痿”,提示五脏功能失调引起外周组织的疾病。后世分为,除五痿外,因湿而痿,阴虚致痿,血虚致痿,气虚致痿等,种类很多。但成因不外因虚、热、湿三方面,但这样分类就不一定全面了。

徒弟:痿为什么属上?

师傅:上病致痿的机转,《素问·经脉别论》中云“食入于胃,浊气归心,淫精于脉,脉气流经,经气归于肺,肺朝百脉,输精于皮毛……腑精神明,留于四脏”,这表明肺有宣发、传输精液与全身的功能,外而皮肤,内而五脏。而胃本身,也是靠肺的输布精气,以维持其正常能力(肺-胃),而胃与宗气相关。《素问·痿论》曰“阳明主润宗筋,宗筋主束骨利机关”(肺-胃-宗筋-束骨利机关),所以某一种因素,使肺的宣发、输布水谷精气的功能障碍,当然胃受影响,胃病不能润宗筋,则宗筋失调而筋骨失束,机关不利,故发为痿证。痿的发病在临床上表现肢体软弱、四肢无力、举动不能,而发病与肺热叶焦都有不可分解的关系,所以说诸痿属于上。

徒弟:喘呕为什么属于上?

师傅:喘:气急曰喘;呕:有声无物为呕。一般气急作喘属于肺,呕属于胃,而为什么属于上?《素问·决气》曰“上焦开发,宣五谷味,熏肤、充身、泽毛,若雾露之溉,是谓气”,表明五谷之味,虽源于中焦,而必借上焦之气化为之宣发运行,这种宣发运行是下行肃降的,即谓肺气肃降,任何原因导致气机不利，肺失肃降而上逆则为喘，不能宣发五谷之精则呕。一般喘呕并发属于上，但呕而不喘不属于上。

徒弟：诸气膹郁，皆属于肺如何理解？

师傅：膹：喘息也；郁：痞闷也。膹郁指呼吸急迫、胸部痞塞感。肺主气，司呼吸，肺气宣降。临床中，肺的气机运行不利，可见呼吸急促、胸部痞塞，所以喘而兼胸部痞塞感属于肺。但也有例外，如暴怒后呼吸喘急、胸部痞塞，是肝气上逆，但不属于肺而属于肝。

徒弟：诸厥固泄，皆属于下如何理解？

师傅：厥：逆也；固：前后不通；泄：二便不固；下：下焦，泛指下部而言，肾、膀胱等。临床固泄可见于：①高年便秘，腰足无力，脏寒血枯，阴寒内生，留于肠胃，阴气固结，阳气不通，肠道传化失司，水不化气，小便清长，属肾阳不足，当以肉苁蓉滋润肠道；②五更溏泄，肾阳不足，不能温阳脾胃，开阖失司，四神丸主之；③肾气不固，小便失禁，金匮肾气丸合六君子汤配以益智仁。这些均在下焦，但固泄不完全属于下，如肺气失宣（上焦不通，下焦不泄）所致的小便不利，当以提壶揭盖法治之。肺热移于大肠，见大便秘结，用清肺润肠药治疗，如黄芩、麦冬、百合、蜂蜜等。

总之，二便不通、失禁，大都与肾有关，但厥有寒热之分，《素问·厥论》曰："阳气衰于下，则为寒厥（脏寒），阴气衰于下，则热厥（阳气痹阻）。"肾气虚则厥，肾主藏精，为先天之本，下虚则上盛，则发为厥，故厥为肾之变。肾开窍于二阴，司二便，肾气亏虚，则二便或固或泄。所以我们看厥证，不能单纯以手足冷热来判断，一定要结合全身症状来分析。

徒弟：诸寒收引，皆属于肾如何理解？

师傅：寒可分为内、外；引指筋脉挛急、关节屈伸不利，本病产生于筋脉关节处。由于筋骨关节失去正常的功能，才会出现以上症状。《素问·阴阳应象大论》曰："肾主骨髓，在天为寒，在地为水，在体为骨，在藏为肾。"究其原因，肝藏血，肝主筋，肢体关节活动与肝有直接的关系。若寒邪犯于经络，血脉凝滞，气血痹阻，则筋脉失养发病（寒阻经络、筋脉失养）。内外寒均可见上症，但并非唯有寒邪导致，如诸痉项强，皆属于湿；诸暴强直，皆属于风；诸转反戾，水液浑浊，皆属于热；诸风掉眩，皆属于肝等。

徒弟:诸风掉眩,皆属于肝如何理解?

师傅:此风系于肝,当为内风;掉,摇动也;眩,眩晕。本文指风能引起摇动样症状,而外感风邪不在其内。肝的功能好像风一样善动不居,某种原因引起机能亢进,我们把这种太过称之为"风"。另外其变动不定,但是均有动摇、眩晕之感。为什么肝会出现掉眩呢?肝开窍于目,风盛则动,肝主筋,在变为握,所以病在肝时,可出现动摇、眩晕。例如我们在临床中常见到盛怒后,发生肢体颤动、头晕、目眩,既是属于此。诱发上症的原因有:①外感风邪,称之为"外风",如诸暴强直,皆属于风;②肾阴亏虚不能涵养肝木,则为"内风"。

徒弟:诸湿肿满,皆属于脾如何理解?

师傅:肿满,肿指四肢浮肿,满言因肿致酸胀感。本文肿满有脾而来,是脾不化湿导致。湿的来源:①雨露伤人或久卧湿地,为外湿,先伤皮毛,久而入内伤脾;②久食生冷肥甘厚味之品,脾运失司,水液失运则为湿,而发肿满。人体内水湿之转输有赖于肺、脾、肾,不但限于脾。脾主运行,肺主气化,肾主五液,当然脾属于中焦,主转运,是肺肾发挥功能的枢纽。若脾失转运,则殃及肺肾,故生肿满,但肿胀不一定全是脾所致。例如主胀腹大,皆属于热,则是也。

徒弟:诸痛痒疮,皆属于心如何理解?

师傅:疮,泛指一切外科病,如痈、疥等;心,不单指心脏本身,当以血脉、血分理解。由于心主火、主血,其在血脉,如果心火旺盛则血脉有热,热结则生腐,而现皮肤溃烂可知。痒疮属于心,是侧重以火热致病而言,但一些疮疡是风寒湿邪着于筋骨之间,使气血运行不利而发病。症见患处隐痛、不红不热、日久溃烂、脓液清稀等。

徒弟:病机十九条能否概括中医所见所有病症?

师傅:利用病机十九条作为归纳和分析临床症状的方法。对一般的临床症状进行分类归纳,五条属于火的,临床症状不同,但归于火之下,便于临床认识治疗。根据症状不同,可以得出病因所在,诸转反戾(热),诸暴强直(风),诸痉项强(湿),三者症状相似,都有痉挛,而病因不同，则治法各异。将复杂症状归类总结，作为审证求因的初步概念，给临床以启发。对病机十九条的正确认识，是对脏腑功能疾病的归纳、概括成十九类病机，作为临床辨证的依据，但它只能作为辨证的一种方法，不能涵盖所有病机。

对病机十九条的学习必须与临床实践相结合，否则将病机范围缩小在十九中范围内，这样也缩小了祖国医学的理论范围。

七、脉论

徒弟：您对脉诊有何见解？

师傅：脉义之见于诸家，以六经有序也，脏象有位也，三部九候有别也，昭然若此非不详且备矣。及临证用之则犹如汪洋莫测，其孰为要津？孰为彼岸？我在行医之初，常有此感，及至壮年，而能熟察病机。以部位而言，则心肝肾三部居左，肺脾命门三部居右，按部位以索藏，按藏以索病，则病无遗漏也。所以索部位审在寸，病似乎在心肺也，审在关，病似乎在肝脾，审在尺，病似乎在两肾也。再查其病情，如有头痛此一证，病本在上，两寸应也。若以经络言之，则在少阳、阳明之痛，不应在两关；手太阳之痛，不应在左尺，上下虽分，但难以用语言表达。又如淋遗一证，病本在下尺，中所主也，若气有不摄，病在右寸；神有不固，病在左寸，源流虽能辨，但亦难于表达。诸如此类，百病皆然，欲以部位言，则上下相关，不可分离；欲以经络言，则承制相移，难以辨别，难于用语言表达，难以神会。

可见诸家罗列，但大都是轻描淡写，言此失彼，而十不得其一，感觉愈多愈繁，愈繁愈失，而疑惑愈多，难以尽言其奥妙。所以善为脉者贵在察神，不在察形。察形，形千变万化不得其要，察神此唯一唯精而独见其真。脉体之独，如经所云，独小者病，独大者病，独急者病，独迟者病。此病但得其一而却见病之本，所以经曰：得一之精以知死生。又曰：知其要者一言而终，不知其要则流散无穷。正此之谓也。虽然独不易言，不难言，欲得此犹如登泰山之顶，则微妙隐现，始觉难中有易。

徒弟：脉诊中应怎样辨别真假？

师傅：据脉法所言，浮为在表，沉为在里，数为热，迟为寒，弦强为实，微细为虚。此中亦有真假，应该仔细辨别，如浮虽为表而凡阴虚血少、中气亏虚必浮而无力，所以浮脉不可以尽是表证；沉虽为里而在表邪初感不深，寒邪在皮毛，脉不能达上必沉紧，所以沉脉不可以尽是里证；数为热而真热未必数，凡是虚损之证阴阳俱亏、气血不足应为数脉，所以数脉不可以尽是热证；迟脉主寒，凡伤寒初愈，余热未清，脉多迟滑，所以迟脉不可以尽是寒证；弦强脉实，而真阴、胃气大亏及阴阳格拒等证，脉必大而弦，所以弦脉不可以尽是实证；微细为虚，而凡痛极气闭营卫壅滞不通，此脉必细微，所以细微脉不可以尽是虚证。脉诊中有真假，临证时应祥辨。

徒弟：脉诊中应如何舍脉从证、舍证从脉？

师傅：疾病在治疗时有舍脉从证、舍证从脉的情况。脉、证均有真假，如果脉证不相符，其中必有一真一假。临床中有阳证见阴脉、阴证见阳脉、虚证见实脉、实证见虚脉，此阴彼阳，此虚彼实，病而遇此，最难辨治，现在的医生只知道眼前所见，不知道疾病的内在玄机，如果临床中遇到证实脉虚，必然直接应用攻法，而忽略脉之虚；或遇到脉弦大，而证虚，必然直攻，却忽略证之虚。因此证似虚似实，辨别本来就困难，应该明白取舍，明知真假。实脉也有实证却是实中有虚也，明白真假后取舍。早年行医，有治疗伤寒，每把阴脉认为是伏脉，不知道伏脉之体虽细虽微，然而必隐隐有力，必然有实证的症状，岂容胡乱猜测？病有轻重，病本轻，另有危候，只见其标而不见其本，若病在脏腑稍见疑难，则必须仔细辨别虚实，凭脉处方，方为妥当。

我年已耄耋，临床体会亦不少，证实脉虚其证为假实也，脉实证虚其脉为假实也，何以见之？如果外虽烦热而脉见微弱此必火虚也，腹虽胀满而脉见微弱此必胃虚也，虚火虚胀其堪攻乎？此宜洪脉之虚无实证也，其有本虽烦热而脉见洪数，此非火邪也，本腹胀而脉见强，此非内实也，虚热、虚胀，其堪泄乎？出现洪证之虚不见洪脉之实，凡此之类，但言假实不言假虚，何意也？实有假实，虚无假虚，假实此证多变幻，其所以有假也？假虚为亏损此其所以为假，大凡脉证不合也，其中必有蹊跷，必先审察其虚，以求根本，这样才能无误，这是诊病的重要方法。

真实假虚之候，不是没有寒邪内伤或食停食滞而见心腹急痛，以致脉象沉伏或促或结一证，此以邪闭经络而脉虽见虚而必然有腹胀等症，此是假虚之脉也，本非虚也；又若四肢厥逆或恶风寒而脉见滑数一证，此由热极生寒外虽若虚而内有烦热、便结等症可据，此是假虚之病，本非虚也。大概假虚之证只此两条，若有实脉而无实证即是假实脉，有实证而无实脉即是假实证也，知假知真即知取舍也。

徒弟：脉诊中应如何辨别胃气？

师傅：但凡诊脉必须知道胃气之有无，经曰：人以水谷为本，故人绝水谷则死脉，无胃气必死也。若脉弱似滑是有胃气的脉象，邪气来则脉象紧而急，谷气来则脉象缓和。诊脉以此来论浮沉迟数，虽然有疾病叠加，但脉象中若兼见软滑徐和之象，即五脏中胃气俱在，病必不重，为什么呢？胃气正气也，病气邪气也，邪正不两立，一胜则一负，凡邪气胜则正气败，正气胜则邪气退也。若想诊察病之进退、吉凶，只要以胃气为主，观察的方法是当前脉象和缓次日出现弦急，则知道邪气愈胜，若当前脉象邪气愈胜，则病情就会加重；当若前脉象弦急次日出现稍和缓这是有胃气的征兆，胃气至则病气退，所以病情就会缓解。如果突然脉象由急转缓，这是胃气来临的先兆；若脉象突然由缓转急，这是胃气退的征兆，预后不良，这就是观察邪气进退的方法。

至于死生之兆，唯有以胃气为主，胃气旺于四季，所以春季脉象应微弦而和缓；夏季的脉象应微钩而和缓；秋季的脉象应微毛而和缓；冬季的脉象应微石而和缓，这是胃气的正常之象，也是正常人的脉象。如果脉象中无胃气，即是真脏脉，见到真脏脉，为什么病情严重呢？因为人有元气出自先天，此即天气也，是精神之父；人有胃气出于后天，即地气也，为血气之母，后天必借先天为用，先天必以后天为养。无所用，病必重，无所养，病亦加重。何以验之？若脉象只见毛、石、钩、弦之类，皆是真脏脉，孤脏之气独见，而胃气不能相及，所以病情危重。况且脾胃属土脉，本应和缓，土唯畏木，脉则弦强，凡脉象见弦急此即为土败木贼，非吉兆。若弦急中带有微象，此尚可以救治，若只见弦急，则胃气败退，病情危急。

徒弟:脉诊中应如何辨别顺逆?

师傅:凡内出不足之证,忌见阳脉,如浮、洪、紧、数之类;外入有余之病,忌见阴脉,如沉、细、微、弱之类,但凡见此病最不易治。有余之病,脉象宜有力、有神,若见微、涩、细、弱而不应手,此逆之兆也;不足之病脉象宜和缓、柔软,若洪大搏击,此亦为逆。急性疾病,脉象浮、洪、数、实,此为顺;久病脉微、缓、软、弱,此为顺;若新病脉沉、微、细、弱,久病脉浮、洪、数、实,此皆为逆。临床中脉证贵乎相合,若证有余而脉不足,脉有余而证不足,病情会逐渐加重,愈后不佳。脉小而涩的久病,脉浮而滑的新病,所以有余之病,忌见阴脉,不足之病,忌见阳脉,久病忌见数脉,急性疾病而见形脱、脉脱,此死证也。但凡元气虚败之证,脉有微极欲绝,此若用回阳救本等药,脉气徐徐渐出、渐复,此为佳兆;若陡然暴出,忽如复元等,此假复,必然会病情加重,若全身渐复生意,病情会逐渐好转;若全身皆脱,胃脉独存,此尚有一线生机。

徒弟:脉诊中应如何辨别三阴三阳经病?

师傅:足太阳膀胱经病,但凡出现发热,头痛,腰脊强背痛,脉浮紧等,都是太阳证,若肩背畏寒,恶心欲吐或眼目无神不欲见人,喜暗畏明,眼眶酸涩,喜向壁卧,戴眼上视,头倾身痛,面色青白隐见青黑,息短声微,气促而喘,咽中闭塞,角弓反张,小便清白或小便短赤而不喜冷饮,凡脉见浮空无力,沉紧细弱,都是太阳合少阴的脉证。

足阳明胃经之病,若出现发热,头目痛不得眠,脉长而数,是阳明证也;若面鼻恶寒,面色青白,鼻尖冷,口气不热,唇口青白微黑,气短声微,鼻息不长懒于言语,戴阳面赤,昏沉困倦多眠,烦躁面赤身热,虚狂,假斑,脉反微细无力,身虽发热反欲得衣被,口渴不欲饮水并水浆不入,恶心呕吐,肉蠕动心悸,动气见于胸腹,四肢无力,身重懒动,手足发凉,以手按之身无大热,大便自利腹痛,凡脉象见浮长无力或短细结促,都是阳明合太阴的脉证。

足少阳胆经之病,凡出现发热,头耳挛痛,胁肋疼痛,往来寒热,脉象弦数这是足少阳经的脉证。

附录1　中医验方选编

一、内科疾病

（一）咳嗽

1. 主治：肺虚寒咳嗽，肢体怕冷，口淡不渴，饮食喜热恶凉，舌质淡，苔薄白，脉沉弦或沉细。

处方：

黄芪15克　山药15克　干姜10克　款冬花10克
紫菀10克　白芍10克　桃仁15　红花10克
白芥子10克

用法：水煎服，早晚空腹各服一次。

2. 主治：肺肾阴虚干咳，口咽鼻干燥，五心烦热，舌红少苔脉细数。

处方：

沙参15克　麦冬15克　生地15克　桃仁15克
红花10克　栝楼10克　乌梅10克　枇杷叶10克
马兜铃6克

用法：水煎服，分两次温服。

3. 主治：脾虚痰湿咳嗽，痰多而黏稠，食欲不振，精神倦怠，四肢无力，大便溏薄。

处方：

白术15克　苍术10克　党参15克　茯苓15克
红花10克　川芎10克　半夏12克　白芥子10克
炒莱菔子12克

用法：水煎服，分两次温服。

(二)哮喘

1. 主治:肾虚喘促,哮鸣,动则气喘加剧,或兼有腰背酸痛。

处方:

熟地 18 克　山药 15 克　补骨脂 15 克　黄芪 15 克
五味子 12 克　代赭石 10 克　地龙 10 克　丝瓜络 15 克
麻黄 6 克　葶苈子 10 克　露蜂房 10 克

用法:水煎服,分两次温服。

2. 主治:秋冬咳嗽。

处方:

制附子 10 克　党参 15 克　白术 15 克　干姜 10 克
炙甘草 10 克　五味子 12 克　细辛 3 克　麻黄 6 克
制半夏 12 克　桔梗 15 克　炒枳壳 12 克　茯苓 15 克
陈皮 12 克　款冬花 10 克　紫菀 10 克

用法:水煎服,分两次温服。

注意:服药期忌猪腥、生冷食物及黄米、绿豆。

(三)胃痛

1. 主治:虚寒胃痛。

处方:

黄芪 30 克　甘松 12 克　白及 12 克　白芍 12 克
朱砂莲 6 克　乌贼骨 15 克

用法:水煎服,分两次温服。

2. 主治:肝胃不和,胃脘疼痛。

处方:

柴胡 12 克　白芍 15 克　枳实 15 克　甘草 10 克
川楝子 12 克　延胡索 15 克　香附 15 克

用法:水煎服,分两次温服。

3. 主治:胃阴不足,舌红苔少,胃脘作痛。

处方：

南沙参 15 克	石斛 10 克	当归须 10 克	茯苓 15 克
生甘草 10 克	木瓜 10 克	橘红 10 克	银柴胡 15 克

用法：水煎服，分两次温服。

4. 主治：胃阴不足，胃脘作痛。

处方：

北沙参 15 克	杭芍 15 克	麦冬 15 克	金石斛 10 克

用法：水煎服。

5. 主治：虚寒胃痛。

处方：

香附 10 克	砂仁 6 克	党参 10 克	茯苓 10 克
白术 10 克	陈皮 10 克	制半夏 10 克	丁香 3 克
木香 6 克	藿香 10 克	紫苏 10 克	高良姜 15 克
枳壳 6 克	厚朴 6 克	莲子 10 克	炒麦芽 10 克
神曲 10 克	延胡索 10 克	槟榔 10 克	乌药 10 克
炙甘草 3 克			

用法：水煎服。

6. 主治：慢性肥厚性胃炎。

处方：

苍术 10 克	厚朴 15 克	陈皮 15 克	党参 15 克
白术 15 克	干姜 10 克	炙甘草 10 克	旋覆花 10 克
川楝子 12 克	吴茱萸 10 克	香附 15 克	艾叶 15 克
乌贼骨 15 克			

用法：水煎服，早晚分两次温服。

7. 主治：胃脘痛，胃溃疡。

处方：

白茅根 60 克	白芍 30 克	甘草 10 克	香附 10 克
丹参 15 克	乳香 6 克	没药 6 克	延胡索 6 克

用法：水煎服。

8. 主治：胃脘痛。

处方：

败酱草 30 克　食盐 10 克　甘草 10 克

用法：水煎服。

9. 主治：胃溃疡。

处方：

草决明 30 克　瓦楞子 18 克

用法：共为细末，分 4 包，每日 1 包。

10. 主治：胃溃疡。

处方：

五灵脂 10 克　蒲黄 10 克　赤芍 10 克　甘草 10 克

川楝子 12 克　黄芪 15 克　桂枝 10 克　佛手 10 克

延胡索 15 克　神曲 15 克　谷芽 15 克

用法：水煎服。

11. 主治：胃溃疡。

处方：

黄芪 30 克　白芍 12 克　白及 15 克　甘松 10 克

乌贼骨 10 克　朱砂 3 克　炒黄连 3 克

用法：水煎服。

12. 主治：十二指肠溃疡。

处方：

良姜 10 克　香附 15 克　乌梅 10 克　川楝子 10 克

干姜 10 克　大黄 5 克　川芎 10 克　细辛 3 克

槟榔 10 克　川椒 10 克

用法：水煎服。

13. 主治：十二指肠溃疡，胃疼痛剧烈。

处方：

山柰 10 克　白及 30 克　煅瓦楞 15 克　乌贼骨 15 克

五灵脂 30 克　生蒲黄 15 克　檀香 12 克　大黄 6 克

丹参30克 乌药10克 高良姜15克

用法:水煎服。

14. 主治:十二指肠溃疡,胃窦炎。

处方:

黄芪15克 白芍10克 桂枝10克 莱菔子15克

枳壳6克 木香4.5克 炒蒲黄6克 五灵脂30克

白及12克 干姜6克 乌药10克 麦芽10克

甘草4.5克

用法:水煎服。

15. 主治:胃寒胃痛。

处方:

白胡椒7粒 苦杏仁10粒 大枣3枚

用法:共捣烂,淡盐水空腹送服,连服10天。

(四)胃下垂

方1:

党参30克 升麻10克 枳实6克 甘草6克

用法:水煎服。

说明:此方亦适用于脱肛及子宫脱垂。

方2:

党参15克 黄芪20克 白术15克 当归15克

茯苓15克 草果10克 木香6克 枸杞子15克

砂仁10克 附子10克 神曲15克 荷叶10克

菖蒲10克 独活6克 甘松10克

用法:水煎服。

说明:此方可用于胃窦炎。

(五)痢疾

方1:

苦参30克　木香30克　粉甘草120克

用法:米汤为丸,每丸9克,早、午、晚各1丸。

说明:此方亦可治疗慢性胃炎。

方2:

生山楂30克　熟山楂30克　红糖30克　白糖30克

广木香9克　茶叶1撮

用法:共炒,水煎服。

方3:

生山楂15克　熟山楂15克　麦芽15克　神曲15克

干姜10克　红糖10克　白糖10克　茶叶3克

用法:水煎服。

方4:

黄芪15克　白芍30克　山楂10克　槟榔15克

木香6克

用法:水煎服。

(六)胆结石

方1:

火硝10克　明矾5克　郁金12克　滑石30克

甘草3克

用法:共为细末,猪胆汁为丸,每丸3克,早、晚各服1丸。

方2:

柴胡10克　郁金12克　姜黄12克　金钱草30克

茵陈15克　芒硝10克　海金沙12克

用法:水煎服。

(七)胆道蛔虫

方1:

枳壳10克　木香10克　乌梅10克　槟榔10克

黄连2克　　使君子10克

用法:水煎服。

方2:

阿司匹林1.5毫克　苯巴比妥(鲁米那)0.12毫克　大黄粉10克　木香粉10克

用法:上药分为4包,每天2次,每次1包,温水送服。

(八)胆囊炎

1. 主治:慢性胆囊炎。

处方:

茵陈15克	姜黄6克	郁金10克	金钱草15克
柴胡10克	延胡索10克	白芍10克	川楝子6克
甘草6克			

用法:水煎服。

2. 主治:慢性胆囊炎。

处方:

柴胡18克	黄芩10克	金银花15克	连翘15克
枳壳10克	郁金15克	木香3克	香附10克
滑石18克	木通10克	大黄10克(后下)	元明粉10克(冲服)
槟榔10克	甘草6克		

用法:水煎服。

(九)胰腺炎

主治:急性胰腺炎。

处方:

大黄15克(后下)	栀子10克	木香10克	槟榔10克
白芍15克	延胡索10克	细辛3克	芒硝10克
乳香6克	郁金10克	川楝子10克	

用法:加生姜3片,大枣3枚,水煎服。

（十）呕吐

主治：呕吐。

处方：

半夏10克　柴胡6克　黄芩4.5克　苏子10克
前胡10克　栀子10克　炒黄连2克　朱砂3克（冲服）
甘草6克

用法：水煎服。

（十一）肠胀气

乌药10克　木香10克　枳壳12克　沉香4.5克
厚朴10克　香附10克　麦芽15克

用法：水煎服。

（十二）水泄

滑石6克　炒车前子10克（包煎）　白术10克

用法：水煎服。

（十三）高血压

1. 主治：高血压，头晕头痛，口苦咽干，小便短赤，舌质红，苔黄腻，脉弦数。

处方：

夏枯草30克　黄芩10克　草决明15克　菊花15克
车前子15克　益母草20克　川芎15克

用法：水煎服。

2. 主治：高血压，头晕耳鸣，视物模糊，腰酸困，或肢体麻木瘛疭，舌质微红，苔薄白或舌红少苔，脉弦细或虚弦。

处方：

元参12克　丹皮15克　怀牛膝15克　黄柏10克

钩藤10克(后下) 地龙10克 青木香10克 泽泻10克

桑寄生20克 山楂15克

用法:水煎服。

说明:若阳亢过盛,可选加生龙骨、生牡蛎、石决明。

3. 主治:高血压,头晕眼黑,心慌气短,便溏,腿肿,舌淡红,苔白,脉沉细或沉缓。

处方:

党参10克 焦杜仲15克 茯苓15克 制附子10克

五味子12克 桑寄生15克 白芍15克

用法:水煎服。

说明:妇女更年期高血压加淫羊藿、仙茅;水肿、心悸者加白术;气虚明显者加黄芪;有痰浊者加吴茱萸、制南星。

4. 主治:高血压,头目眩晕,痛有定处,肢体麻木,舌质暗红,脉弦数。

处方:

丹参15克 茺蔚子30克 水蛭10克 延胡索15克

川芎15克 黄芪20克 槐花15克 泽泻10克

用法:水煎服,早晚分两次温服。

注:大便秘结者加郁李仁。若伴有颈动脉斑块者加三七10克,皂角刺10克,地龙10克,桂枝5克。

5. 主治:高血压。

处方:

朱茯神30克 白蒺藜15克 橹豆衣15克 丹皮15克

生杜仲15克 合欢皮15克

用法:水煎服。

6. 主治:高血压。

处方:

白糖15克 鸡蛋清3个 芝麻油15克 醋15克

用法:混合匀,每10日服1次,连用10次,清晨服下,早饭推迟至中午。

7. 主治:高血压。

处方:

旱莲草15克	女贞子15克	白芍15克	夏枯草30克
牡蛎15克	珍珠母30克	生地15克	酸枣仁15克
磁石20克	草决明15克	麦冬12克	丹皮15克
元参12克			

用法:水煎服。

(十四)风湿性关节炎

1. 主治:急性风湿性关节炎。

处方:大生地90克

用法:水煎服,服3日,停3日,连续服用服后有恶心、便溏、皮肤微痛反应。

2. 主治:慢性风湿性关节炎。

处方:

当归10克	牛膝6克	赤芍10克	桃仁7.5克
地龙7.5克	延胡索10克	红花10克	薏苡仁15克
威灵仙10克	没药10克		

用法:水煎服。

3. 主治:风湿性关节炎。

处方:

熟地18克	牛膝10克	肉桂3克	川芎10克
杜仲炭12克	山茱萸12克	防风10克	甘草10克
破故纸10克	土茯苓10克	茯苓15克	核桃仁3个

用法:水煎服。

4. 主治:风湿性关节炎。

处方:

生地60克	牛膝30克	薏苡仁30克	防己15克

防风12克　苍术15克　小桑枝3克　地骨皮10克

用法:水煎服。

(十五)风湿性心脏病

处方:

茯苓45克　白术15克　黄芪18克　防己12克

桂枝10克　玉竹10克

用法:水煎服。

说明:喘甚加苏子、桑白皮;心悸加生龙骨、生牡蛎。

(十六)胸胁痛

主治:胸痛。

处方:

丹参30克　檀香4.5克　砂仁15克　当归10克

白芍10克　金银花10克　续断3克

用法:水煎服。

(十七)肾炎

1. 主治:肾炎。

处方:

商陆3克　瘦猪肉90克

用法:水煎服。

2. 主治:肾炎。

处方用法:黑白丑各60克,炒制为米,只取总量一半,红糖120克,姜片90克,水煎,大枣60克为泥,共蒸半小时,分三天半吃完。

3. 主治:肾炎。

处方:

神曲90克　鸡蛋清3个

用法:调匀蒸熟分4次服。

4. 主治:肾炎水肿,阴囊肿大,日久不消,属阴水者。

处方:

木香4.5克	砂仁10克	党参4.5克	白术4.5克
茯苓皮10克	陈皮6克	大腹皮6克	桑白皮6克
生姜皮6克	木通4.5克	泽泻10克	厚朴6克
车前子10克(包煎)	莱菔子6克	冬瓜子6克	甘草3克
赤小豆6克			

用法:水煎服,服时同时兑服金匮肾气丸6克。

5. 主治:慢性肾炎。

处方:

生白术15克	茯苓皮10克	生姜皮10克	益母草30克
茜草10克	鸡冠花15克	白茅根30克	生地炭15克
柴胡12克	赤芍15克	枸杞15克	

用法:水煎服。

6. 主治:慢性肾炎。

处方:

黄芪30克	白术10克	甘草6克	防己15克
当归12克	丹皮10克	益母草30克	赤芍15克
桃仁6克	红花6克	乌药10克	川芎10克
萹蓄15克	大黄10克	枳壳15克	

用法:水煎服。

7. 主治:慢性肾炎。

处方:

黄芪20克	花粉10克	金樱子15克	大蓟15克
小蓟15克	冬瓜皮20克	白茅根30克	石斛10克
甘草3克			

用法:水煎服。

8. 主治:慢性肾炎。

处方:

黄芪30克　　焦白术10克　　防己12克　　炙甘草6克
桑白皮10克　　陈皮10克　　麸皮10克　　沉香2克
琥珀3克

用法:水煎服。

9. 主治:营养不良性水肿。

处方:补中益气汤加桂枝、炮姜、茯苓、防风。

用法:水煎服。

10. 主治:肾炎。

处方用法:葱白0.5~1千克,切碎,加醋炒,敷脐周,葱凉再炒,再敷。

(十八)膀胱炎

1. 主治:热淋。

处方:

生地15克　　木通6克　　白芍15克　　竹叶10克
栀子4.5克　　丹皮10克　　川牛膝10克　　黑荆芥4.5克
白茅根30克

用法:水煎服,早晚分两次温服。

2. 主治:血淋。

处方:

怀牛膝45克　　乳香6克

用法:水煎服。

(十九)眩晕

1. 主治:眩晕,视物不清。

处方:

杭菊花30克　　川芎15克　　陈皮10克　　半夏10克
茯苓10克　　草决明10克　　甘草6克　　藁本1.5克
天麻(或钩藤)15克

用法：水煎服。

说明：失眠者加夜交藤、合欢花；心烦者加龙骨、牡蛎。

2. 主治：眩晕，舌苔腻，脉滑，小便不利。

处方：

泽泻30克　　白术15克　　牛膝6克

用法：水煎服。

（二十）癫痫

方1：

白矾5克　　郁金15克　　木香5克　　香附15克

朱砂3克

用法：共为细末，适量温水冲服。

方2：

瓜蒂50克　　藜芦60克　　防风20克　　皂角20克

白帆20克

用法：共为细末，每天2次，每次3克，淡盐水送服。

（二十一）癔症

主治：癔症。

处方：

苦丁香4.5克　　白矾4.5克

用法：共为细末，每早空腹服，服后如呕吐剧者，则用灶心土、甘草煎汤饮即止。

（二十二）失眠

主治：不寐。

处方：

柴胡12克　　半夏6克　　黄芩6克　　甘草6克

党参10克　　香附10克　　木香6克　　远志10克

酸枣仁 10 克　菖蒲 6 克　茯苓 10 克　竹茹 3 克
代赭石 10 克（先煎）　磁石 15 克（先煎）
用法：水煎服。

（二十三）头痛

1. 主治：感冒头痛。
处方：
艾叶 10 克　冰片 1 克
用法：共研细末嗅鼻。
2. 主治：风火头痛。
处方：牛蒡子 90 克
用法：共为末，早晚各服 10 克。
3. 主治：血虚头痛。
处方：
元肉 30 克　五味子 15 克　白芍 30 克　当归 15 克
山茱萸 15 克　泽泻 10 克　酸枣仁 15 克
用法：水煎服。
4. 主治：偏头痛。
处方：
川芎 30 克　白芍 15 克　白芥子 10 克　白芷 15 克
香附 6 克　甘草 3 克　柴胡 1.5 克　郁李仁 3 克
用法：水煎服。
说明：此方系治偏头痛常用方，但只可服 1～2 剂，取效即更方，否则耗血伤营。
5. 主治：剧烈偏头痛。
处方：
当归 30 克　沙参 30 克　川芎 15 克　细辛 15 克
用法：水煎分 6 次服，每 6 小时服 1 次。

（二十四）肺结核

1. 主治：肺结核。

处方：

生地 15 克	百部 15 克	麦冬 15 克	枸杞 15 克
山药 15 克	茯苓 15 克	五味子 10 克	川贝母 15 克
冬虫夏草 5 克			

用法：水煎服。

2. 主治：浸润、空洞型肺结核。

处方：

蜈蚣 2 条	全虫 5 克	䗪虫 5 克	大黄 10 克
川贝 15 克	冬虫夏草 5 克	沙参 15 克	百合 30 克
桃仁 15 克	冬瓜子 20 克	夏枯草 15 克	鳖甲 15 克
海藻 20 克	牡蛎 20 克	元参 12 克	百部 15 克

用法：水煎服。

3. 处方：

地骨皮 15 克	知母 10 克	橘红 10 克	紫菀 10 克
半夏 10 克	川贝母 4.5 克	杏仁 6 克	白芥子 10 克
生龙骨 15 克			

用法：水煎服。

4. 处方：

百合 30 克	生地 12 克	熟地 12 克	麦冬 10 克
沙参 10 克	川贝母 3 克	百部 12 克	生山药 10 克
白及 10 克	全虫 6 克		

用法：水煎服。

说明：骨蒸者加地骨皮、鳖甲；盗汗者加龙骨、牡蛎；有空洞者加蛤蚧、白及为君。

5. 处方：

生山药 60 克	橘红 30 克	百部 45 克	生牡蛎 30 克

用法:蜜丸10克重,日服2~3丸。

6. 处方:

(1)止血:汉三七、川贝母、海螵蛸各等份,为细末,每服6~10克,轻者日服2次;重者日服3次。

(2)止汗:生地、地骨皮、白芍、生龙骨、生牡蛎各10~30克,浮小麦30克,五味子10克,水煎服。外用:五倍子10克为末,唾液调敷脐部。

(3)退热:清骨散加生地、倍地骨皮。

7. 主治:肺结核出血。

处方:生脉散(人参、麦冬、五味子)合补血汤(当归、黄芪)加阿胶10克,白及3克,汉三七10克(另冲)。

用法:水煎服。

8. 主治:肺结核大咯血。

处方:

生赭石60克	生龙骨15克	生牡蛎15克	生地炭6克
大蓟炭12克	炒丹皮10克	棕榈炭10克	黄芩10克
炒栀子6克	藕节12克	白茅根15克	熟大黄4.5克
白及12克	蒲黄炭10克	川贝母10克	麦冬10克
小蓟炭12克	阿胶10克	生白芍10克	熟地炭6克

用法:水煎服,每6小时服1次。

说明:此方亦可治疗衄血、尿血;胃出血者去熟大黄,加炮姜。

(二十五)肝炎

1. 主治:急性肝炎(肝郁脾湿型)。

处方:

绵茵陈30克	黄芩10克	白术10克	丹参15克
龙胆草12克	茯苓10克	神曲12克	当归10克
白芍10克	生地10克	甘草6克	

用法:水煎服。

2. 主治:急性肝炎(湿热型)。

处方:

绵茵陈 30 克	白茅根 30 克	黄芩 10 克	龙胆草 12 克
板蓝根 30 克	山楂 15 克	白术 10 克	甘草 6 克

用法:水煎服。

3. 主治:急性肝炎恢复期。

处方:

当归 12 克	白芍 10 克	党参 10 克	旱莲草 10 克
茯苓 10 克	白术 10 克	生地 10 克	绵茵陈 10 克
柴胡 6 克	陈皮 6 克	丹参 15 克	山楂 10 克

用法:水煎服。

4. 主治:肝炎。

处方:

黄芪 15 克	赤芍 10 克	生麦芽 10 克	三棱 10 克
莪术 10 克	甘草 4.5 克		

用法:水煎服。

5. 主治:肝炎。

处方:

茵陈	五味子	大枣

用法:上药等量,将五味子、茵陈研末后与大枣做成饼,焙干,研细末,混合成丸,每丸 10 克,每次 1 丸,每日 2 次。

6. 主治:慢性肝炎,病久体弱者。

处方:

当归 12 克	白芍 12 克	丹参 30 克	板蓝根 10 克
郁金 12 克	生黄芪 30 克	党参 12 克	泽泻 12 克
黄精 12 克	神曲 12 克	秦艽 6 克	茵陈 12 克
甘草 6 克			

用法:水煎服,或制丸剂。

7. 主治:慢性肝炎。

处方:

当归12克	白芍12克	丹参30克	败酱草15克
郁金12克	党参12克	山栀子15克	龙胆草12克
金银花15克	白术10克	茯苓10克	车前子12克
茵陈15克	香附10克	甘草6克	板蓝根15克
牛蒡子10克			

用法:水煎服。

(二十六)甲状腺肿大

主治:甲状腺肿大,甲状腺机能亢进。

处方:

紫菜30克	海藻30克	昆布30克

用法:剪碎,分10包,每日泡茶饮1包。

(二十七)血证

1. 主治:鼻衄。

处方:

生地15克	藕节10克	竹茹4.5克	青黛3克(冲服)

用法:水煎服。

2. 主治:鼻衄。

处方:

艾叶4.5克	生荷叶10克	山茱萸4.5克	丹皮4.5克
白莲肉3克	生地10克	山药3克	泽泻3克
柏子仁4.5克(去油)			

用法:水煎服。

3. 主治:咯血、呕血、便血。

处方:

沙参12克	天冬10克	麦冬10克	茅根30克
茜草10克	黄芩10克	丹皮10克	桑皮10克
栀子10克	元参15克	桔梗10克	川贝10克

用法:水煎服。

4. 主治:胃溃疡大出血。

处方:

红参10克　白术10克　姜炭6克　当归12克
杭芍30克　黄芪24克　煨木香4.5克　川芎10克
乌梅10克　甘草3克

用法:水煎服。

5. 主治:胃溃疡出血。

处方:

红参15克　附子10克　苏子6克

用法:水煎服。

6. 主治:诸出血证,尤其便血、尿血。

处方:

生地30克　地榆10克　黑芥穗10克

用法:水煎服。

7. 主治:诸出血证,脉微弱,诸方不效者。

处方:

高丽参30克　炙黄芪60克　当归60克　川芎10克
白术10克　炮姜碳10克　炙甘草4.5克

用法:水煎服。

8. 主治:诸出血证。

处方:

人参30克　当归30克　酸枣仁10克　汉三七10克

用法:水煎服。

9. 主治:诸出血证。

处方:

当归10克　白芍10克　熟地10克　川芎3克
黑芥穗3克　生地15克　麦冬10克　茜草3克
甘草3克

用法:水煎服。

(二十八)腹痛

1. 主治:小腹冷痛。

处方:

干姜30克　肉桂30克　木香30克

用法:共研细末分10包,早晚各服1包。

2. 主治:血虚型腹痛。

处方:

阿胶10克　艾叶15克　熟地15克　白芍15克
川芎15克　当归15克　紫苏10克　檀香6克

用法:水煎服。

3. 主治:虚寒型腹痛。

处方:

党参15　白术15克　茯苓15克　炙甘草10克
陈皮15克　半夏12克　紫苏10克　檀香6克

用法:水煎服。

4. 主治:肝郁型腹痛。

处方:保产无忧散加紫苏、檀香。

用法:水煎服。

二、妇科疾病

(一)月经病(月经不调)

1. 主治:肝经血热,迫血妄行,月经过多或崩漏,发热恶寒,脉芤浮而数。

处方:

柴胡12克　茯苓15克　白术15克　熟地15克
当归15克　川芎15克　白芍15克　生地15克

贡胶10克(烊化)　黑芥穗6克

用法:每日1剂,水煎服。

2. 主治:气虚月经先期,腰肢酸软,四肢乏力。

处方:八珍汤加续断、地榆炭。

用法:每日1剂,水煎服。

3. 主治:经迟或过期而至,或先腹痛而后经至,或先经至而后腹痛。

处方:吴茱萸温经汤。

吴茱萸6克	人参10克	白术15克	当归15克
熟地15克	白芍12克	川芎6克	香附10克
炙甘草6克	生姜6克		

用法:水煎服。

说明:气滞者加木香10克,腹痛者加小茴香15克,寒甚者加肉桂10克,血虚者加黄芪24克。

4. 主治:月经先后无定期。

处方:

柴胡10克	续断30克	党参30克	香附10克
茯苓30克	吴茱萸10克	菟丝子30克	鸡冠花15克

用法:每日1剂,水煎服。

5. 主治:月经不调,发热腹胀痛,喜冷怕热,月经色深有块。

处方:凉血调经汤。

生地15克	丹皮12克	丹参15克	山栀子10克
当归15克	白芍15克	川芎15克	香附15克

用法:每日1剂,水煎服。

6. 主治:宫寒月经不调。

处方:吴茱萸温经汤加艾叶。

吴茱萸6克	人参10克	白术15克	当归15克
熟地15克	白芍12克	川芎6克	香附10克
炙甘草6克	生姜6克	艾叶30克	

用法:水煎服。

7. 主治:月经不调。

处方:坤灵饮。

丹参 12 克	白芍 10 克	木香 3 克	当归 10 克
柴胡 10 克	香附 10 克	大枣 3 枚	生姜 3 片

用法:水煎服。

说明:黄带者加苍术、黄柏、鸡冠花;不孕者加小茴香、核桃仁,产后腹泻者加煨木香、煨生姜、炒山药、煨柯子;痛经者加延胡索、川楝子。

8. 主治:气虚,月经过多。

处方:举元煎合四物汤加黑芥穗。

人参 15 克	黄芪 30 克	升麻 12 克	炙甘草 15 克
白术 15 克	当归 15 克	川芎 6 克	熟地 15 克
白芍 15 克	黑芥穗 6 克		

用法:水煎服。

9. 主治:血热月经过多。

处方:举元煎合四物汤加菟丝子、黄芩。

人参 15 克	黄芪 20 克	升麻 12 克	炙甘草 10 克
白术 15 克	当归 15 克	生地 15 克	白芍 15 克
川芎 6 克	黄芩 10 克	菟丝子 20 克	

用法:每日 1 剂,水煎服。

10. 主治:月经过多和产后出血。

处方:加味八珍汤。

党参 15 克	白术 15 克	茯苓 15 克	炙甘草 10 克
当归 15 克	白芍 15 克	熟地 15 克	川芎 6 克
黄芩炭 10 克	阿胶 10 克	棕榈炭 10 克	

用法:水煎服,每日 1 剂。

11. 主治:月经过多。

处方:益母草 120 克

用法:每日煎服 12 克,连服 1 ~ 3 个月,或代茶饮。

12. 主治:月经过多。

处方：

生代赭石30克　丹皮12克　焦栀子12克　棕榈炭12克
枳壳10克　煨木香6克　炒当归30克　藕节10克
炒白芍10克　炒蒲黄10克　生地炭12克　熟地炭12克

用法：水煎服。

说明：本方加白及、桔梗，可治肺结核咯血。

13. 主治：月经过多。

处方：补中益气汤加味。

黄芪20克　甘草10克　人参15克　当归15克
橘皮15克　升麻12克　柴胡12克　白术15克
羌活10克　防风10克　藁本10克　白芷10克
棕榈炭10克　姜炭10克　阿胶10克（烊化）　贯仲炭10克
土炒黄连2克

用法：水煎服。

14. 主治：血虚月经过多。

处方：四物汤加味。

当归15克　川芎6克　白芍15克　熟地15克
泽兰叶15克　川牛膝15克　生黄芪30克　丹参15克
吴茱萸10克

用法：水煎服。

15. 主治：血瘀月经过多。

处方：四物汤加味。

当归15克　川芎6克　白芍15克　熟地15克
吴茱萸10克　泽兰15克　小茴香10克　香附15克
川楝子10克　川牛膝15克　草红花6克

用法：水煎服。

（二）痛经

1. 主治：气虚，经前腹痛。

方1:加味四物汤。

当归15克	川芎15克	白芍15克	熟地黄15克
延胡索15克	丹皮12克	黄芩10克	

方2:加味乌药汤。

台乌药10克	缩砂仁6克	延胡索10克	炙甘草6克
木香4.5克	香附10克	槟榔6克	

用法:水煎服。

2. 主治:血热经前腹痛。

处方:四物汤加丹皮、黄芩。

用法:水煎服。

说明:气郁者加柴胡、木香;气滞者加山楂、神曲、枳壳;气血虚弱者加人参、白术、丹参;痰多者加半夏、茯苓。

3. 主治:经来腹痛,经量不多,两尺脉沉涩。

处方:

延胡索15克	红花10克	赤芍15克	生地15克
肉桂10克	吴茱萸10克	枳壳12克	木香10克
当归15克	川芎15克	艾叶15克	

用法:经前或经期服用,水煎服。

说明:月经过后,用十全大补汤或四物汤加红花、丹参、香附调理之。

4. 主治:经后腹痛,属肝肾亏虚,气血不足者。

处方:八珍汤。

当归15克	川芎15克	白芍15克	熟地15克
党参15克	白术15克	茯苓15克	炙甘草10克

用法:水煎服。

5. 主治:经后腹痛属于虚寒者。

处方:当归建中汤。

当归15克	芍药15	桂枝10克	炙甘草10克
生姜3片	大枣3枚	饴糖30克	

用法:水煎服。

说明:少妇胀甚者加台乌;痛甚者加延胡索。

6. 主治:久患痛经。

处方:吴茱萸温经汤加减。

吴茱萸10克	肉桂6克	当归15克	川芎6克
白芍10克	柴胡6克	炙甘草6克	续断15克
桔梗10克	茺蔚子10克		

用法:每日1剂,白酒一半,水一半煎服。亦可水煎,服药时饮白酒1杯。

7. 主治:经前感受风寒。

处方:加味吴茱萸汤。

防风6克	藁本6克	细辛3克	干姜4.5克
茯苓6克	木香4.5克	当归10克	桂枝10克
吴茱萸4.5克	丹皮4.5克	半夏4.5克	炙甘草3克
麦冬6克	川芎6克	延胡索10克	台乌10克

用法:水煎服。

8. 主治:月经不调,少腹胀痛。

处方:调经种玉汤。

当归10克	川芎6克	杭白芍6克	熟地19克
香附10克	吴茱萸4.5克	丹皮4.5克	延胡索4.5克
茯苓6克	陈皮6克	炮姜6克	牛膝6克

用法:水煎服。

9. 主治:血瘀痛经。

处方:少腹逐瘀汤加味。

小茴香10克	干姜10克	延胡索10克	没药10克
当归10克	川芎10克	官桂10克	赤芍10克
五灵脂10克	蒲黄10克	甘松10克	佛手10克

用法:水煎服。

(三)闭经

1. 主治:脾虚经闭。

处方:四物汤合六君子汤合逍遥散。

当归15克	白芍15克	川芎15克	熟地15克
党参15克	白术15克	茯苓15克	炙甘草10克
半夏10克	陈皮10克	生姜10克	柴胡12克
大枣3枚			

用法:水煎服。

2. 主治:血虚经闭。

方1:当归补血汤加味。

黄芪20克	当归15克	生地15克	牛膝15克
续断15克	泽兰叶15克		

用法:每日1剂,水煎服。

方2:柏子仁丸。

柏子仁15克	熟地30克	牛膝15克	卷柏15克
泽兰叶90克	续断90克		

用法:蜜丸如桐子大,每次服30丸,每日2次。

3. 主治:气滞经闭。

处方:加味乌药汤。

乌药15克	香附12克	当归12克	延胡索10克
木香3克	砂仁2克(研末,冲服)		

用法:水煎服。

4. 主治:寒凝经闭。

处方:吴茱萸温经汤。

吴茱萸6克	人参10克	白术15克	当归15克
熟地15克	杭芍12克	川芎6克	香附10克
生姜6克	炙甘草6克		

用法:水煎服。

5. 主治:血枯经闭。

处方:香益四物汤。

熟地15克　酒当归12克　酒白芍10克　川芎4.5克
香附12克　益母草10克　酒醋3毫升　男童便3毫升

用法:水煎服。把药煎好,兑入酒醋、男童便各3毫升,温服。

6. 主治:血瘀经闭。

处方:桃仁四物汤。

用法:水煎服。

7. 主治:闭经数月。

处方:姜厚朴18克。

用法:姜水浸晒厚朴2次,微炒研末,分5包,每早1包,酒引服。继服养血通络药物。

8. 主治:更年期综合征,高血压,闭经。

处方:

仙茅6~15克　珍珠母12克　巴戟天10克　黄柏10克
知母10克　当归10克　酸枣仁30克　菊花12克
夜交藤30克　淫羊藿10~15克

用法:水煎服。

9. 主治:闭经(席汉氏综合征)。

处方:六味地黄汤合逍遥散加味。

熟地18克　山茱萸12克　山药15克　丹皮15克
茯苓15克　泽泻10克　柴胡12克　当归15克
白芍15克　白术15克　炙甘草10克　紫河车10克(冲服)
益母草15克　鹿角胶10克(烊化)

用法:水煎服。

说明:气滞症状消失后,用六味地黄汤合四物汤调理。

(四)崩漏

1. 主治:漏下不止。

处方：

炒蚕沙15克　枣树皮10克

用法：研末，分两次冲服，可连服1周。

2. 主治：老妇血崩。

处方：

黄芪30克　当归30克　桑叶10克　汉三七10克(冲服)

用法：水煎服。

说明：阴虚者加生地。

3. 主治：虚寒崩漏。

处方：姜附固冲汤加减。

姜炭10克　附子10克　党参30克　炙芪30克

白术30克　山茱萸12克　白芍12克　茜草24克

棕榈炭24克　牡蛎24克　乌贼骨10克　五倍子10克

用法：水煎服。

4. 主治：气血虚弱崩漏。

处方：参附汤合当归补血汤。

人参15克　淡附片6克　炙芪60克　归身30克

姜炭6克　阿胶珠6克

用法：水煎服。

说明：手发胀、头晕者加川芎6克，小腹痛者加延胡索。

5. 主治：气血虚弱崩漏。

处方：加味圣愈汤。

人参10克　黄芪30克　当归30克　川芎6克

白芍6克　熟地10克　姜炭6克　阿胶珠10克

焦艾4.5克

用法：水煎服。

6. 主治：功能性子宫出血。

处方：

黄柏10克　当归10克　白芍10克　棕榈炭24克

酒黄芩 10 克　椿根炭 24 克　制香附 12 克　阿胶珠 12 克
黄芪 60 ~ 120 克
用法:水煎服。
7. 主治:血热崩漏。
处方:归脾汤合四物汤加味。
白术 15 克　茯神 20 克　黄芪 20 克　元肉 10 克
酸枣仁 15 克　人参 15 克　木香 6 克　甘草 10 克
当归 15 克　远志 10 克　川芎 6 克　白芍 15 克
生地 15 克　芥穗炭 10 克　棕榈炭 10 克　姜炭 10 克
艾叶炭 5 克　焦栀子 10 克　丹皮 10 克　淡豆豉 30 克
用法:水煎服,童便引。
8. 主治:功能性子宫出血,属气虚者。
处方:固冲汤合止血灵方加减。
生黄芪 15 克　白术 12 克　茜草 10 克　生地 10 克
海螵蛸 15 克　续断 30 克　生龙骨 18 克　生牡蛎 18 克
枸杞 15 克　补骨脂 15 克　赤石脂 15 克
用法:水煎服。
9. 主治:功能性子宫出血。
处方:
白术 15 克　阿胶 12 克　花蕊石 30 克　仙鹤草 30 克
白及 30 克
用法:水煎服。
10. 主治:功能性子宫出血。
处方:
地黄炭 15 克　当归 12 克　炒白芍 10 克　阿胶 10 克(烊化)
炙甘草 6 克　茯苓 10 克　龟板胶 15 克(烊化)　煅牡蛎 12 克(先煎)
党参 10 克　炒白术 10 克　炙黄芪 15 克　鹿角胶 15 克(烊化)
用法:水煎服。
11. 主治:功能性子宫出血。

处方：

地黄炭15克	当归10克	生白芍6克	生甘草6克
阿胶10克	乌贼骨15克	黄芩炭10克	贯仲炭15克
侧柏炭10克	仙鹤草30克		

用法：水煎服。

12. 主治：老妇血崩（更年期出血）。

处方：傅氏当归补血汤加味。

当归24克	生黄芪90克	桑叶6克	汉三七10克（冲服）
柴胡1.5克	生地15～30克		

用法：水煎服。

（五）其他

1. 主治：肝经郁火，经行吐衄。

处方：逍遥散加味。

柴胡24克	当归10克	炒白芍10克	炒白术10克
茯苓10克	生甘草10克	白茅根15克	茜草10克

用法：水煎服。

2. 主治：经行吐衄，素有贫血，夜间发热。

处方：生地四物汤加味。

生地15克	当归15克	川芎10克	白茅根15克
炒白芍15克			

用法：水煎服。

3. 主治：肝气郁结，胸胁胀满，经行吐衄。

处方：龙胆泻肝汤加味。

龙胆草15克	黄芩10克	山栀子10克	泽泻10克
木通10克	当归15克	柴胡12克	车前子15克（包煎）
甘草10克	生地15克	白茅根15克	白芍15克

用法：水煎服。

4. 主治：阴虚肺燥，经行吐衄。

处方:生地四物汤加味。

生地 15 克　当归 15 克　炒白芍 15 克　川芎 10 克
知母 10 克　贝母 10 克　姜炭 3 克　阿胶 10 克(烊化)
白茅根 15 克

用法:水煎服。

5. 主治:经前便血。

处方:

党参 15 克　炒白术 15 克　茯苓 10 克　甘草 6 克
川芎 15 克　熟地 18 克　当归 15 克　白芍 15 克
黑芥穗 15 克　白头翁 10 克　续断 15 克　地榆炭 15 克
槐花 15 克　侧柏叶炭 6 克

用法:水煎服。

6. 主治:脾胃虚弱,行经泄泻。

处方:

党参 15 克　炒白术 15 克　茯苓 15 克　甘草 10 克
陈皮 12 克　半夏 12 克　莲肉 30 克　白芍 15 克
芡实 30 克　干姜 6 克

用法:水煎服。

7. 主治:脾胃虚弱,完谷不化,行经泄泻。

处方:

党参 15 克　炒白术 15 克　茯苓 15 克　甘草 10 克
陈皮 12 克　半夏 12 克　山药 30 克　干姜 6 克
肉桂 6 克　莲肉 30 克　附片 6 克(先煎1小时)

用法:水煎服。

8. 主治:肾虚,行经泄泻。

处方:

党参 15 克　炒白术 15 克　茯苓 15 克　甘草 10 克
陈皮 12 克　半夏 12 克　补骨脂 15 克　吴茱萸 6 克
肉桂 6 克　女贞子 15 克　芡实 30 克

用法:水煎服。

(二)带下病

1. 主治:脾虚带下。

处方:

炒白术15克　炒山药15克　炒白芍15克　党参15克

苍术10克　续断15克　椿根皮10克　炙甘草6克

柴胡10克　陈皮10克　车前子10克(包煎)

用法:水煎服。

2. 主治:肾虚带下。

处方:

芡实15　金樱子15克　炒山药15克　菟丝子15克

肉苁蓉15克　肉桂6克　续断15克　橘皮10克

制附子10克

用法:水煎服。

3. 主治:湿毒带下。

处方:

木通10克　栀子10克　胆草10克　椿根皮10克

黄芩10克　当归15克　生地15克　柴胡10克

车前子10克(包煎)

用法:水煎服。

4. 主治:肝经郁热。

处方:

山茱萸30克　芡实10克　椿根皮15克　金樱子15克

炒白芍15克　良姜10克　车前子10克(包煎)　白果10克

用法:水煎服。

5. 主治:气虚证。

处方:

炙芪15克　升麻4.5克　柴胡10克　当归10克

党参10克	炒白术10克	陈皮6克	茯苓6克
半夏10克	香附10克	砂仁10克	苍术10克
车前子10克(包煎)	厚朴6克	薏苡仁10克	泽泻10克
山药10克	白果仁6克	芡实6克	独活4.5克
台乌10克	桑螵蛸10克	炙甘草3克	生姜3片

用法:水煎服。

说明:滑脱者加煅牡蛎;有热者加酒黄柏、滑石。

6. 主治:黄带。

方1:

黄柏10克	芡实20克	白果仁15克	黄芩10克
生地15克	地榆10克	贯众15克	地骨皮15克

用法:水煎服。

方2:

蛇床子15克	花椒15克	白矾15克	苦参15克
焦艾叶15克	鸦胆子6克		

用法:水煎,外洗。

7. 主治:赤带。

处方:

生地15克	丹皮15克	杏仁10克	阿胶10克(烊化)
贯众炭10克	地榆炭10克	龟板15克	侧柏叶炭15克
石斛10克			

用法:水煎服。

8. 主治:黄白带,属湿热性。

处方:逍遥散合易黄汤化裁。

柴胡6克	焦栀子10克	茯苓12克	炒白芍12克
炒山药30克	芡实30克	黄柏10克	车前子15克(包煎)
白果15克	陈皮10克	茵陈15克	生甘草10克

用法:水煎服。

(三)盆腔炎

主治:急性盆腔炎。

处方:

忍冬藤30克 蒲公英30克 苦楝子10克 车前子15克(包煎)

丹参15克 黄柏12克

用法:水煎服。

2. 主治:慢性盆腔炎。

处方:

桃仁10克 赤芍10克 丹皮10克 桂枝6克

桂枝6克 茯苓12克

用法:水煎服。

3. 主治:盆腔炎。

处方:

当归12克 赤芍6克 丹参12克 香附10克

青皮6克 桃仁10克 益母草15克

用法:水煎服。

说明:腰痛者加焦杜仲、续断、狗脊;白带多者加茯苓、车前子;腹痛者加延胡索、乌药;阳虚者加鹿角霜、菟丝子、紫河车。

4. 主治:盆腔炎。

处方:消炎汤。

莪术10克 丹参15克 三棱10克 红花10克

赤芍12克 蒲黄10克 桃仁12克 五灵脂10克

用法:水煎服。

5. 主治:盆腔炎,肝肾阴虚夹瘀者。

处方:

炒白芍15克 当归15克 香附15克 知母10克

女贞子15克 生地15克 川楝子10克 桑寄生20克

鸡血藤15克

用法:水煎服。

6. 主治:盆腔炎,肝肾阴虚夹瘀者。

处方:

党参15 克　　茯苓15 克　　当归15 克　　白术15 克

小茴香10 克　　官桂10 克　　台乌15 克　　锁阳15 克

菟丝子30 克

用法:水煎服。

7. 主治:盆腔炎,气虚瘀滞者。

处方:

当归15 克　　香附15 克　　三棱12 克　　炒白芍15 克

生蒲黄10 克　　泽泻10 克　　茯苓15 克　　炒白术10 克

柴胡12 克

用法:水煎服。

(四)妊娠肿胀

1. 主治:妊娠肿胀。

处方:补中益气汤加茯苓30 克。

用法:水煎服。

说明:有湿者,加木瓜、玉片、紫苏。

2. 主治:妊娠下肢水肿。

处方:加味导水茯苓汤。

泽泻10 克　　茯苓皮10 克　　桑皮6 克　　木香4.5 克

木瓜6 克　　砂仁6 克　　陈皮6 克　　紫苏10 克

麦冬4.5 克　　槟榔4.5 克　　防己10 克

用法:水煎服。

说明:腹胀者加枳壳;气喘者加葶苈子。亦可用于羊水过多患者,加扁豆15 克,赤小豆15 克。

(五)妊娠心烦

主治:肝气郁结证。

方1:归脾汤加味。

白术15克　茯神20克　黄芪15克　元肉10克
酸枣仁15克　人参15克　木香6克　甘草3克
当归15克　远志10克　胆草6克　郁金10克

用法:水煎服。

方2:归脾汤加柏子仁30克。

用法:水煎服。

(六)胎动不安

1. 主治:胎动不安。

处方:

白术15克　黄芩10克　续断15克　杜仲15克
乌梅10克　菟丝子30克　桑寄生15克

用法:水煎服。

2. 主治:胎动不安。

处方:

砂仁4.5克　白术12克　甘草3克　菟丝子15克
续断10克　杜仲10克　大枣3枚

用法:水煎服。

3. 主治:妊娠腹痛,胎动不安。

处方:

当归10克　炒白术10克　黄芩10克　阿胶10克(烊化)
砂仁6克　糯米3克　续断8克　杜仲6克
贯众6克

用法:水煎服。

(七)堕胎小产

1. 主治:习惯性流产。

处方:

当归10克　川芎6克　炒白芍6克　菟丝子10克
熟地10克　炙黄芪15克　党参15克　续断10克
补骨脂6克　砂仁6克　焦艾10克　鹿角胶10克（烊化）
炙甘草3克　生姜3克　杜仲炭10克　驴外肾10克（焙干，冲服）

用法：水煎服。

2. 主治：习惯性流产，肾气不固或冲任受损者。

处方：

党参10克　炒白术10克　杜仲15克　续断12克
枸杞10克　艾叶炭6克　桑寄生15克　阿胶12克（烊化）
菟丝子15克　益智仁12克　补骨脂12克

用法：水煎服。

3. 主治：习惯性流产。

处方：

当归10克　川芎4.5克　炒白芍6克　熟地10克
党参6克　炙黄芪10克　杜仲6克　续断6克
砂仁4.5克　补骨脂6克　菟丝子6克　阿胶6克（烊化）
焦艾3克　炒白术4.5克　寄生15克　鹿角胶6克（烊化）
酒黄芩4.5克

用法：怀孕后每月服3剂。

说明：若加驴外肾10克更好。

4. 主治：保胎。

处方：

菟丝子30克　续断10克　桑寄生10克　阿胶15克（烊化）

用法：水煎服。

说明：出血者加焦艾叶，遗尿者加益智仁。

附：难产、催生

处方：加味佛手散。

当归60克　川芎30克　炮姜10克

（可加龟板15克，乱发一团）

用法:临产前水煎服。

说明:此方合吴茱萸汤加白芷、藁本,治厥阴经头痛。

(八)产后子痫

方1:八珍汤加杜仲、黄芪、焦栀子、炒柴胡、阿胶。

用法:水煎服。

方2:羚角钩藤汤加珍珠母。

羚羊角3克	桑叶15克	川贝10克	生地15克
双钩藤15克	菊花15克	白芍15克	竹茹10克
茯神20克	甘草10克		

用法:水煎服。

(九)乳汁不通

方1:

黄芪60克	当归30克	白芷15克	穿山甲10克
通草10克	王不留行10克		

方2:

穿山甲10克	漏芦15克	通草15克	王不留行20克
当归15克	车前子15克	猪苓10克	泽泻10克

白茅根15克(必要时加紫河车)

用法:猪蹄汤煎服。

(十)乳汁自出

处方:

黄芪30克　　制马钱子0.3克

用法:水煎服。

(十一)不孕

1. 主治:幼稚子宫。

处方:四物汤加小茴香、细辛。

用法:水煎服。

2. 主治:宫寒,痛经不孕者。

处方:

当归 15 克	川芎 6 克	赤芍 10 克	熟地 10 克
陈皮 6 克	香附 10 克	茯苓 10 克	丹皮 6 克
吴茱萸 10 克	台乌 10 克	牛膝 10 克	炮姜 6 克
延胡索 6 克	桃仁 6 克	红花 4.5 克	丹参 10 克

用法:经期服。

3. 主治:不孕。

处方:加味交感丸。

当归 15 克	茯苓 15 克	菟丝子 15 克	香附 15 克

加味:血虚者加大当归量;气郁者加大香附量;带下多、少腹冷痛者加大菟丝子量;体型肥胖者加大茯苓量;下元虚寒者合用艾附暖宫丸或大温经汤。

用法:炼蜜为丸,12 克重,早晚各 1 丸。经后服,并 B 超检测卵泡。

4. 主治:卵泡不破。

处方:

陈皮 30 克	半夏 12 克	茯苓 30 克	地龙 12 克
皂角刺 15 克	丹参 30 克	穿山甲 10 克	炒王不留行 15 克

用法:水煎服,子宫内膜过薄者,加黄芪 30 克,黄精 15 克;子宫内膜过厚者加川芎 30 克。

(十二)宫颈糜烂

1. 主治:宫颈糜烂属虚寒证,白带多,色白无味。

处方:

蛇床子 15 克	川椒 10 克	白矾 6 克	白鲜皮 10 克
硼砂 15 克	苍耳子 10 克	血竭衣 10 克	儿茶 10 克

用法:共为极细末,阴道上药,隔日 1 次。

2. 主治:宫颈糜烂,属湿热型。阴道潮红,有黄白带,合并阴道炎者。

处方:

黄柏15克　冰片2克　蜈蚣2条　雄黄3克

青黛1.5克

用法:共为极细末,纱布包分为5包,阴道上药,隔日1次。

注意:上药期间,禁坐浴、房事。

(十三)子宫脱垂

方1:补中益气汤合枳壳。

用法:水煎服。

方2:升宫丸。

明雄黄30克　枯矾60克　桃仁90克　五倍子60克

升麻120克　五味子30克　蛇床子90克　蜂蜜90克

共研细末,蜜丸10克重。

用法:将药纳入阴道7天换1次,用药亦宜用金银花30克,连翘15克,甘草10克,水煎冲洗阴道。

(十四)卵巢囊肿

处方:

穿山甲　黄蜡等分为丸

用法:早晚各服6克,需久服。

(十五)阴痒

1. 主治:阴痒。

处方:

鹤虱30克　苦参15克　狼毒15克　当归15克

威灵仙15克　蛇床子15克　猪胆汁2个

用法:水煎去渣,入胆汁外洗。

2. 主治:阴痒。

处方:

龙胆草 10 克	黄芩 10 克	栀子 6 克	泽泻 6 克
木通 6 克	生地 6 克	当归 15 克	柴胡 6 克
黄柏 9 克	知母 9 克	红花 10 克	

用法:水煎服。

3. 主治:湿热型阴痒,外阴红肿。

处方:

茵陈 30 克	蒲公英 15 克	紫花地丁 15 克	地肤子 15 克
冰片 1.5 克	青黛 1 撮		

用法:水煎,熏洗。

说明:若外阴发冷者加花椒;有风者,加防风、蝉衣、蛇衣;湿热明显者加土茯苓、苦参、蛇床子。

4. 主治:虚寒型阴痒,夜甚,外阴干燥。

处方:

当归 30 克	淫羊藿 30 克	冰片 1.5 克

用法:水煎,熏洗。

5. 主治:肾虚型阴痒。

处方:己烯雌酚 1 毫克　　淫羊藿 30 克

用法:研末,用甘油调敷局部。

6. 主治:霉菌性阴痒。

处方:草决明 12 克

用法:捣碎煎汤,作阴道保留洗,每次 30 分钟,隔日 1 次,连用 3 次。

7. 主治:滴虫性阴痒。

处方:

白头翁 30 克	苦参 30 克

用法:研面,包一小块纱布,分 10 包,阴道上药,隔日 1 次。

三、儿科

（一）感冒

主治:湿热证,感冒发烧,食欲不振。
处方:加减三仁汤。

茵陈15克	土茯苓10克	白术6克	炒三仙各10克
炒莱菔子10克	连翘8克	竹叶8克	半夏4.5克
厚朴4.5克	木通6克	滑石12克	

用法:水煎服。

（二）麻疹

1. 主治:小儿麻毒内陷。
处方:加味升麻葛根汤。

升麻3克	葛根6克	赤芍4.5克	紫草4.5克
蝉衣6克	金银花10克	牛蒡子4.5克	山槟榔6克

用法:水煎服。
2. 主治:麻疹并发肺炎。
处方:加味连翘消毒饮。

射干6克	金银花10克	蝉衣6克	赤芍4.5克
红花1克	栝楼4.5克	山槟榔6克	连翘4.5克

用法:水煎服(3岁儿量)。
3. 主治:麻疹并发哮喘。
处方:加味麻杏石甘汤。

麻黄1.5克	杏仁3克	生石膏15克	款冬花4.5克
栝楼4.5克	黄芩3克	射干6克	葛根4.5克
枳壳3克	百部1.5克	紫草3克	生桑皮4.5克

用法:水煎服。
4. 主治:麻疹解毒。

处方:(1)白矾30克(研粉)醋调成软膏,贴两足心。

(2)芫荽(阴干)用50度白酒浸泡取汁,擦前后心。

(三)百日咳

处方:温胆汤(陈皮、半夏、茯苓、甘草、竹茹、枳实)加天冬、百部、白及、苏子、葶苈子

用法:水煎服。

(四)哮喘

主治:小儿哮喘。

处方:加减河车大造丸。

熟地120克　天冬60克　麦冬60克　党参90克
生芪90克　龟胶60克　半夏30克　茯苓30克
贝母30克　紫河车30克

用法:炼蜜为丸10克重,早晚各服1丸,连服3~6个月。

(五)肺炎

主治:小儿肺炎。

处方用法:白芥子若干为细末,以好醋调敷胸部。

(六)痢疾

主治:赤白、痢疾。

处方:

黄芩4.5克　黄柏4.5克　杭菊4.5克　山楂4.5克
厚朴4.5克　枳壳4.5克　槟榔3克　地榆4.5克
当归1.5克　马齿苋10克　白糖3克

用法:水煎服。

(七)肠套叠

方法:取第二腰椎旁开五分处,以小艾炷直接灸数壮。

说明:此法亦治小儿顽固性腹泻。

(八)蛔虫胆、肠梗阻

处方:

大黄末10克　　蜂蜜60克

用法:分6次冲服。

(九)消化不良

主治:消化不良,大便秘结。

处方:

炒三仙各8克　　藿香3克　　炒莱菔子6克　　槟榔3克

苦参4.5克　　郁李仁4.5克

用法:水煎服。

(十)呕吐

主治:小儿吐奶不食。

方1:哭闹吐奶、吐沫者,用陈皮汤(陈皮、半夏、茯苓、苍术、厚朴、甘草)加炒三仙、连翘、灯芯草。

方2:胃热吐奶,食入即吐,腹胀者,用黄连二陈汤加白糖、连翘、厚朴、藿香、六神曲。

用法:上方均水煎服。

(十一)惊风

主治:急惊风。

处方:镇风汤。

钩藤10克　　羚羊角3克　　胆草10克　　青黛6克

半夏6克　　茯神6克　　生赭石6克　　僵蚕6克

薄荷3克　　朱砂1克(冲服)

用法:铁锈水煎服,每日1剂。

（十二）痫证

处方：愈痫汤。

半夏10克　橘红10克　茯苓15克　甘草4.5克
菖蒲10克　南星6克　海浮石10克　青礞石10克
磁石12克　生赭石15克　六神曲10克　钩藤12克（后下）
朱砂3克（冲服）　羚羊角8克（冲服）

用法：水煎服，每日1剂。

说明：矿石药先煎，久煎；如无羚羊角可用全虫10克，蜈蚣3条代替。

（十三）小儿麻痹

方1：

秦艽6克　葛根6克　白术3克　杭芍4.5克
茵陈10克　滑石4.5克　黄芩3克　茯苓4.5克
鸡血藤10克　丝瓜络4.5克

用法：水煎服。

说明：咳逆加前胡3克；痰甚加栝楼4.5克；身热烦躁加山栀子4.5克，淡豆豉4.5克。

方2：六君子汤加味。

党参5克　白术8克　茯苓8克　甘草3克
陈皮7克　半夏6克　麦冬8克　竹沥6克
生姜6克　栝楼皮10克

用法：水煎服。

方3：补阳还五汤加制马钱子。

生黄芪10克　归尾8克　赤芍7克　川芎6克
桃仁6克　红花6克　地龙4克　制马钱子0.3克

用法：水煎服。

说明：马钱子有毒，需用制过者，且应从小量服起。生黄芪从10克起，慢慢加到40克，每5天加3克。

方4：

生白术7克　生薏苡仁10克　杜仲10克　怀牛膝8克
生黄芪10克　骨碎补3克　威灵仙3克　淫羊藿10克
萆薢5克

用法：水煎服。

方5：

五倍子4克　血竭0.1克　制乳香6克　生马钱子0.3克
红花6克　雄黄0.05克　赤芍6克　土元3克
制没药6克

用法：先将乳香、没药制过，再将余药分别为末，各等量称重，再用与药末等量的蜂蜜调成软膏。然后将药膏敷涂在肢体表面以及关节处（与关节面同等大）。下肢麻痹贴涌泉、髋关节、踝关节上；腰不举者，贴骶椎处。每6日换药1次。

说明：此药有毒，切勿入口。

（十四）小儿遗尿

处方：甘草干姜汤（甘草、干姜）加五味子。

用法：水煎服。

四、其他

（一）脉管炎

主治：血栓性脉管炎。

处方：

桂枝10克　赤芍30克　炒白芍30克　丹参30克
当归10克　红花15克　牛膝15克　附片10克
鸡血藤10克　地龙12克　威灵仙15克　土元12克
甘草10克

用法:水煎服。

(二)烧伤

处方用法:生地榆适量,为末撒患处。

(三)脱发

方1:

生地15克　首乌15克　熟地15克　血余炭10克
升麻12克　羌活12克　当归15克　赤芍15克
红花10克　黄柏10克　知母10克　菟丝子30克

用法:水煎服。

方2:六君子汤加生地、首乌、生芪、丹皮

用法:水煎服。

(四)湿疹

方1:

枯矾15克　花椒15克　硫黄15克

用法:共为细末,香油调匀,外擦,每日1次。

方2:

炒吴茱萸30克　乌贼骨10克　硫黄6克

用法:共为细末,撒患处。

方3:

龙骨10克　蝉蜕10克

用法:共为细末,撒患处。

(五)荨麻疹

方1:

羌活10克　防风10克　僵蚕10克　蝉蜕10克
藿香10克　党参10克　茯苓10克　炙甘草10克

厚朴3克　　陈皮3克　　芥穗3克

用法:水煎服。

方2:

荆芥6克　　防风6克　　当归6克　　生地6克

苦参6克　　牛蒡子6克　　蝉蜕6克　　石膏6克

知母6克　　皂角刺6克　　木通6克　　甘草3克

用法:水煎服。

方3:

当归10克　　生地10克　　川芎10克　　白芍10克

荆芥10克　　防风10克　　甘草6克　　生黄芪15克

红花10克　　首乌12克　　白蒺藜10克

用法:水煎服。

方4:

荆芥6克　　防风6克　　薄荷4.5克　　蝉衣4.5克

僵蚕4.5克　　金银花6克　　连翘4.5克　　白鲜皮6克

紫草4.5克　　蛇床子4.5克　　地肤子4.5克　　苍术6克

黄柏6克

用法:水煎服。

方5:

六君子汤加蝉衣、地肤子、白鲜皮、苦参、蛇皮。血热者加生地、丹皮;风寒者加威灵仙;甚者加蜈蚣。

用法:水煎服。

(六)乳痈

处方:

当归10克　　赤芍10克　　陈皮10克　　通草10克

防风10克　　蒲公英24克　　栝楼15克　　丝瓜10克

乳香6克　　没药6克　　山甲10克　　皂角刺6克

金银花15克　　连翘10克　　贝母10克　　青皮10克

柴胡10克　　甘草3克

用法:水煎服。

说明:①初期痛甚者去皂角刺;快成溃疡者皂加量;呕吐者去乳香、没药。②溃后服此药以白糖为引,并宜服柏子养心丸、归脾丸、补中益气丸、六味丸、金匮肾气丸,根据病情而定。③如用此方下乳,可去皂角刺、蒲公英、乳香、没药,加醪糟30克为引。

(七)肋间神经痛

处方:

柴胡10克　　枳实10克　　白芍10克　　制甘草6克
栝楼10克　　薤白10克　　郁金10克　　川楝子10克
醋乳香10克　　醋没药6克　　延胡索10克　　陈皮10克
生姜3片

用法:水煎服。

(八)根骨骨刺

处方:

白胡椒　　川楝子　　枯矾　　杏仁
冰片　　柳树叶

用法:上药等量为末,做鞋垫垫脚下。

(九)疝气

处方:加味当归生姜羊肉汤。

当归24克　　生姜30克　　上好山羊肉90克　　小茴香10克
延胡索6克　　川楝子6克

用法:水煎服。

(十)睾丸鞘膜积液

处方:

小茴香3克　木香3克　枳壳12克　白芍3克
川楝子12克　木通6克　黄柏6克　槟榔10克
生薏仁24克
用法:水煎服。

(十一)鞘膜炎

处方:巴豆1枚
用法:为泥,摊胶布上,贴患处,起泡为度。

(十二)前列腺肥大

方1:补中益气汤,升麻加量,加麻黄、杏仁。
方2:金匮肾气汤加巴戟天、淫羊藿、海金沙。
方3:麦黄汤。
麦冬60克　黄连3克　黄芩3克　竹叶15克
茯苓10克
用法:上方均水煎服。

(十三)肛裂

处方:
槐花10克　当归10克　桃仁10克　生地10克
黄芩10克　熟大黄4.5克　甘草10克　防风4.5克
荆芥4.5克
用法:水煎服。

(十四)骨鲠

处方:
威灵仙30克　醋30克　砂糖6克
用法:水煎1碗,20分钟内徐徐饮入。

（十五）副鼻窦炎

处方：

青苔3克　　　冰片0.8克

用法：捣碎吹鼻中。

（十六）牙痛

1. 主治：风火牙痛，牙龈肿痛，虫蛀牙痛及神经性牙痛。

处方：

荜茇　　　细辛　　　良姜　　　冰片

用法：为细末用药棉蘸涂患处。

2. 主治：阴虚牙痛。

处方：

熟地30克　　　细心2克

用法：水煎服。

（十七）扁桃腺炎

处方：

板蓝根30～60克　　山豆根10克　　桔梗10克　　甘草6克

说明：高烧者加金银花30克；便秘者加大黄10克；化脓者桔梗加量。

用法：水煎服，轻者每日1剂，分2次服；重者日2剂，每6小时服1次。

（十八）腮腺炎

处方：

板蓝根30克　　马勃10克　　金银花30克　　连翘12克

地龙10克

说明：发烧者加僵蚕、前胡；便秘者加熟大黄；壮热不解者合白虎汤。

用法：水煎服。

附录2　年谱

1937 年　9 月 21 日出生在陕西省榆林市榆阳区中医世家
1959 年　考入陕西省中医学院六年制本科中医临床专业
1965 年　在榆林县医院实习 1 年
1966 年　在榆林地区绥德卫校工作，主讲中医基础、中药学、金匮要略
1972 年　在西安医学院米脂分院讲学 3 个月
1973 年　在榆林地区西医学习中医提高班工作，主讲金匮要略、伤寒论，任副主任，编著《中医验方集》一书
1976 年　在中国中医研究院、北京西苑医院进修 1 年
1980 年　加入中国共产党
1981 年　在陕西中医学院函授部榆林函授站任副主任，主讲金匮要略
1982 年　榆林地区西医学习中医提高班与榆林地区中医医院合并，任榆林地区中医院城内门诊部主任，主治医师
1985 年　任榆林地区中医医院副院长
1987 年　晋升为副主任医师
1990 年　入录于《中国高级医师咨询辞典》《中国当代中医名人志》
1992 年　晋升为主任医师
1992 年　任陕西省中医学会内科理事会理事、榆林地区中医学会副会长
1993 年　任榆林市医疗事故技术鉴定委员会委员
1993 年　入录《中国大陆名医大典》《中国名医列传·当代卷》《陕西高级医药卫生专家名人志》
1996 年　退休后被返聘至榆林地区中医医院工作
2002 年　指导其子编著《高氏医集》，由陕西人民出版社出版发行
2002 年　被陕西省中医药管理局指定为第二批全省老中医药专家学术经验继承工作指导老师

2006 年　指导其子研发国家新药“降脂冲剂”获得国家新药发明专利(20041.94204)和新药临床批准文件

2008 年　被陕西省人事厅、陕西省卫生厅、陕西省中医药管理局批准为“陕西省名老中医”

2010 年　被榆林市人民政府评为“榆林市十佳名医”

2012 年　被陕西省中医药管理局指定为第四批全省老中医药专家学术经验继承工作指导老师

2014 年　被陕西省中医管理局指定为第五批全省老中医药专家学术经验继承工作指导老师

2014 年　被国家中医药管理局批准成立“全国名老中医药专家传承工作室”,并为传承导师

2018 年　被陕西省中医药管理局指定为第六批全省老中医药专家学术经验继承工作指导老师

2018 年　被陕西省中医药管理局指定为“榆林高氏中医妇科流派传承工作室建设”带头人

后 记

2018 年金秋，榆林大地，天高气爽，黄花红叶烂漫，装点着山川分外艳丽，高智先生也迎来了自己的收获季节，经验集即将成稿。

高智先生是全国名老中医药专家，我市中医界的领军人物，陕西省名老中医，虽年近八旬，但仍神采奕奕，思维敏捷，谈笑风生，每逢临证，胸有成竹，一派大家风范。

“美人首饰伏王叩，但见江底浪里来。”中医学博大精深，高智先生在繁忙的医疗工作中，很注意总结自己的经验，积累了典型的病案资料数千份，在医学刊物上发表了许多学术论文。2002 年，在高智先生指导下，其子高培雄编著成《高氏医集》一书，该书系统的总结了高氏几代人的学术思想和医疗经验，是一部上乘力作。此次对先生医疗经验的总结，又包括了先生近年来新的经验和成果，更值得一读，其医案部分宜细读体悟。

章太炎先生说：“中医之成绩，医案为最欲求前人之经验心得，医案最有线索可寻，循此钻研，事半功倍。”先生的医疗经验和医案，反映了其数十年的经验、数十年的积累，如学术思想、临床思路方法、用药配伍特点、对各种病的独到见解，这些都得到了全面的表述。这两部医著值得业医者用心读、用心悟。我们希望先生的经验传下去，这样可以让后学知道先生学术特点和真谛，来丰富和充实他们的临床能力。

大医厚德，至诚笃行，医学事业是一个圣洁的事业，崇尚医德是中医界的传统。高氏几代人不计名利，救人为先。先生秉承家风，常言为医者当“半积阴功半养家”，此朴实之言体现了一个医生医德为先的胸怀。岁月沧桑，先生从医已 60 年，以仁者之心、博爱之心做事，一以贯之，从无懈怠。临证用药，宁精勿滥，能贱不贵，一切以治病为先。在市场经济的环境下，从未动摇，多赚几个钱的事从来不做，清者自清，浊者自浊，在物欲横流的当今尤为难得。先生之医德是我们学习的榜样。

先生出生于名医世家，其曾祖父高天枢始医，祖父高瑞堂是榆阳名医，名动一时，父亲高镇南毕业于陕西中医学院师资班，是榆林中医联合会的创始人之一。先生自幼受祖父和父亲的影响，耳濡目染，热爱中医事业，1959 年考入陕西中医学院(今陕西中医药大学)，经过 6 年刻苦学习，以优异的成绩分配于榆林地区卫校任教。8 年的教学生涯，教学相长，奠定了雄厚的理论基础。1973 年任榆林地区中医提高班副主任，讲授中医经典，苦心钻研《金匮要略》，从而形成了自己的学术思想。业精于勤，上下求索，师古而不拘古，对家传发扬光大，形成了重在辨证的治疗特点。先生非常勤奋，几十年如一日，手不释卷，古稀之年仍每天坚持读书 2 小时，活到老学到老。经典条文熟背如流，医学百家、名家医案、医学杂志兼收并蓄，诸子百家均有涉及。自言书籍是和古今名人交流的工具，书籍就是师长，温故而知新，触类而旁通，取长而补短，多悟而创新，在人心浮荡的今天，如此咬定青山不放松，确实值得我们深思和学习。

“求子何必拜神仙，但愿一见高先生”，这是一个病人所言。先生的医术已至炉火纯青的境界。长于治疗疑难病症及妇科疾病，对现代医学也很熟悉，拿来为己所用，享有很高的医疗威信，每每治愈疑难重症。这方面的例子不胜枚举，尤其在治疗不孕症方面有独到之处，口口相传，远近闻名。每逢先生上班，门庭若市，一号难求。从 2010 年开始医院考虑到先生年事已高，为了先生的健康开始限号。这更增加了挂号的难度，半夜排队已是常事，更有甚者常带行李过夜，来续挂号，雇人挂号者有之，托医院熟人说情者有之。邻省就医，远路来榆者，先生考虑到路途遥远，时常加班满足患者的愿望。

我技恨不高八尺，医学又有我传人。先生几十年来为教为医，以培养人才为己任，榆林卫校和中医提高班函授班的学生遍布榆林，并且带出了硕士生两名，高师出名徒，这些学生有的已经成为专家，有的在专业医疗单位的重要岗位工作，有的成为学科带头人，有的著书立说，事业卓有成绩。

特别值得一提的是，先生的儿子高培雄是陕西省第二批高先生学术经验继承人，陕西省重点专科榆林市中医医院学科带头人，糖尿病专科主任，随其祖父、父亲学习临床多年，已深得其传；在高家验方的基础上，所研制的降脂冲剂，临床应用多年，疗效显著，已获国家专利、新药批准文号，并转化为成果。先生的孙子高思宇毕业于陕西中医药大学五年制实验班，学习成绩优秀，高氏一门四代人皆一校，今又后继有人，值得期望和祝贺，望青出于蓝而胜于蓝。

百舸争流第一舟，向阳枝头总是春。

杭共存

2019 年 5 月